《实用临床药物治疗学》丛书

主任委员　吴永佩　金有豫
总　主　译　金有豫　韩　英

国家卫生健康委医院管理研究所药事管理研究部　组织翻译

APPLIED THERAPEUTICS
The Clinical Use of Drugs

实用临床药物治疗学
老年疾病

第 11 版

主　　　编　Caroline S. Zeind　Michael G. Carvalho
分 册 主 译　封宇飞　胡　欣
分 册 译 者　（按姓氏笔画排序）
　　　　　　刘　一　李　婷　施　红　徐　磊
　　　　　　雷　静　霍秀颖
分册负责单位　北京医院
　　　　　　北京大学人民医院

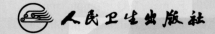
人民卫生出版社

图书在版编目（CIP）数据

实用临床药物治疗学. 老年疾病/（美）卡罗琳·S.
扎因得（Caroline·S. Zeind）主编；封宇飞，胡欣主
译. —北京：人民卫生出版社，2020
　　ISBN 978-7-117-29966-4

　　Ⅰ.①实…　Ⅱ.①卡…②封…③胡…　Ⅲ.①老年病
-药物疗法　Ⅳ.①R453

中国版本图书馆 CIP 数据核字（2020）第 066487 号

人卫智网　**www. ipmph. com**	医学教育、学术、考试、健康，	
	购书智慧智能综合服务平台	
人卫官网　**www. pmph. com**	人卫官方资讯发布平台	

版权所有，侵权必究！

图字：01-2018-6491

实用临床药物治疗学　老年疾病

分册主译：封宇飞　胡　欣
出版发行：人民卫生出版社（中继线 010-59780011）
地　　址：北京市朝阳区潘家园南里 19 号
邮　　编：100021
E - mail：pmph @ pmph. com
购书热线：010-59787592　010-59787584　010-65264830
印　　刷：北京顶佳世纪印刷有限公司
经　　销：新华书店
开　　本：889×1194　1/16　印张：7
字　　数：286 千字
版　　次：2020 年 6 月第 1 版　2020 年 6 月第 1 版第 1 次印刷
标准书号：ISBN 978-7-117-29966-4
定　　价：55.00 元

打击盗版举报电话：010-59787491　E-mail：WQ @ pmph. com
质量问题联系电话：010-59787234　E-mail：zhiliang @ pmph. com

《实用临床药物治疗学》（第11版）译委会

主 任 委 员 吴永佩　金有豫

副主任委员 颜　青

总 主 译 金有豫　韩　英

副 总 主 译 缪丽燕　吕迁洲　樊德厚　蒋学华

分册（篇）主译

第一篇	总论	蒋学华	杜晓冬
第二篇	心血管系统疾病	牟　燕	周聊生
第三篇	呼吸系统疾病	杨秀岭	蔡志刚
第四篇	消化系统疾病		韩　英
第五篇	肾脏疾病	缪丽燕	卢国元
第六篇	免疫失调	张雅敏	徐彦贵
第七篇	营养支持		吕迁洲
第八篇	皮肤疾病	鲁　严	孟　玲
第九篇	骨关节疾病	伍沪生	毛　璐
第十篇	妇女保健	张伶俐	赵　霞
第十一篇	内分泌系统疾病	梅　丹	邢小平
第十二篇	眼科疾病		王家伟
第十三篇	神经系统疾病	王长连	吴　钢
第十四篇	感染性疾病	夏培元　吕晓菊	杨　帆
第十五篇	精神疾病和物质滥用	姚贵忠	孙路路
第十六篇	肿瘤	杜　光	桂　玲
第十七篇	儿科疾病	徐　虹	李智平
第十八篇	老年疾病	封宇飞	胡　欣

《实用临床药物治疗学》为 *APPLIED THERA-PEUTICS：the Clinical Use of Drugs* 第 11 版的中译本。其第 8 版中译本曾以《临床药物治疗学》之名于 2007 年出版。

APPLIED THERAPEUTICS：the Clinical Use of Drugs 一书为临床药学的经典教材和参考书。其第 1 版由美国被誉为"药师对患者监护开拓者"（Pioneering the Pharmacists' Role in Patients Care）、2010 年美国 Remington 荣誉奖获得者的著名药学家 Marry Anne Koda-Kimble 主编，于 1975 年作为教材面世，至今出版已 44 载，虽经多版修订，但始终未离其编写初衷：采用基于"案例"和"问题"进行教育的特点和方法，帮助学生掌握药物治疗学的基本知识；学生可从中学习到常见疾病的基本知识；培养学生解决问题的能力，以制定和实施合理的药物治疗方案；每个案例均融入各章的治疗关键概念和原则等。

为了表彰作者的贡献，其第 10 版书名首次被冠名为"*Koda-Kimble & Young's Applied Therapeutics*"，以资纪念。

本版与第 8 版相比，其参加编写和每篇负责人的著名药学院校专家分别增为 214 人和 26 人。

本书第 11 版的章节数经调整后共 18 篇 110 章。与第 8 版的 101 章相比，增改了 9 章。各章内容均有所更新，特别是具有本书特点的"案例"和"问题"的数量，分别增至约 900 例和 2 800 多题，个别案例竟多达 12 题，甚至 18 题，从病情到治疗，由繁到简，环环丝扣，最终解释得清清楚楚。原版全书正文总面数达 2 288 面，堪称与时俱进的经典巨著。

当前，我国正处于深化医疗改革的阶段，医疗、医保和医药联动的改革工作任务甚重。特别是在开展"以患者为中心"的药学监护（Pharma-ceutical Care）工作方面，我国药师无论是在数量还是质量方面，都有相当大的差距，任重而道远。因此本书的翻译出版，定将为药师学习提高专业实践技能，促进药师在医改进展中的服务能力起到重要作用。

为此，简略地回顾一下药师的发展历史，可能有助于读者更深刻地体会本书的特点、意义和价值。

第二次世界大战后，欧美各国家制药工业迅速发展，新药大量开发应用于临床。随着药品品种和使用的增加，药物不良反应也频繁发生，不合理用药加重，药物的不合理使用导致药源性疾病的增加，患者用药风险增大。同时，人类面临的疾病负担严峻，慢性病及其他疾病的药物应用问题也愈加复杂，医疗费用迅速增加，促进合理用药成为共同关注的问题，因而要求医院药学部门工作的转型、药师观念与职责的转变，要求药师能参与临床药物治疗管理，要求高等医药院校培养应用型临床药学专业人才，这就导致药学教育的改革。美国于 1957 年首先提出高等医药院校设置 6 年制临床药学专业 Pharm D. 培养计划，培养临床型药学专业技术人才。至今美国 135 所高等医药院校的药学教育总规模 90% 以上为 Pharm D. 专业教育；规定 Pharm D. 专业学位是在医院和社会药店上岗药师的唯一资格。并在医院建立学员毕业后以提高临床用药实践能力为主的住院药师规范化培训制度。

在此背景下，美国加州旧金山大学药学院临床药学系主任、著名的药学家 Marry Anne Koda-Kimble 主编了本书的第 1 版，作为培养新型药师的教材于 1975 年问世。本书第 1 版前言中指出"正是药师——受过高级培训、成为药物治疗专家，掌握药物的最新知识及了解发展动态、为患者和医师提供咨询，在合理使用药物、防止药物不良反应等方面——将起到关键作用"。美国的一些药学院校在课程设置方面增加了相应的内容,使药师能够胜任"以患者为中心"参与临床药物治疗管理的工作职责。其后 40 年来,药师的教育和实践任务随着医疗保健工作的发展,在"以患者为中心"的基础上,不断地向临床药学、实践规范化和系统管理方面进行改革和提高。其中比较突出的有 3 位美国学者 Robert J. Cipolle(药师和教育学家)、Linda M. Strand(药师和教育学家)和 Peter C. Morley(医学人类学家和教育学家),作为一个团队,通过调查、研究、试点、总结而提出"药学监护"(Pharmaceutical Care)的理念(philosophy)、实践和规范(practice),指南(guide)以至"药物治疗管理"(Medication Therapy Management,MTM)系统。4 位专家的"革命"性变革,提高了药师在医疗保健中的地位及对其重要性的认识,促进了药师专业作用的发挥。因此 Robert J. Cipolle、Linda M. Strand 两人和 Koda-Kimble 分别于 1997 年和 2010 年获得美国药师协会颁发的代表药学专业领域最高荣誉的 Remington 奖章,对他们在药学专业领域所作的巨大贡献予以肯定和鼓励。

迄今,世界各国的药学教育和药师的工作重点和作用,也都先后向这方面转变。在我国也正在加速药学教育改革和医院药师职责的转变。本版第 1 章"药物治疗管理和治疗评估"(Medication Therapy Management and Assessment of Therapy)的内容,很适合我国药师的现状和需要。

有鉴于此,我们组织了本书的翻译,以飨读者。

本书的翻译工作由金有豫教授和吴永佩教授牵头,韩英、缪丽燕、吕迁洲、樊德厚、蒋学华等教授出任总译校审阅工作。由 23 家三级医院和药学院校有丰富理论和实际经验的药学、医学专家教授及部分临床药师近 200 人分别承担了 18 篇共 110 章的翻译、校译和审译工作,我们对各篇章译校专家所付出的辛勤劳动深表感谢。由于专业知识、翻译水平与经验的不足,难免有疏漏或不当之处,恳请专家和读者提出宝贵意见。

译委会

2019 年 10 月

距 *APPLIED THERAPEUTICS：the Clinical Use of Drugs* 第 1 版出版已经 40 多年了,这期间健康卫生的蓝图发生了巨大的变革。虽然科技的巨大进步改变了个体化医疗,但我们也意识到在日益复杂的医疗保健服务系统中所面临的重大挑战。我们比以往任何时候都更需要具有批判性思维和可以运用解决问题技能来改善患者预后的卫生专业技术人员。

大约 40 年后,这本教科书的基本原则——以患者为中心,以案例为基础的学习方法——仍然是卫生专业教育的基石。我们的编者们列出了约 900 个案例来帮助读者在特定的临床环境中综合应用治疗学原则。我们也给卫生专业学生和实践者提供了简要的有关临床医师批判性的思维、解决问题的技能评估和解决治疗问题的思维方式。卫生专业的学生和实践者通过初步了解临床医师评估和解决治疗问题的思维来提升自身批判性思维和解决问题的能力。

熟悉本书过去版本的读者会注意到本书的整体设计与第 10 版一致,每章开头都包含了核心原则部分,提供了本章最重要的概括性信息。每个核心原则都定位于每章将被详细讨论的特定案例,关键性的参考文献和网站在每章结尾列出,每章所有的参考文献都可在网上看到。

基于过去版本中提供的基于案例学习的良好基础,第 11 版做了一些改变,以满足全球卫生专业教育工作者和学生不断变化的教育需求。主编们和编者们将美国医学研究所(Institute of Medicine,IOM)的 5 个核心能力,即以患者为中心的监护能力、跨学科团队的协作能力、基于循证证据的实践能力、质量改进技术的应用能力和信息技术的应用能力作为在书中提出案例研究和问题的主要框架。此外,2016 年药学教育认证委员会(the Accreditation Council for Pharmacy Education,ACPE)认证标准、药学教育促进中心(the Center for the Advancement of Pharmacy Education,CAPE)教育成果和北美药剂师执照考试(the North American Pharmacist Licensure Examination,NAPLEX)修订版的能力声明作为编写团队和编者们设计编撰第 11 版的指导方针。

本版的特点在于 200 多位经验丰富的临床医师做出了积极的贡献,每一章都经过修订和更新,以反映我们不断变化的药物知识以及这些知识在患者个体化治疗中的应用。几部分内容已经过广泛的重组,引入了新的章节来扩展重要主题,其中包括总论、免疫失调、类风湿性疾病、骨关节疾病、神经系统疾病、精神疾病和物质滥用及肿瘤部分。特别值得注意的是总论部分关于药物相互作用、药物基因组学和个体化用药及职业教育与实践的新章节。此外,还重新设计了 1 章,重点关注重症患者的监护,现在还补充了关于儿童危重症监护的章节。

鉴于将跨专业教育(interprofessional education,IPE)纳入教学、实践和临床环境的重要性,我们添加了一系列由本书各个部分编者们的代表编写的 IPE 案例研究。

由于我们正在计划下一个版本,因此我们欢迎您的反馈。作者从文献、现行标准、临床经验中提取信息,从而分享合理的、深思熟虑的治疗策略。然而,每个实践者都有责任去评估书中实际临床环境中某些观点的适用性,我们支持任何在此领域的发展。我们强烈要求学生和实践者在需要使用新的和不熟悉的药物时参考适当的信息来源。

原著致谢

我们十分感激那些致力于完成 *APPLIED THERAPEUTICS*：*the Clinical Use of Drugs* 第 11 版的所有编者。我们感谢所有编者在平衡承担教育工作者、临床医师和研究人员众多责任的同时，不懈地提供最高质量的编写工作。我们感谢 26 位分册（篇）主编的出色工作，他们在本书的组织结构和章节的个性化编写中提供了必要的关键性的反馈意见，没有他们的奉献和支持，这个版本也是不可能出版的。另外，我们特别希望感谢那些已退休的主编们——Jean M. Nappi、Timothy J. Ives、Marcia L. Buck、Judith L. Beizer 和 Myrna Y. Munar，因为他们是第 11 版的指导力量。我们衷心感谢本书之前版本的编写团队，特别感谢 Brian K. Alldredge 博士和 B. Joseph Guglielmo 博士对第 11 版的指导和支持。我们还要感谢"Facts and Comparisons"允许我们使用他们的数据来构建本书的一些表格。

来自 Wolters Kluwer、Matt Hauber、Andrea Vosburgh 和 Annette Ferran 的团队应该得到特别的认可。他们非凡的耐心、对细节的关注和指导对于这个项目的成功至关重要。我们衷心感谢 Tara Slagle（项目管理）和 Samson Premkumar（制作）协助我们完成这个版本。最重要的是，我们要感谢我们的配偶和家人对我们的爱、理解和坚定的支持。他们无私地给予我们编写本书时所需要的一个个清晨、深夜、周末和假期。

与过去的版本一致，我们继续将我们的工作奉献给激励我们的学生以及教会了我们宝贵经验的患者。我们还将第 11 版献给那些临床医师和教育工作者，他们在应用基于团队的方法提供以患者为中心的监护服务方面发挥了先锋领袖和行为榜样作用。

Michael C. Angelini, PharmD, MA, BCPP
Associate Professor of Pharmacy Practice
School of Pharmacy–Boston
MCPHS University
Boston, Massachusetts

Judith L. Beizer, PharmD, CGP, FASCP
Clinical Professor
Department of Clinical Pharmacy Practice
College of Pharmacy & Allied Health Professions
St. John's University
Jamaica, New York

Marcia L. Buck, PharmD, FCCP, FPPAG
Professor
Department of Pediatrics
School of Medicine
Clinical Coordinator, Pediatrics
Department of Pharmacy
University of Virginia
Charlottesville, Virginia

Michael G. Carvalho, PharmD, BCPP
Assistant Dean of Interprofessional Education
Professor and Chair
Department of Pharmacy Practice
School of Pharmacy–Boston
MCPHS University
Boston, Massachusetts

Judy W. Cheng, PharmD, MPH, BCPS, FCCP
Professor of Pharmacy Practice
School of Pharmacy–Boston
MCPHS University
Boston, Massachusetts

R. Rebecca Couris, PhD, RPh
Professor of Nutrition Science and Pharmacy Practice
Department of Pharmacy Practice, School of Pharmacy–Boston
MCPHS University
Boston, Massachusetts

Steven Gabardi, PharmD, BCPS, FAST, FCCP
Abdominal Organ Transplant Clinical Specialist & Program Director
PGY-2 Organ Transplant Pharmacology Residency
Brigham and Women's Hospital
Departments of Transplant Surgery/Pharmacy/Renal Division
Assistant Professor of Medicine
Harvard Medical School
Boston, Massachusetts

Jennifer D. Goldman, BS, PharmD, CDE, BC-ADM, FCCP
Professor of Pharmacy Practice
School of Pharmacy–Boston
MCPHS University
Boston, Massachusetts

Christy S. Harris, PharmD, BCPS, BCOP
Associate Professor of Pharmacy Practice
School of Pharmacy–Boston
MCPHS University
Boston, Massachusetts

Timothy R. Hudd, PharmD, AE-C
Associate Professor of Pharmacy Practice
School of Pharmacy–Boston
MCPHS University
Boston, Massachusetts

Timothy J. Ives, PharmD, MPH, FCCP, BCPS
Professor
Eshelman School of Pharmacy
The University of North Carolina at Chapel Hill
Chapel Hill, North Carolina

Susan Jacobson, MS, EdD, RPh
Associate Professor of Pharmacy Practice
School of Pharmacy–Boston
MCPHS University
Boston, Massachusetts

Maria D. Kostka-Rokosz, PharmD
Assistant Dean of Academic Affairs
Professor of Pharmacy Practice
School of Pharmacy–Boston
MCPHS University
Boston, Massachusetts

Trisha LaPointe, PharmD, BCPS
Associate Professor of Pharmacy Practice
School of Pharmacy–Boston
MCPHS University
Boston, Massachusetts

Michele Matthews, PharmD, CPE, BCACP
Associate Professor of Pharmacy Practice
School of Pharmacy–Boston
MCPHS University
Boston, Massachusetts

Susan L. Mayhew, PharmD, BCNSP, FASHP
Professor and Dean
Appalachian College of Pharmacy
Oakwood, Virginia

William W. McCloskey, BA, BS, PharmD
Professor and Vice-Chair
Department of Pharmacy Practice
School of Pharmacy–Boston
MCPHS University
Boston, Massachusetts

Myrna Y. Munar, PharmD
Associate Professor
Department of Pharmacy Practice
College of Pharmacy
Oregon State University
Oregon Health and Science University
Portland, Oregon

Jean M. Nappi, PharmD, FCCP, BCPS AQ-Cardiology
Professor
Clinical Pharmacy and Outcome Sciences
South Carolina College of Pharmacy
Medical University of South Carolina
Charleston, South Carolina

Kamala Nola, PharmD, MS
Professor and Vice-Chair
Department of Pharmacy Practice
Lipscomb University College of Pharmacy
Nashville, Tennessee

Dorothea C. Rudorf, PharmD, MS
Professor of Pharmacy Practice
School of Pharmacy–Boston
MCPHS University
Boston, Massachusetts

Carrie A. Sincak, PharmD, BCPS, FASHP
Assistant Dean for Clinical Affairs and Professor
Department of Pharmacy Practice
Midwestern University Chicago College of Pharmacy
Downers Grove, Illinois

Timothy E. Welty, PharmD, FCCP
Professor
Department of Pharmacy Practice
University of Kansas School of Pharmacy
Lawrence, Kansas

G. Christopher Wood, PharmD, FCCP, FCCM, BCPS
Associate Professor of Clinical Pharmacy
University of Tennessee Health Science Center
College of Pharmacy
Memphis, Tennessee

Kathy Zaiken, PharmD
Professor of Pharmacy Practice
School of Pharmacy–Boston
MCPHS University
Boston, Massachusetts

Caroline S. Zeind, PharmD
Associate Provost for Academic and International Affairs
Chief Academic Officer
Worcester, Massachusetts and Manchester, New Hampshire Campuses
Professor of Pharmacy Practice
Academic Affairs
MCPHS University
Boston, Massachusetts

Steven R. Abel, PharmD, FASHP
Professor of Pharmacy Practice
Associate Provost for Engagement
Purdue University
West Lafayette, Indiana

Jessica L. Adams, PharmD, BCPS, AAHIVP
Assistant Professor of Clinical Pharmacy
HIV and Infectious Diseases Specialist
Department of Pharmacy Practice and Pharmacy Administration
Philadelphia College of Pharmacy
University of the Sciences
Philadelphia, Pennsylvania

Brian K. Alldredge, PharmD
Professor and Vice Provost
University of California–San Francisco
San Francisco, California

Mary G. Amato, PharmD, MPH, BCPS
Professor of Pharmacy Practice
School of Pharmacy–Boston
MCPHS University
Boston, Massachusetts

Jaime E. Anderson, PharmD, BCOP
Oncology Clinical Pharmacy Specialist
MD Anderson Medical Center
University of Texas
Houston, Texas

Michael C. Angelini, PharmD, MA, BCPP
Associate Professor of Pharmacy Practice
School of Pharmacy–Boston
MCPHS University
Boston, Massachusetts

Albert T. Bach, PharmD
Assistant Professor of Pharmacy Practice
School of Pharmacy
Chapman University
Irvine, California

Jennifer H. Baggs, PharmD, BCPS, BCNSP
Clinical Assistant Professor
University of Arizona
Tucson, Arizona

David T. Bearden, PharmD
Clinical Professor and Chair
Department of Pharmacy Practice
Clinical Assistant Director

Department of Pharmacy Services
College of Pharmacy
Oregon State University
Oregon Health and Science University
Portland, Oregon

Sandra Benavides, PharmD, FCCP, FPPAG
Professor
Assistant Dean for Programmatic Assessment and Accreditation
Interim Chair
Department of Clinical and Administrative Sciences
Larkin Health Sciences Institute College of Pharmacy

Paul M. Beringer, PharmD, FASHP, FCCP
Associate Professor
Department of Clinical Pharmacy
University of Southern California
Los Angeles, California

Snehal H. Bhatt, PharmD, BCPS
Associate Professor of Pharmacy Practice
School of Pharmacy–Boston
MCPHS University
Clinical Pharmacist
Beth Israel Deaconess Medical Center
Boston, Massachusetts

Jeff F. Binkley, PharmD, BCNSP, FASHP
Administrative Director of Pharmacy
Maury Regional Medical Center and Affiliates
Columbia, Tennessee

Marlo Blazer, PharmD, BCOP
Assistant Director
Xcenda, an AmerisourceBergen Company
Columbus, Ohio

KarenBeth H. Bohan, PharmD, BCPS
Professor and Founding Chair
Department of Pharmacy Practice
School of Pharmacy and Pharmaceutical Sciences
Binghamton University
Binghamton, New York

Suzanne G. Bollmeier, PharmD, BCPS, AE-C
Professor of Pharmacy Practice
School of Pharmacy–Boston
St. Louis College of Pharmacy
St. Louis, Missouri

Laura M. Borgelt, PharmD, BCPS
Associate Dean of Administration and Operations
Professor
Departments of Clinical Pharmacy and Family Medicine
University of Colorado Anschutz Medical Campus
Skaggs School of Pharmacy
Aurora, Colorado

Jolene R. Bostwick, PharmD, BCPS, BCPP
Clinical Associate Professor
Department of Clinical, Social, and Administrative Sciences
University of Michigan College of Pharmacy
Ann Arbor, Michigan

Nicole J. Brandt, PharmD, MBA, CGP, BCPP, FASCP
Executive Director
Peter Lamy Center on Drug Therapy and Aging
Professor
University of Maryland School of Pharmacy
Baltimore, Maryland

Marcia L. Buck, PharmD, FCCP, FPPAG
Professor
Department of Pediatrics
School of Medicine
Clinical Coordinator, Pediatrics
Department of Pharmacy
University of Virginia
Charlottesville, Virginia

Deanna Buehrle, PharmD
Infectious Diseases Clinical Specialist
University of Pittsburgh Medical Center Presbyterian
Pittsburgh, Pennsylvania

Sara K. Butler, PharmD, BCPS, BOCP
Clinical Pharmacy Specialist, Medical Oncology
Barnes-Jewish Hospital
Saint Louis, Missouri

Beth Buyea, MHS, PA-C
Assistant Professor
Tufts University, School of Medicine
Boston, Massachusetts

Charles F. Caley, PharmD, BCCP
Clinical Professor
School of Pharmacy
University of Connecticut
Storrs, Connecticut

Joseph Todd Carter, PharmD
Assistant Professor of Pharmacy Practice
Appalachian College of Pharmacy
Oakwood, Virginia
Primary Care Centers of Eastern Kentucky
Hazard, Kentucky

Michael G. Carvalho, PharmD, BCPP
Assistant Dean of Interprofessional Education
Professor and Chair
Department of Pharmacy Practice
School of Pharmacy–Boston
MCPHS University
Boston, Massachusetts

Jamie J. Cavanaugh, PharmD, CPP, BCPS
Assistant Professor of Clinical Education, Pharmacy
Assistant Professor of Medicine
University of North Carolina at Chapel Hill
Chapel Hill, North Carolina

Michelle L. Ceresia, PharmD, FACVP
Associate Professor of Pharmacy Practice
School of Pharmacy–Boston
MCPHS University
Boston, Massachusetts
Adjunct Associate Professor
Department of Clinical Sciences
Cummings Veterinary School of Medicine at Tufts University
North Grafton, Massachusetts

Laura Chadwick, PharmD
Clinical Specialist in Pharmacogenomics
Boston Children's Hospital
Boston, Massachusetts

Michelle L. Chan, PharmD, BCPS
Clinical Pharmacy Specialist
Infectious Diseases
Methodist Hospital of Southern California
Arcadia, California

Lin H. Chen, MD, FACP, FASTMH
Associate Professor of Medicine
Harvard Medical School
Boston, Massachusetts
Director of the Travel Medicine Center
Mount Auburn Hospital
Cambridge, Massachusetts

Steven W. Chen, PharmD, FASHP, FNAP
Associate Professor and Chair
Titus Family Department of Clinical Pharmacy
William A. Heeres and Josephine A. Heeres Endowed Chair in Community Pharmacy
University of Southern California School of Pharmacy
Los Angeles, California

Judy W. Cheng, PharmD, MPH, BCPS, FCCP
Professor of Pharmacy Practice
School of Pharmacy–Boston
MCPHS University
Boston, Massachusetts

Michael F. Chicella, PharmD, FPPAG
Pharmacy Clinical Manager
Children's Hospital of The King's Daughters
Norfolk, Virginia

Jennifer W. Chow, PharmD
Director of Professional Development and Education
Pediatric Pharmacy Advocacy Group
Memphis, Tennessee

Cary R. Chrisman, PharmD
Assistant Professor
Department of Clinical Pharmacy
University of Tennessee College of Pharmacy
Clinical Pharmacist, Department of Pharmacy
Methodist Medical Center
Memphis and Oak Ridge, Tennessee

Edith Claros, PhD, MSN, RN, APHN-BC
Assistant Dean and Associate Professor
School of Nursing
MCPHS University
Worcester, Massachusetts

John D. Cleary, PharmD, FCCP, BCPS
Director of Pharmacy
St. Dominic-Jackson Memorial Hospital
Schools of Medicine and Pharmacy
University of Mississippi Medical Center
Jackson, Mississippi

Michelle Condren, PharmD, BCPPS, AE-C, CDE, FPPAG
Professor and Department Chair
University of Oklahoma College of Pharmacy
University of Oklahoma School of Community Medicine
Tulsa, Oklahoma

Amanda H. Corbett, PharmD, BCPS, FCCP
Clinical Associate Professor
Eshelman School of Pharmacy and School of Medicine
Global Pharmacology Coordinator
Institute for Global Health and Infectious Diseases
University of North Carolina
Chapel Hill, North Carolina

Mackenzie L. Cottrell, PharmD, MS, BCPS, AAHIVP
Research Assistant Professor
UNC Eshelman School of Pharmacy
University of North Carolina at Chapel Hill
Chapel Hill, North Carolina

R. Rebecca Couris, PhD, RPh
Professor of Nutrition Science and Pharmacy Practice
Department of Pharmacy Practice, School of Pharmacy–Boston
MCPHS University
Boston, Massachusetts

Steven J. Crosby, MA, BSP, RPh, FASCP
Assistant Professor of Pharmacy Practice
School of Pharmacy–Boston
MCPHS University
Boston, Massachusetts

Jason Cross, PharmD
Associate Professor Pharmacy Practice
School of Pharmacy–Worcester/Manchester
MCPHS University
Worcester, Massachusetts

Sandeep Devabhakthuni, PharmD, BCPS–AQ Cardiology
Assistant Professor of Cardiology/Critical Care
University of Maryland School of Pharmacy
Baltimore, Maryland

Andrea S. Dickens, PharmD, BCOP
Clinical Pharmacy Specialist
MD Anderson Cancer Center
University of Texas
Houston, Texas

Lisa M. DiGrazia, PharmD, BCPS, BCOP
Director, Medical Affairs
Amneal Biosciences Bridgewater, New Jersey

Suzanne Dinsmore, BSP, PharmD, CGP
Assistant Professor of Pharmacy Practice
School of Pharmacy–Boston
MCPHS University
Boston, Massachusetts

Betty J. Dong, PharmD, FASHP, FAPHA, FCCP, AAHIVP
Professor of Clinical Pharmacy and Family and Community Medicine
Department of Clinical Pharmacy
Schools of Pharmacy and Medicine
University of California, San Francisco
San Francisco, California

Richard H. Drew, PharmD, MS, FCCP
Professor and Vice-Chair of Research and Scholarship
Campbell University College of Pharmacy and Health Sciences
Buies Creek, North Carolina
Associate Professor of Medicine (Infectious Diseases)
Duke University School of Medicine
Durham, North Carolina

Robert L. Dufresne, PhD, PhD, BCPS, BCPP
INBRE Behavioral Science Coordinator and Professor
College of Pharmacy
University of Rhode Island
Kingston, Rhode Island
Psychiatric Pharmacotherapy Specialist
PGY-2 Psychiatric Pharmacy Residency Program Director
Providence VA Medical Center
Providence, Rhode Island

Kaelen C. Dunican, PharmD
Professor of Pharmacy Practice
School of Pharmacy–Worcester/Manchester
MCPHS University
Worcester, Massachusetts

Brianne L. Dunn, PharmD
Associate Dean for Outcomes Assessment & Accreditation
Clinical Associate Professor
Department of Clinical Pharmacy and Outcomes Sciences
University of South Carolina College of Pharmacy
Columbia, South Carolina

Robert E. Dupuis, PharmD, FCCP
Clinical Professor of Pharmacy
Eshelman School of Pharmacy
University of North Carolina at Chapel Hill
Chapel Hill, North Carolina

Cheryl R. Durand, PharmD
Associate Professor of Pharmacy Practice
School of Pharmacy–Worcester/Manchester
MCPHS University
Manchester, New Hampshire

Megan J. Ehret, PharmD, MS, BCPP
Behavior Health Clinical Pharmacy Specialist
United States Department of Defense
Fort Belvoir Community Hospital
Fort Belvoir, Virginia

Carol Eliadi, EdD, JD, NP-BC
Professor and Dean of Nursing
MCPHS University
School of Nursing–Worcester, Massachusetts and Manchester, New Hampshire Campuses

Shareen Y. El-Ibiary, PharmD, FCCP, BCPS
Professor of Pharmacy Practice
Department of Pharmacy Practice
Midwestern University College of Pharmacy–Glendale
Glendale, Arizona

Katie Dillinger Ellis, PharmD
Clinical Specialist
Neonatal/Infant Intensive Care
Department of Pharmacy
The Children's Hospital of Philadelphia
Philadelphia, Pennsylvania

Justin C. Ellison, PharmD, BCPP
Clinical Pharmacy Specialist–Mental Health
Providence Veterans Affairs Medical Center
Providence, Rhode Island

Rachel Elsey, PharmD, BCOP
Clinical Pharmacist
Avera Cancer Institute
South Dakota State University
Sioux Falls, South Dakota

Gregory A. Eschenauer, PharmD, BCPS (AQ-ID)
Clinical Assistant Professor
University of Michigan
Ann Arbor, Michigan

John Fanikos, MBA, RPh
Executive Director of Pharmacy
Brigham and Women's Hospital
Adjunct Associate Professor of Pharmacy Practice
MCPHS University
Department of Pharmacy Practice, School of Pharmacy–Boston
Boston, Massachusetts

Elizabeth Farrington, PharmD, FCCP, FCCM, FPPAG, BCPS
Pharmacist III–Pediatrics
Department of Pharmacy
New Hanover Regional Medical Center
Wilmington, North Carolina

Erika Felix-Getzik, PharmD
Associate Professor of Pharmacy Practice
School of Pharmacy–Boston
MCPHS University
Boston, Massachusetts

Jonathan D. Ference, PharmD
Assistant Dean of Assessment and Alumni Affairs
Associate Professor of Pharmacy Practice
Director of Pharmacy Care Labs
Nesbitt School of Pharmacy
Wilkes University
Wilkes-Barre, Pennsylvania

Kimberly Ference, PharmD
Associate Professor
Department of Pharmacy Practice
Nesbitt College of Pharmacy and Nursing

Wilkes University
Wilkes-Barre, Pennsylvania

Victoria F. Ferraresi, PharmD, FASHP, FCSHP
Director of Pharmacy Services
Pathways Home Health and Hospice
Sunnyvale, California

Joseph W. Ferullo, PharmD
Associate Professor of Pharmacy Practice
School of Pharmacy–Boston
MCPHS University
Boston, Massachusetts

Christopher K. Finch, PharmD, BCPS, FCCM, FCCP
Director of Pharmacy
Methodist University Hospital
Associate Professor
College of Pharmacy
University of Tennessee
Memphis, Tennessee

Douglas N. Fish, PharmD, BCPS–AQ ID
Professor and Chair
Department of Clinical Pharmacy
Skaggs School of Pharmacy and Pharmaceutical Science
University of Colorado
Clinical Specialist in Critical Care/Infectious Diseases
University of Colorado Hospital
Aurora, Colorado

Jeffrey J. Fong, PharmD, BCPS
Associate Professor of Pharmacy Practice
School of Pharmacy–Worcester/Manchester
MCPHS University
Worcester, Massachusetts

Andrea S. Franks, PharmD, BCPS
Associate Professor, Clinical Pharmacy and Family Medicine
College of Pharmacy and Graduate School Medicine
University of Tennessee Health Science Center
Knoxville, Tennessee

Kristen N. Gardner, PharmD
Clinical Pharmacy Specialist–Behavioral Health
Highline Behavioral Clinic
Kaiser Permanente Colorado
Denver, Colorado

Virginia L. Ghafoor, PharmD
Pharmacy Specialist–Pain Management
University of Minnesota Medical Center
Minneapolis, Minnesota

Brooke Gildon, PharmD, BCPPS, BCPS, AE-C
Associate Professor of Pharmacy Practice
Southwestern Oklahoma State University College of Pharmacy
Weatherford, Oklahoma

Ashley Glode, PharmD, BCOP
Assistant Professor
Department of Clinical Pharmacy
Skaggs School of Pharmacy and Pharmaceutical Sciences
University of Colorado Anschutz Medical Campus
Aurora, Colorado

Jeffery A. Goad, PharmD, MPH, FAPhA, PCPhA, FCSHP
Professor and Chair
Department of Pharmacy Practice
School of Pharmacy
Chapman University
Irvine, California

Jennifer D. Goldman, BS, PharmD, CDE, BC-ADM, FCCP
Professor of Pharmacy Practice
School of Pharmacy–Boston
MCPHS University
Boston, Massachusetts

Joel Goldstein, MD
Assistant Clinical Professor
Harvard Medical School
Division of Child/Adolescent Psychology
Cambridge Health Alliance
Cambridge, Massachusetts

Luis S. Gonzalez, III, PharmD, BCPS
Manager
Clinical Pharmacy Services
PGY1 Pharmacy Residency Program Director
Conemaugh Memorial Medical Center
Johnstown, Pennsylvania

Larry Goodyer, PhD, MRPharmS, BCPS
Professor, School of Pharmacy
De Montfort University
Leicester, United Kingdom
Medical Director
Nomad Travel Stores and Clinic
Bishop's Stortford, United Kingdom

Mary-Kathleen Grams, PharmD, BCGP
Assistant Professor of Pharmacy Practice
School of Pharmacy–Boston
MCPHS University
Boston, Massachusetts

Philip Grgurich, PharmD, BCPS
Associate Professor of Pharmacy Practice
School of Pharmacy–Boston
MCPHS University
Boston, Massachusetts

B. Joseph Guglielmo, PharmD
Professor and Dean
School of Pharmacy
University of California, San Francisco
San Francisco, California

Karen M. Gunning, PharmD, BCPS, BCACP, FCCP
Professor (Clinical) and Interim Chair of Pharmacotherapy
Adjunct Professor of Family and Preventive Medicine
PGY2 Ambulatory Care Residency Director
Clinical Pharmacist–University of Utah Family Medicine Residency/
    Sugarhouse Clinic
University of Utah College of Pharmacy and School of Medicine
Salt Lake City, Utah

Mary A. Gutierrez, PharmD, BCPP
Professor of Pharmacy Practice
Chapman University School of Pharmacy
Irvine, California

Justinne Guyton, PharmD, BCACP
Associate Professor of Pharmacy Practice
Site Coordinator
PGY2 Ambulatory Care Residency Program
St. Louis College of Pharmacy
St. Louis, Missouri

Matthew Hafermann, PharmD, BCPS
Medical ICU/Cardiology Clinical Pharmacist
Harborview Medical Center
PGY1 Pharmacy Residency Coordinator
Medicine Clinical Instructor
University of Washington School of Pharmacy
Seattle, Washington

Jason S. Haney, PharmD, BCPS, BCCCP
Assistant Professor
Department of Clinical Pharmacy and Outcome Sciences
South Carolina College of Pharmacy
Medical University of South Carolina
Charleston, South Carolina

Christy S. Harris, PharmD, BCPS, BCOP
Associate Professor of Pharmacy Practice
School of Pharmacy–Boston
MCPHS University
Boston, Massachusetts

Mary F. Hebert, PharmD, FCCP
Professor
Department of Pharmacy
Adjunct Professor of Obstetrics and Gynecology
University of Washington
Seattle, Washington

Emily L. Heil, PharmD, BCPS-AQ ID
Assistant Professor
Infectious Diseases
University of Maryland School of Pharmacy
Baltimore, Maryland

Erika L. Hellenbart, PharmD, BCPS
Clinical Assistant Professor
University of Illinois at Chicago College of Pharmacy
Chicago, Illinois

David W. Henry, PharmD, MS, BCOP, FASHP
Associate Professor and Chair
Pharmacy Practice
University of Kansas School of Pharmacy
Lawrence, Kansas

Christopher M. Herndon, PharmD, BCPS, CPE
Associate Professor
Department of Pharmacy Practice
School of Pharmacy
Southern University Illinois Edwardsville
Edwardsville, Illinois

Richard N. Herrier, PharmD, FAPhA
Clinical Professor
Department of Pharmacy Practice and Science
College of Pharmacy
University of Arizona
Tucson, Arizona

Karl M. Hess, PharmD, CTH, FCPhA
Vice Chair of Clinical and Administrative Sciences
Associate Professor
Certificate Coordinator for Medication Therapy Outcomes
Keck Graduate Institute Claremont, California

Curtis D. Holt, PharmD
Clinical Professor
Department of Surgery
University of California, Los Angeles
Los Angeles, California

Evan R. Horton, PharmD
Associate Professor of Pharmacy Practice
School of Pharmacy–Worcester/Manchester
MCPHS University
Worcester, Massachusetts

Priscilla P. How, PharmD, BCPS
Assistant Professor
Director of PharmD Program
Department of Pharmacy
Faculty of Science
National University of Singapore
Principal Clinical Pharmacist
Department of Medicine
Division of Nephrology
National University Hospital
Singapore, Republic of Singapore

Molly E. Howard, PharmD, BCPS
Clinical Pharmacy Specialist
Central Alabama Veterans Health Care System
Montgomery, Alabama

Timothy R. Hudd, PharmD, AE-C
Associate Professor of Pharmacy Practice
School of Pharmacy–Boston
MCPHS University
Boston, Massachusetts

Bethany Ibach, PharmD, BCPPS
Assistant Professor of Pharmacy Practice
School of Pharmacy, Pediatrics Division
Texas Tech University Health Sciences Center
Abilene, Texas

Gail S. Itokazu, PharmD
Clinical Associate Professor
Department of Pharmacy Practice
University of Illinois, Chicago
Clinical Pharmacist
Division of Infectious Diseases
John H. Stroger Jr. Hospital of Cook County
Chicago, Illinois

Timothy J. Ives, PharmD, MPH, FCCP, CPP
Professor of Pharmacy
Adjunct Professor of Medicine
Eshelman School of Pharmacy
University of North Carolina at Chapel Hill
Chapel Hill, North Carolina

Nicole A. Kaiser, RPh, BCOP
Oncology Clinical Pharmacy Specialist
Children's Hospital Colorado
Aurora, Colorado

James S. Kalus, PharmD, FASHP
Director of Pharmacy
Henry Ford Health System
Henry Ford Hospital
Detroit, Michigan

Marina D. Kaymakcalan, PharmD
Clinical Pharmacy Specialist
Dana Farber Cancer Institute
Boston, Massachusetts

Michael B. Kays, PharmD, FCCP
Associate Professor
Department of Pharmacy Practice
Purdue University College of Pharmacy
West Lafayette and Indianapolis, Indiana

Jacob K. Kettle, PharmD, BCOP
Oncology Clinical Pharmacy Specialist
University of Missouri Health Care
Columbia, Missouri

Rory E. Kim, PharmD
Assistant Professor of Clinical Pharmacy
University of Southern California School of Pharmacy
Los Angeles, California

Lee A. Kral, PharmD, BCPS, CPE
Clinical Pharmacy Specialist, Pain Management
Department of Pharmaceutical Care
The University of Iowa Hospitals and Clinics
Iowa City, Iowa

Donna M. Kraus, PharmD, FAPhA, FPPAG, FCCP
Pediatric Clinical Pharmacist/Associate Professor of Pharmacy
    Practice
Departments of Pharmacy Practice and Pediatrics
Colleges of Pharmacy and Medicine
University of Illinois at Chicago
Chicago, Illinois

Susan A. Krikorian, MS, PharmD
Professor of Pharmacy Practice
School of Pharmacy–Boston
MCPHS University
Boston, Massachusetts

Andy Kurtzweil, PharmD, BCOP
Pharmacy Supervisor–Adult Hematology and Oncology/BMT
University of Minnesota Health
Minneapolis, Minnesota

Benjamin Laliberte, PharmD, BCPS
Clinical Pharmacy Specialist, Cardiology
Massachusetts General Hospital
Boston, Massachusetts

Jerika T. Lam, PharmD, AAHIVP
Assistant Professor of Pharmacy Practice
School of Pharmacy
Chapman University
Irvine, California

Trisha LaPointe, PharmD, BCPS
Associate Professor of Pharmacy Practice
School of Pharmacy–Boston

MCPHS University
Boston, Massachusetts

Alan H. Lau, PharmD
Professor
Director, International Clinical Pharmacy Education
College of Pharmacy
University of Illinois at Chicago
Chicago, Illinois

Elaine J. Law, PharmD, BCPS
Assistant Clinical Professor of Pharmacy Practice
Thomas J. Long School of Pharmacy and Health Sciences
University of the Pacific
Stockton, California

Kimberly Lenz, PharmD
Clinical Pharmacy Manager
Office of Clinical Affairs
University of Massachusetts Medical School
Quincy, Massachusetts

Russell E. Lewis, PharmD, FCCP
Associate Professor of Medicine, Infectious Diseases
Department of Medical and Surgical Services
Infectious Diseases Unit, Policlinico S. Orsola-Malpighi
University of Bologna
Bologna, Italy

Rachel C. Long, PharmD, BCPS
Clinical Staff Pharmacist
Carolinas HealthCare System
Charlotte, North Carolina

Ann M. Lynch, BSP, PharmD, AE-C
Professor of Pharmacy Practice
School of Pharmacy–Worcester/Manchester
MCPHS University
Worcester, Massachusetts

Matthew R. Machado, PharmD
Associate Professor of Pharmacy Practice
School of Pharmacy–Boston
MCPHS University
Boston, Massachusetts

Emily Mackler, PharmD, BCOP
Clinical Pharmacist and Project Manager
Michigan Oncology Quality Consortium
University of Michigan
Ann Arbor, Michigan

Daniel R. Malcolm, PharmD, BCPS, BCCCP
Associate Professor and Vice-Chair
Clinical and Administrative Services
Sullivan University College of Pharmacy
Louisville, Kentucky

Shannon F. Manzi, PharmD, NREMT, FPPAG
Director, Clinical Pharmacogenomics Service
Manager, Emergency and ICU Pharmacy Services
Boston Children's Hospital
Boston, Massachusetts

Joel C. Marrs, PharmD, FCCP, FASHP, FNLA, BCPS-AQ Cardiology, BCACP, CLS, ASH-CHC
Associate Professor
Department of Clinical Pharmacy
University of Colorado Anschutz Medical Campus
Skaggs School of Pharmacy and Pharmaceutical Sciences
Clinical Pharmacy Specialist
Department of Pharmacy
Denver Health and Hospital Authority
Aurora, Colorado

John Marshall, PharmD, BCPS, BCCCP, FCCM
Clinical Pharmacy Coordinator–Critical Care
Beth Israel Deaconess Medical Center
Boston, Massachusetts

Darius L. Mason, PharmD, BCPS, FACN
Clinical Pharmacist
Methodist South Hospital
Memphis, Tennessee

Susan L. Mayhew, PharmD, BCNSP, FASHP
Professor and Dean
Appalachian College of Pharmacy
Oakwood, Virginia

James W. McAuley, RPh, PhD, FAPhA
Associate Dean for Academic Affairs and Professor
Departments of Pharmacy Practice and Neurology
The Ohio State University College of Pharmacy
Columbus, Ohio

Sarah E. McBane, PharmD, CDE, BCPS, FCCP, FCPhA, APh
Professor and Chair
Department of Pharmacy Practice
West Coast University
Los Angeles, California

William W. McCloskey, BA, BS, PharmD
Professor of Pharmacy Practice
School of Pharmacy–Boston
MCPHS University
Boston, Massachusetts

Chephra McKee, PharmD
Assistant Professor of Pharmacy Practice
School of Pharmacy
Pediatrics Division
Texas Tech University Health Sciences Center
Abilene, Texas

Molly G. Minze, PharmD, BCACP
Associate Professor of Pharmacy Practice
Ambulatory Care Division
School of Pharmacy
Texas Tech University Health Sciences Center
Abilene, Texas

Amee D. Mistry, PharmD
Associate Professor Pharmacy Practice
School of Pharmacy–Boston
MCPHS University
Boston, Massachusetts

编者名单

Katherine G. Moore, PharmD, BCPS, BCACP
Executive Director of Experiential Education
Associate Professor of Pharmacy Practice
Presbyterian College School of Pharmacy
Clinton, South Carolina

Jill A. Morgan, PharmD, BCPS, BCPPS
Associate Professor and Chair
Department of Pharmacy Practice and Science
University of Maryland School of Pharmacy
Baltimore, Maryland

Anna K. Morin, PharmD
Professor of Pharmacy Practice and Dean
School of Pharmacy–Worcester/Manchester
MCPHS University
Worcester, Massachusetts

Pamela B. Morris, MD, FACC, FAHA, FASPC, FNLA
Director, Seinsheimer Cardiovascular Health Program
Co-Director, Women's Heart Care
Medical University of South Carolina
Charleston, South Carolina

Oussayma Moukhachen, PharmD, BCPS
Assistant Professor Pharmacy Practice
School of Pharmacy–Boston
MCPHS University
Boston, Massachusetts
Clinical Care Specialist
Mount Auburn Hospital
Cambridge, Massachusetts

Kelly A. Mullican, PharmD
Primary Care Clinical Pharmacy Specialist
Kaiser Permanente–Mid-Atlantic States
Washington, District of Columbia

Myrna Y. Munar, PharmD
Associate Professor of Pharmacy
College of Pharmacy
Oregon State University
Oregon Health and Science University
Portland, Oregon

Yulia A. Murray, PharmD, BCPS
Assistant Professor of Pharmacy Practice
School of Pharmacy–Boston
MCPHS University
Boston, Massachusetts

Milap C. Nahata, MS, PharmD, FCCP, FAPhA, FASHP
Director, Institute of Therapeutic Innovations and Outcomes
Professor Emeritus of Pharmacy, Pediatrics, and Internal Medicine
Colleges of Pharmacy and Medicine
The Ohio State University
Columbus, Ohio

Richard S. Nicholas, PharmD, ND, CDE, BCPS, BCACP
Assistant Professor of Pharmacy Practice
Appalachian College of Pharmacy
Oakwood, Virginia

Stefanie C. Nigro, PharmD, BCACP, BC-ADM
Assistant Professor of Pharmacy Practice
School of Pharmacy–Boston

MCPHS University
Boston, Massachusetts

Cindy L. O'Bryant, PharmD, BCOP, FCCP, FHOPA
Professor
Department of Clinical Pharmacy
Skaggs School of Pharmacy and Pharmaceutical Sciences
Clinical Pharmacy Specialist in Oncology
University of Colorado Cancer Center
Aurora, Colorado

Kirsten H. Ohler, PharmD, BCPS, BCPPS
Clinical Assistant Professor of Pharmacy Practice
College of Pharmacy
University of Illinois at Chicago
Clinical Pharmacy Specialist–Neonatal ICU
University of Illinois at Chicago Hospital and Health Sciences System
Chicago, Illinois

Julie L. Olenak, PharmD
Assistant Dean of Student Affairs
Associate Professor
Department of Pharmacy Practice
Nesbitt College of Pharmacy and Nursing
Wilkes University
Wilkes-Barre, Pennsylvania

Jacqueline L. Olin, MS, PharmD, BCPS, CDE, FASHP, FCCP
Professor of Pharmacy
School of Pharmacy
Wingate University
Wingate, North Carolina

Neeta Bahal O'Mara, PharmD, BCPS
Clinical Pharmacist
Dialysis Clinic, Inc.
North Brunswick, New Jersey

Robert L. Page, II, PharmD, MSPH, FHFSA, FCCP, FASHP, FASCP, CGP, BCPS (AQ-Cards)
Professor
Departments of Clinical Pharmacy and Physical Medicine
School of Pharmacy and Pharmaceutical Sciences
University of Colorado
Aurora, Colorado

Louise Parent-Stevens, PharmD, BCPS
Assistant Director of Introductory Pharmacy Practice Experiences
Clinical Assistant Professor
Department of Pharmacy Practice
University of Illinois at Chicago College of Pharmacy
Chicago, Illinois

Dhiren K. Patel, PharmD, CDE, BC-ADM, BCACP
Associate Professor of Pharmacy Practice
School of Pharmacy–Boston
MCPHS University
Boston, Massachusetts

Katherine Tipton Patel, PharmD, BCOP
Clinical Pharmacy Specialist
The University of Texas
MD Anderson Cancer Center
Houston, Texas

Jennifer T. Pham, PharmD, BCPS, BCPPS
Clinical Assistant Professor, Department of Pharmacy Practice
University of Illinois at Chicago College of Pharmacy
Clinical Pharmacy Specialist, Neonatal Clinical Pharmacist
University of Illinois Hospital and Health Sciences System
Chicago, Illinois

Jonathan D. Picker, MBChB, PhD
Assistant Professor
Harvard Medical School
Clinical Geneticist
Boston Children's Hospital
Boston, Massachusetts

Brian A. Potoski, PharmD, BCPS
Associate Professor
Departments of Pharmacy and Therapeutics
University of Pittsburgh School of Pharmacy
Associate Director, Antibiotic Management Program
University of Pittsburgh Medical Center
Presbyterian University Hospital
Pittsburgh, Pennsylvania

David J. Quan, PharmD, BCPS
Health Sciences Clinical Professor of Pharmacy
Department of Clinical Pharmacy
School of Pharmacy
University of California, San Francisco
Pharmacist Specialist–Solid Organ Transplant
University of California, San Francisco Medical Center
San Francisco, California

Erin C. Raney, PharmD, BCPS, BC-ADM
Professor of Pharmacy Practice
Midwestern University College of Pharmacy–Glendale
Glendale, Arizona

Valerie Relias, PharmD, BCOP
Clinical Pharmacy Specialist
Division of Hematology/Oncology
Tufts Medical Center
Boston, Massachusetts

Lee A. Robinson, MD
Instructor
Department of Psychiatry
Harvard Medical School
Boston, Massachusetts
Associate Training Director
Child and Adolescent Psychiatry Fellowship
Primary Care Mental Health Integrated Psychiatrist
Cambridge Health Alliance
Cambridge, Massachusetts

Charmaine Rochester-Eyeguokan, PharmD, BCPS, BCACP, CDE
Associate Professor of Pharmacy Practice and Science
University of Maryland School of Pharmacy
Baltimore, Maryland

Carol J. Rollins, PharmD, MS, RD, CNSC, BCNSP
Clinical Associate Professor
Department of Pharmacy Practice and Science
College of Pharmacy
The University of Arizona
Tucson, Arizona

Melody Ryan, PharmD, MPH, GCP, BCPS
Professor
Department of Pharmacy Practice and Science
College of Pharmacy
University of Kentucky
Lexington, Kentucky

David Schnee, PharmD, BCACP
Associate Professor of Pharmacy Practice
School of Pharmacy–Boston
MCPHS University
Boston, Massachusetts

Eric F. Schneider, BS Pharm, PharmD
Assistant Dean for Academics
Professor
School of Pharmacy
Wingate University
Wingate, North Carolina

Sheila Seed, PharmD, MPH
Professor of Pharmacy Practice
School of Pharmacy–Worcester/Manchester
MCPHS University
Worcester, Massachusetts

Timothy H. Self, PharmD
Professor of Clinical Pharmacy
College of Pharmacy
University of Tennessee Health Science Center
Memphis, Tennessee

Amy Hatfield Seung, PharmD, BCOP
Senior Director of Clinical Development
Physician Resource Management/Caret
Cary, North Carolina

Nancy L. Shapiro, PharmD, FCCP, BCPS
Operations Coordinator
University of Illinois Hospital and Health Sciences System
Clinical Associate Professor of Pharmacy Practice
Director, PGY2 Ambulatory Care Residency
College of Pharmacy
University of Illinois at Chicago
Chicago, Illinois

Iris Sheinhait, PharmD, MA, RPh
Certified Poison Information Specialist
Adjunct Assistant Professor
Regional Center for Poison Control Serving Massachusetts and Rhode
  Island
Boston Children's Hospital and MCPHS University
Boston, Massachusetts

Greene Shepherd, PharmD, DABAT
Clinical Professor and Vice-Chair
Division of Practice Advancement and Clinical Education
Director of Professional Education, Asheville Campus
Eshelman School of Pharmacy
University of North Carolina at Chapel Hill
Asheville, North Carolina

Devon A. Sherwood, PharmD, BCPP
Assistant Professor
Psychopharmacology
College of Pharmacy
University of New England
Portland, Maine

Richard J. Silvia, PharmD, BCCP
Associate Professor of Pharmacy Practice
School of Pharmacy–Boston
MCPHS University
Boston, Massachusetts

Carrie A. Sincak, PharmD, BCPS, FASHP
Assistant Dean for Clinical Affairs and Professor
Department of Pharmacy Practice
Midwestern University Chicago College of Pharmacy
Downers Grove, Illinois

Harleen Singh, PharmD, BCPS-AQ Cardiology, BCACP
Clinical Associate Professor of Pharmacy Practice
Oregon State University
Oregon Health and Science University
Portland, Oregon

Jessica C. Song, MA, PharmD
Clinical Pharmacy Supervisor
PGY1 Pharmacy Residency Coordinator
Department of Pharmacy Services
Santa Clara Valley Medical Center
San Jose, California

Suellyn J. Sorensen, PharmD, BCPS, FASHP
Director
Clinical Pharmacy Services
St. Vincent Indianapolis
Indianapolis, Indiana

Linda M. Spooner, PharmD, BCPS (AQ-ID), FASHP
Professor of Pharmacy Practice
School of Pharmacy–Worcester/Manchester
MCPHS University
Clinical Pharmacy Specialist in Infectious Diseases
Saint Vincent Hospital
Worcester, Massachusetts

Karyn M. Sullivan, PharmD, MPH
Professor of Pharmacy Practice
School of Pharmacy–Worcester/Manchester
MCPHS University
Worcester, Massachusetts

David J. Taber, PharmD, MS, BCPS
Associate Professor
Division of Transplant Surgery
College of Medicine
Medical University of South Carolina
Charleston, South Carolina

Candace Tan, PharmD, BCACP
Clinical Pharmacist
Kaiser Permanente
Los Angeles, California

Yasar O. Tasnif, PharmD, BCPS, FAST
Associate Professor
Cooperative Pharmacy Program
University of Texas at Austin and University of Texas, Rio Grande Valley
Clinical Pharmacist Specialist
Doctor's Hospital at Renaissance–Renaissance Transplant Institute
Edinburg, Texas

Daniel J. G. Thirion, BPharm, MSc, PharmD, FCSHP
Professeur Titulaire de Clinique
Faculté de Pharmacie
Université de Montréal
Pharmacien
Centre Universitaire de Santé McGill
Montréal, Québec, Canada

Angela M. Thompson, PharmD, BCPS
Assistant Professor
Department of Clinical Pharmacy
Skaggs School of Pharmacy and Pharmaceutical Sciences
University of Colorado
Aurora, Colorado

Lisa A. Thompson, PharmD, BCOP
Clinical Pharmacy Specialist in Oncology
Kaiser Permanente Colorado
Lafayette, Colorado

Toyin Tofade, MS, PharmD, BCPS, CPCC
Dean and Professor
Howard University College of Pharmacy
Washington, District of Columbia

Tran H. Tran, PharmD, BCPS
Associate Professor
Midwestern University, Chicago College of Pharmacy
Downers Grove, Illinois

Dominick P. Trombetta, PharmD, BCPS, CGP, FASCP
Associate Professor
Department of Pharmacy Practice
Nesbitt School of Pharmacy
Wilkes University
Wilkes-Barre, Pennsylvania

Toby C. Trujillo, PharmD, FCCP, FAHAH, BCPS-AQ Cardiology
Associate Professor
Department of Clinical Pharmacy
Skaggs School of Pharmacy and Pharmaceutical Sciences
University of Colorado
Aurora, Colorado

Sheila K. Wang, PharmD, BCPS (AQ–ID)
Associate Professor of Pharmacy Practice
Chicago College of Pharmacy
Midwestern University
Downers Grove, Illinois
Clinical Pharmacist, Infectious Disease
Program Director, Rush University Medical Center
Chicago, Illinois

Brian Watson, PharmD, BCPS
Pharmacist
University of Maryland Medical System
St. Joseph's Medical Center
Baltimore, Maryland

Kristin Watson, PharmD, BCPS-AQ Cardiology
Associate Professor, Vice-Chair of Clinical Services
University of Maryland School of Pharmacy
Baltimore, Maryland

编者名单

Lynn Weber, PharmD, BCOP
Clinical Pharmacy Specialist, Oncology/Hematology
Pharmacy Residency Coordinator and PGY-1 Residency Director
Hennepin County Medical Center
Minneapolis, Minnesota

Kellie Jones Weddle, PharmD, BCOP, FCCP, FHOPA
Clinical Professor of Pharmacy Practice
College of Pharmacy
Purdue University
Indianapolis, Indiana

C. Michael White, PharmD, FCP, FCCP
Professor and Head
Department of Pharmacy Practice
School of Pharmacy
University of Connecticut
Storrs, Connecticut

Natalie Whitmire, PharmD, BCPS, BCGP
Pharmacist Specialist
University of California, San Diego Health

Barbara S. Wiggins, PharmD, BCPS, CLS, AACC, FAHA, FCCP, FNLA
Clinical Pharmacy Specialist–Cardiology
Medical University of South Carolina
Charleston, South Carolina

Kristine C. Willett, PharmD, FASHP
Associate Professor of Pharmacy Practice
School of Pharmacy–Worcester/Manchester
MCPHS University
Manchester, New Hampshire

Bradley R. Williams, PharmD, CGP
Professor of Clinical Pharmacy and Clinical Gerontology
School of Pharmacy
University of Southern California
Los Angeles, California

Casey B. Williams, PharmD, BCOP, FHOPA
Director, Center for Precision Oncology
Director, Department of Molecular and Experimental Medicine
Avera Cancer Institute
Sioux Falls, South Dakota

Dennis M. Williams, PharmD, BCPS, AE-C
Associate Professor and Vice-Chair for Professional Education and
    Practice
Division of Pharmacotherapy and Experimental Therapeutics
Eshelman School of Pharmacy
University of North Carolina at Chapel Hill
Chapel Hill, North Carolina

Katie A. Won, PharmD, BCOP
Clinical Pharmacist
Hennepin County Medical Center
Minneapolis, Minnesota

Annie Wong-Beringer, PharmD, FIDSA
Professor of Pharmacy
School of Pharmacy
University of Southern California
Los Angeles, California

Dinesh Yogaratnam, PharmD, BCPS, BCCCP
Assistant Professor of Pharmacy Practice
School of Pharmacy–Worcester/Manchester
MCPHS University
Worcester, Massachusetts

Kathy Zaiken, PharmD
Professor of Pharmacy Practice
School of Pharmacy–Boston
MCPHS University
Boston, Massachusetts

Caroline S. Zeind, PharmD
Associate Provost for Academic and International Affairs
Chief Academic Officer
Worcester, Massachusetts and Manchester, New Hampshire,
    Campuses
Professor of Pharmacy Practice
MCPHS University
Boston, Massachusetts

Sara Zhou, PharmD
Certified Poison Information Specialist
Adjunct Assistant Professor
Regional Center for Poison Control Serving Massachusetts and Rhode
    Island
Boston Children's Hospital and MCPHS University
Boston, Massachusetts

Kristin M. Zimmerman, PharmD, CGP, BCACP
Associate Professor
Department of Pharmacotherapy & Outcomes Science
Virginia Commonwealth University
Richmond, Virginia

目　录

第十八篇　老　年　疾　病

Judith L. Beizer

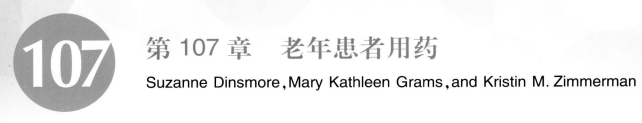

第 107 章　老年患者用药

Suzanne Dinsmore，Mary Kathleen Grams，and Kristin M. Zimmerman

核心原则

章节案例

年龄相关的生理学、药代动力学及药效学改变

1 年龄相关的生理变化与药物在老年人体内药代动力学和药效学的改变有关。在对老年人进行药物治疗时,应充分考虑老年人药物代谢和排泄功能减弱,以及对药物的敏感性增加。

案例 107-1(问题 1 ~ 4)

2 药物不良事件是与老年用药相关的最重要的问题之一。

案例 107-2(问题 1)

老年特定疾病的药物治疗

1 老年人常同时患有多种慢性疾病,需多种药物治疗。了解病情、知晓药物潜在的不良反应和药物相互作用、咨询医生和药师以及行为矫正是确保用药安全的几个重要步骤。

案例 107-3(问题 1 和 2)

2 治疗老年患者心力衰竭的药物包括利尿剂、β 受体阻滞剂、血管紧张素转化酶抑制剂(angiotensin-converting enzyme inhibitor，ACEI)、血管紧张素受体阻滞剂(angiotensin receptor blocker，ARB)、联用/或不联用地高辛和螺内酯。使用这些药物前,应根据患者当下的综合情况权衡利弊。

案例 107-3(问题 3 ~ 6)

3 他汀类药物是治疗老年人高脂血症的首选药物。仅在必要时,才考虑与其他药物联合使用,联合用药时应充分考虑伴随疾病状况、潜在药物不良反应及药物相互作用。

案例 107-3(问题 7 和 8)

4 冠状动脉疾病(coronary artery disease，CAD)的一线治疗药物包括阿司匹林和 β 受体阻滞剂。可依据患者的伴随疾病状况和相关指征选择其他药物。

案例 107-3(问题 9)

5 老年高血压的治疗应遵循成年人高血压诊疗指南。治疗过程中注意监测血压,以防血压过低、心动过缓及直立性低血压。

案例 107-3(问题 10)

6 老年低血糖症患者的糖化血红蛋白(glycosylated hemoglobin，HbA_{1c})控制目标值应较高。糖尿病的药物治疗选择主要依据血糖水平和相对禁忌证。

案例 107-3(问题 11)

7 抑郁症是老年人常见的精神类疾病,常表现出非典型的抑郁症状。选择性 5-羟色胺重摄取抑制剂(selective serotonin reuptake inhibitor，SSRI)相比其他药物更适合老年人,是老年抑郁症患者的一线治疗药物。

案例 107-4(问题 1 和 2)

8 哮喘是老年人常见的一种疾病,老年人哮喘的治疗与青壮年相比并无不同。但在治疗老年哮喘时,必须重视其他合并的慢性疾病、严重的全身性药物不良反应及较差的老年人日常活动能力。

案例 107-5(问题 1 和 2)

9 肺炎是引发老年人死亡的主要感染性疾病,主要症状为非典型的下呼吸道感染。接种流感疫苗和肺炎疫苗有利于预防老年人肺炎。

案例 107-5(问题 3 ~ 5)

		章节案例
⑩	尿路感染是老年人最常见的细菌感染性疾病。口服抗菌药物适合于大多数有感染症状的老年患者。	案例 107-6(问题 1 和 2)
⑪	关节炎是老年人最常见的致残原因,有多种治疗骨关节炎的镇痛药。由于老年人发生药物不良反应的风险增加,安全合理地使用这些镇痛药至关重要。	案例 107-7(问题 1 和 2)

长期照护机构

❶	经联邦政府授权,长期照护机构(long-term care facilities,LTCF)中药剂师的职责包括每月对药物治疗的适宜性进行评估。在 LTCF 中提供药学服务可减少用药错误、药物不良反应和不适宜处方。	案例 107-8(问题 1 和 2)

人口统计和经济状况

20 世纪后半叶,美国人口结构的变化以及医学的发展促使我们对老年医疗保健和药物治疗的认识不断提高。联邦机构间人口老龄化统计论坛,成立于 1996 年,旨在提供美国老年人的健康、资产和生活状态的相关信息[1]。该机构最新的报告汇集了 16 个以上国家数据来源的信息,并统计了老年人在人口、经济、健康状况、健康风险和行为及卫生保健和环境方面的 41 个指标。2016 年,美国卫生与公共服务部更新了《美国老年人现状》(A Profile in Older Americans)。这两项报告均包含了描述老年人口的有价值信息(表 107-1)。

由于高龄老人(年龄超过 85 岁)的人数增长速度快于任何其他年龄段的人群,因此他们将对医疗体系产生最大的影响。到 2040 年,高龄老人的人口数目将增至目前的 3 倍[2]。

老年人通常患有多种慢性疾病,有更高的处方药花费和更高的自费医疗开支,相较于年轻人住院时间更长。许多老年人居住在家中,他们可能会得到 1 个或多个日常生活活动(activities of daily living,ADLs)的帮助,包括洗澡、吃饭和穿衣,或日常生活工具性活动(instrumental activities of daily living,IADLs)的帮助,包括做饭、洗衣服、购物、支付账单以及服药。通常情况下,来自子女或其他亲属的非正规护理是使不能自理的老年人能够继续居住在社区的一个重要原因。因此,在可行的情况下,将护理人员纳入老年人日常活动以提供咨询服务和相关监测是非常重要的。这种非正式照护的增加以及需依赖他人协助进行 ADLs 和 IADLs 导致老年人丧失独立性,无法继续在家中生活或独自在社区中居住。约 120 万 65 岁及以上的美国居民居住在长期照护机构(long-term care facilities,LTCFs)中。居住在养老院中的人口比例随着年龄增长而大幅增加(65~74 岁占 1%,75~84 岁占 3%,85 岁以上占 9%)。

老年人的医疗保健在很大程度上基于一种预期的偿还制度,即按固定数额支付费用。由于受费用限制,医疗保健的目标是通过低花费的替代方案来减少高额的住院费用,如家庭健康护理、生活照顾和临终关怀。医疗花费的不断上升和对药物治疗的承受能力是国家关注的重点,尤其是

对医疗保险人群。2003 年颁布的《医疗保险处方药改进和现代化法案》(Medicare Prescription Drug Improvement and

表 107-1
美国老年人口简况

目前美国老年人口的现状[1,2]

- 到 2015 年,老年人口(年龄 ≥65 岁)达 4 780 万,占美国总人口的 14.9%。比 2005 年增长了 30%

- 大约每 7 个美国人中就有 1 个是老年人

- 老年人群中,女性占比较高。年龄 ≥65 岁的女性与男性比例为 126.5∶100,而年龄 ≥85 岁女性与男性比例为 189.2∶100

- 老年人口日益增多。年龄 ≥85 岁的人口数量从 1900 年的仅 10 万多,增加至 2015 年的 30 万

- 2015 年出生者,平均预期寿命为 78.8 岁,比 1900 年增加了 30 岁左右

- 2015 年,百岁及以上人口数量占 65 岁及以上人口数量的 0.2%

- 在所有年龄 ≥5 岁的人群中,最常见且花费最高的健康问题为心脏病、脑卒中、癌症、糖尿病和关节炎

- 在所有年龄 ≥65 岁的人群中,导致死亡的主要原因是心脏病、癌症、慢性下呼吸道疾病、脑卒中、阿尔茨海默病、糖尿病、意外伤害以及流感和肺炎

未来的预期增长

- 预计当婴儿潮一代到 65 岁之时,老年人口将迅速增加

- 预计到 2060 年,65 岁及以上人口将翻一番,达到 9 800 万

- 到 2040 年,85 岁及以上的高龄人口预计将达到 1 460 万,比 2015 年的 630 万增加 1 倍

来源:Federal Interagency Forum on Aging-Related Statistics. Federal Interagency Forum on Aging-Related Statistics. Older Americans 2016 and Department of Health & Human Services USA. A Profile of Older Americans:2016.

Modernization Act，MMA）提供了自愿的处方药保险福利，即医疗保险 D 部分（Medicare Part D），以提高老年人获得处方药的机会。Medicare Part D 的实施使得老年人的药物使用增长了 13%，同时病人的自付费用减少了 18%[3]。

年龄相关生理、药代动力学及药效学变化

随年龄增长出现的生理变化是逐渐出现的，而不是在特定年龄突然出现的[4]。这些变化可能导致组织和器官功能的下降，以及各个器官维持体内稳态能力的减弱——这种现象通常被称为"内环境不稳定"[5,6]。药源性损伤恢复能力降低可能会增加老年人药物相关问题的发生风险。心血管系统和神经系统中维持内环境稳态平衡的效率降低；药物代谢和排泄减慢；机体组织组成和药物分布容积发生改变，药物受体的敏感性也可能改变。年龄相关的生理变化可能导致药代动力学和药效学的改变，在选择和评估药物治疗时应加以考虑。

吸收

与被认为具有 100% 生物利用度的血管内给药不同，经血管外途径给药后的吸收过程可能会随年龄相关的生理变化而改变[7]。在胃肠道中，随着年龄的增长，肠道血流减少，胃 pH 升高，胃排空延迟，胃肠动力下降。单纯由于衰老引起的胃 pH 升高被认为对吸收的影响较小，且很少具有临床意义[8]。然而，在使用 H_2 受体拮抗剂和质子泵抑制剂时，胃内 pH 的变化可能会影响需在酸性环境才能吸收的药物，如铁剂和酮康唑[9]。一般情况下，老年患者的吸收速度较慢或无变化，吸收程度与年轻人相似。

透皮给药的方式越来越常见，多数老年人的药物治疗会用到这种给药方式。随着年龄的增长，皮肤的弹性下降、表皮变薄、干燥、皮脂腺活性下降，这些变化都可能会影响药物的吸收[10]。

亲脂性药物（如雌二醇）受皮肤老化的影响较小，易于溶解；而亲水性药物则在老化的皮肤上不易溶解。

案例 107-1

问题 1：M.G. 是一位 75 岁的老年女性，身高 162.6cm，体重 54.4kg，血清肌酐（serum creatinine，SCr）1.9mg/dl，心力衰竭（heart failure，HF）急性加重。予呋塞米 40mg 口服，但这几乎没有增加她的排尿量或缓解她的症状。如何解释 M.G. 对呋塞米的敏感性较差？如何能使呋塞米达到期望的效果？

老年人对呋塞米的吸收程度无变化，但吸收速度减慢，这导致药效下降，因为活性代谢物进入尿液（进入速率）必须达到 S 形剂量-反应曲线的陡峭段，才能发挥最大药效[11]。

因此，应该给予 M.G. 呋塞米 40mg 静脉注射，以绕过吸收速率较慢的问题。高钠摄入或与非甾体抗炎药（non-steroidal anti-inflammatory drugs，NSAIDs）合用也可降低呋塞米的疗效。严重慢性肾功能不全的患者，需持续输注呋塞米时，可能需要进一步增加剂量（参见第 28 章）。

分布

机体随年龄增长出现的变化，可能会影响药物在体内的分布[12]。随着年龄的增长，机体总含水量和非脂肪成分均下降了 10%~15%，而总脂肪含量增加了 20%~40%。因此，对老年人而言，那些主要分布在体液或非脂肪组织中的药物（如锂、地高辛）表观分布容积（volume of distribution，Vd）会有所减少，若不相应进行剂量调整可能引起血药浓度的升高。相反，脂溶性较高的药物，如长效苯二氮草类药物（如地西泮）的 Vd 可能会增加，从而延迟药物达到最大作用效果的时间，若连续用药还可引起药物蓄积。

血清白蛋白浓度在 40 岁以后逐渐下降，80 岁时的平均水平为 3.58g/dl，这可能会降低药物与蛋白之间的结合[13]。通常认为，因衰老引起的蛋白结合变化只对高蛋白结合的药物、治疗窗窄的药物、表观分布容积小的药物以及静脉注射的药物才具有临床意义[7,9,14]。其他可能影响药物蛋白结合的因素包括蛋白浓度、疾病状态、联合用药情况以及营养状况。

蛋白结合的改变

案例 107-1，问题 2：M.G. 因"间断抖动"症状到急诊就诊。在急诊室，"抖动"再次发作，开始于左臂，后发展成为全面性强直阵挛发作。予负荷剂量苯妥英钠 1 000mg，静脉滴注 30 分钟以上。为进一步诊治，M.G. 被收入神经内科病房，予睡前苯妥英钠 300mg 口服。上述苯妥英钠的治疗方案是否适合 M.G.？应该监测哪些指标？应多久监测 1 次？

M.G. 先是接受了苯妥英钠负荷剂量 17mg/kg（正常范围 15~20mg/kg）的治疗，之后日常口服维持剂量[15]。注意监测血清钠浓度以排除低钠诱导癫痫发作的可能。因苯妥英钠的蛋白结合率达 90%，应监测血清白蛋白水平。对于低白蛋白血症或肾功能损害的患者，应监测游离（未结合）苯妥英钠的水平。建议在出院时，对苯妥英钠的血药浓度进行测定，以评估是否达到预期的治疗浓度。出院 10~14 日时，随访苯妥英钠的稳态血药浓度，以评估当前用药剂量是否需要调整。之后，定期监测苯妥英钠的血药浓度。如果出现药物不良反应或癫痫发作，也应随时测定苯妥英钠的血药浓度。

案例 107-1，问题 3：M.G. 在 2 周后返回进行了一次随访复诊。血清白蛋白的浓度为 2.2g/dl，钠离子浓度 140mmol/L，苯妥英钠的血药浓度为 15μg/ml。M.G. 主诉困倦和步态不稳。引起上述症状的原因可能是什么？

虽然苯妥英钠的血药浓度在治疗范围内（10~20μg/ml），但由于苯妥英钠的蛋白结合率很高，在血清白蛋白浓度较

低的情况下,游离苯妥英钠的浓度可能更高。校正后的苯妥英钠浓度可用以下公式计算:

$$苯妥英钠总浓度 = 总的苯妥英钠测量值/[(0.2×血清白蛋白\ g/dl)+0.1]$$

(公式 107-1)

此时,M.G. 的血浆游离苯妥英钠浓度达到了 27μg/ml,这就解释了 M.G. 出现的症状(假设 M.G. 的苯妥英血药浓度稳定在这一范围内)。在 M.G. 的案例中,监测游离苯妥英钠(未与血清白蛋白结合的苯妥英钠)浓度是很有必要的,药物剂量应做相应调整[15,16]。

代谢

苯妥英钠在 M.G. 体内可能受到肝脏代谢的影响,这些因素包括疾病状态、合并用药、营养状况、环境条件、遗传学差异、性别、肝脏质量以及血流状况。随着年龄的增长,肝脏质量下降约 20%～30%,肝脏血流减少约 20%～50%[7,12]。经 I 相代谢的化合物(消除、氧化、羟基化和去甲基化)的清除率有所降低或不变,而经 II 相代谢的化合物(结合、乙酰化、磺化和葡萄糖醛酸化)的清除率随年龄增长并无变化[7]。肝脏代谢转化率较高的药物,如硝酸盐类药物、巴比妥类药物、利多卡因和普萘洛尔,可能会降低老年人肝脏的代谢功能[17]。

排泄

在老年人中,肾脏衰老的改变包括肾脏质量减少 20%～30%,肾血流量减少和肾小管分泌减少[18]。硬化肾小球的增加和正常肾小球数量的减少可能导致肾小球滤过率(glomerular filtration rate, GFR)的下降[18]。30 岁以后,GFR 每 10 年大概下降 8ml/min,但并非所有老年人的肾功能都会下降[12]。

在"健康"的老年人中,许多经肾脏排泄的药物血浆半衰期延长。风险最高的药物是那些完全依靠肾脏排泄的药物。这类药物详见表 107-2。

GFR 是最常用于评估整体肾功能和诊断肾脏疾病的指标,它常使用肾脏排泄标记物来衡量,如肌酐[19]。可通过收集尿液和抽血来检测。由于可能无法及时收集尿液和血清,或在尿失禁患者中收集不完全,可以用一些公式估算肌酐清除率[20]。鉴于 GFR 可用于肾脏疾病的诊断和分期,估算肌酐清除率的公式可用于指导医师调整药剂量。虽然 Cockcroft-Gault 公式通常可用于大多数药物的剂量调整,然而,在关于使用实际体重还是理想体重,以及在计算中使用校正因子方面仍存在争议。在公式中使用去脂体重可以更准确地反映 SCr 的产生,因为肌酐是在肌肉中产生的,而老年患者的肌肉组织有所减少。另外,Cockcroft-Gault 公式依赖于 SCr 浓度和肌酐的肾小管分泌,这可能高估肥胖患者的肾功能。

案例 107-1,问题 4:对 M.G. 来说,服用经肾排泄的药物时需要调整剂量,Cockcroft-Gault 公式是否是评估肾功能的适宜工具呢?

表 107-2

高度依赖肾脏排泄的药物[18,20] a

乙酰唑胺	度洛西汀	尼扎替丁
阿昔洛韦	依度沙班	青霉素(大多数)
别嘌醇	依那普利	非那吡啶
金刚烷胺	依诺肝素	普瑞巴林
阿米洛利	法莫替丁	丙磺舒
氨基糖苷类抗菌药物	氟康唑	普鲁卡因胺
两性霉素 B	喹诺酮类(大多数)	溴吡斯的明
阿哌沙班	磺达肝癸	雷尼替丁
阿替洛尔	呋塞米	利伐沙班
氨曲南	加巴喷丁	螺内酯
卡托普利	亚胺培南	磺胺甲噁唑
头孢菌素(大多数)	左乙拉西坦	噻嗪类利尿剂
可乐定	赖诺普利	曲马多
西咪替丁	锂	甲氧苄啶
秋水仙碱	甲氨蝶呤	氨苯蝶啶
达比加群酯	甲氧氯普胺	万古霉素
地高辛	纳多洛尔	

a 该列表并不包括所有高度依赖肾脏排泄的药物。

来源:American Geriatrics Society 2015 Updated Beers Criteria for Potentially Inappropriate Medication Use in Older Adults. *J Am Geriatr Soc*. 2015;63:2227-2246 and Arnoff GR et al. , eds. *Drug Prescribing in Renal Failure:Dosing Guidelines for Adults*. 5th ed. Philadelphia,PA:American College of Physicians;2007.

Cockcroft-Gault 公式

$$eCrCl = (140-年龄)×体重(kg)/(72×SCr)×0.85(女性)$$

(公式 107-2)

M.G. 75 岁,体重为 54.43kg,SCr 浓度为 1.9mg/dl,用 Cockcroft-Gault 公式计算出的肌酐清除率为 22ml/min。这个公式是根据男性退伍军人的研究数据进行的测算,因此,女性患者要使用 0.85 的校正因子[21]。

M.G. 没有体重过低或肥胖,所以以 Cockcroft-Gault 公式是估算肌酐清除率以确定给药剂量的合适工具,也是确定肾脏清除药物剂量的最常用方法。对于像 M.G. 这样的老年人进行药物剂量调整时,还应考虑其他评价肾功能的方法,如排尿量,同时要密切监测药物不良反应。

表 107-3 总结了影响老年人药代动力学过程的与年龄有关的生理变化、疾病状态和药理学因素。

表 107-3

影响药代动力学参数变化的因素

参数	生理变化	疾病	药理学因素
吸收（生物利用度、首过消除）	胃 pH 吸收面积 内脏血流量 胃肠道蠕动 胃排空速率	胃酸缺乏、腹泻、胃切除术、吸收不良综合征、胰腺炎	药物相互作用、抑酸剂、抗胆碱药、考来烯胺、食物
分布	心输出量 TBW 肌肉组织重量 血清白蛋白 α_1-酸性糖蛋白 脂肪组织 组织灌流的相应改变	HF、脱水、水肿、腹水、肝衰竭、营养不良、肾衰竭	药物相互作用、药物-蛋白结合置换
代谢	肝脏质量 酶活性 肝脏血流量	HF、发烧、肝衰竭、恶性肿瘤、营养不良、甲状腺疾病、病毒感染或免疫病	膳食结构、药物相互作用、杀虫剂、酒精、吸烟、诱导代谢、抑制代谢
排泄	肾脏血流量 GFR 肾小管分泌 肾脏质量	血容量不足、肾功能不全	药物相互作用

GFR，肾小球滤过率；HF，心力衰竭；TBW，机体总水量

药效学改变

药效学是指药物在其受体部位或作用部位的效应，主要取决于药物浓度及其与受体部位的结合能力[22]。衰老会影响可用受体的数量及其对药物的亲和力。伴随疾病、药代动力学和药效学改变使老年人对药物的反应存在不可预测性。由于老年人可能对药物的反应更敏感，因此在开始或停止药物治疗时，应注意避免不必要的药物不良反应。

老年人保持体内稳态的能力下降，这会导致他们在生理应激状态下反应能力的下降[23]。随着年龄增长，心血管系统的改变及压力感受器的功能受损会增加老年人直立性低血压的患病率[23,24]。40～60岁时患病率为6%，70岁及以上时增至30%或更高[25]。服用抗交感神经活性的药物[如α-肾上腺素能阻滞剂、吩噻嗪类、三环类抗抑郁药（tricyclic antidepressant，TCA）]、减少血容量的药物（如利尿剂）和血管扩张剂（如硝酸盐类和酒精）均可使直立性低血压加重[24,26]。在一项针对100例老年精神科门诊患者的研究中，约40%的患者主诉服用精神药物后出现眩晕和跌倒[27]。心输出量减少及同时接受利尿剂治疗的患者对此尤其敏感[24]。步态和平衡能力的改变在老年人群中很常见[28]。

某些药物或某类药物，如抗心律失常药、利尿剂、地高辛、麻醉药、抗惊厥药、精神药物和抗抑郁药，可导致老年人步态紊乱进而引起药源性跌倒。表 107-4 列出了可能影响老年人活动能力的药物及相关不良反应。

表 107-4

可能影响老年患者活动能力的药物及相关不良反应

药物类别	药物不良反应
三环类抗抑郁药（TCA）	直立性低血压、震颤、心律失常、镇静
苯二氮䓬类和镇静催眠药	镇静、虚弱、协调性、意识混乱
阿片类镇痛药	镇静、协调性、意识混乱
抗精神病药	直立性低血压、镇静、锥体外系反应
抗高血压药	直立性低血压
β-肾上腺素受体阻滞剂	承担体力工作的能力

血-脑屏障

由于衰老、疾病或缺血性损伤，大脑和身体之间的屏障，即血-脑屏障的功能和完整性可能会下降[29]。老年人对某些影响中枢神经系统（central nervous system，CNS）的药物过度响应及敏感性的增加，可能是由血-脑屏障渗透性变化和受体敏感性变化所致[30]。正常衰老还包括脑血流量和耗氧量的减少，以及脑血管阻力的增加。抗胆碱能药物与老年患者记忆丧失、意识混乱及其他认知障碍有关[31]。表 107-5 列举了抗胆碱能药物的一些例子。

表 107-5

可引起老年人意识障碍的抗胆碱能药物[5,19]

治疗分类	举例
抗毒蕈碱类	达非那新 非索罗定 黄酮哌酯 奥昔布宁 索利那新 托特罗定 曲司氯胺
解痉药	阿托品[a] 克利溴铵-氯氮䓬 双环维林 后马托品[a] 溴丙胺太林 东莨菪碱[a]
抗帕金森药	甲磺酸苯扎托品 苯海索
抗组胺药	溴苯那敏 氯苯那敏 氯马斯汀 茶苯海明 苯海拉明 多西拉敏 羟嗪 HCL 美克洛嗪
抗抑郁药	阿米替林 氯米帕明 地昔帕明 多塞平(>6mg) 丙咪嗪 去甲替林 帕罗西汀 米帕明
抗心律失常药	丙吡胺 奎尼丁
抗精神病药	氯氮平 奥氮平 喹硫平
镇静催眠药	羟嗪双羟萘酸盐
骨骼肌松弛剂	环苯扎林 奥芬

该表不包括可能导致老年人意识障碍的所有抗胆碱能药物。

[a] 不包括眼科。

来源:American Geriatrics Society 2015 Updated Beers Criteria for Potentially Inappropriate Medication Use in Older Adults. *J Am Geriatr Soc.* 2015;63:2227-2246.

肾上腺素能受体的中枢反应性和外周反应性均随衰老而下降[32]。单胺氧化酶活性则伴随正常衰老而增加,从而导致老年人大脑中去甲肾上腺素和多巴胺水平降低[33]。CNS 多巴胺合成的减少与多巴胺受体拮抗剂(如抗精神病药物)敏感性的增加是相关的。然而,即使老年患者 β-肾上腺素受体的数目没有减少,但它对激动剂和拮抗剂的敏感性均有所降低[34,35]。由于这些神经和生化储备随着正常衰老而减少,医源性行为异常在老年人中相对较常见,药物通常是老年患者发生突然、原因不明精神障碍的最常见原因之一。

老年人药物治疗的相关问题

多重用药

超过半数的老年人患有 3 种以上慢性疾病。多种慢病共存与发病率、死亡率的增加、功能衰退、卫生资源使用及多重用药有关[36]。

在老年人中,多重用药与医疗成本增加及药物相关不良事件的增多相关[37]。由于多种慢病共存,往往需要多重用药。因此,监测这些患者的药物治疗不仅具有挑战性,而且势在必行。同类药物可能被重复处方,未被发现的药物副作用又可能需要额外的药物治疗。因此,仔细地用药方案评估对于识别老年人潜在、不必要或不恰当用药及系统的减少和停用相关药物至关重要[38]。

药物的不良事件

药物不良事件(adverse drug event, ADE)是指药物治疗过程中出现的任何可预防或不可预防的事件。老年人联合使用多种药物可显著增加具有临床意义的药物相互作用和随后 ADE 的风险。在社区,接近 1/25 的老年患者存在药物相互作用的潜在风险[39]。由于预防用药的增加、慢性病药物的使用、老龄化以及获取处方药便利性的增加,预计药物不良事件将会相应增加[40]。

使用高风险药物,如抗胆碱能药、抗精神病药、阿片类镇痛药和催眠药及多重用药,均可增加 ADE 的发生风险[38]。

高达 31% 的老年患者因药物相关不良事件住院治疗[41]。在老年患者中,药物相关不良事件的报告可能不足且难以发现,因为它们通常表现为非典型和非特异性的症状,例如嗜睡、精神错乱、头晕或跌倒。然而,大多数不良反应是药物药理作用的延伸,有可识别的预测因素,并且是可预防的[42]。

老年人药物不良反应

案例 107-2

问题 1:S. E. 是一位 85 岁的老年女性,居住于 LTCF,身高 158cm,体重 46.3kg,SCr 1.6mg/dl,因胸痛及呼吸短促收住院,已排除心肌梗死(myocardial infarction, MI)。医生担心麻醉药的过度镇静作用,为她开具了酮咯酸 30mg,静脉滴注,每 6 小时 1 次。她有严重心力衰竭和心绞痛病史，服用赖诺普利 10mg，每日 1 次；呋塞米 40mg，每日 1 次；阿司匹林 81mg，每日 1 次，单硝酸异山梨酯（isosorbide mononitrate，ISMN）30mg，每日 1 次。后将赖诺普利增加到 20mg，每日 1 次；呋塞米增加到 40mg，每日 2 次。开始静滴酮咯酸时，她的血压是 110/66mmHg，尿量是 20~30ml/h，持续 4 小时。对于 S. E. 存在哪些危险因素会引起药源性肾功能障碍？

S. E. 存在多种发生药源性急性肾衰竭（acute renal failure，ARF）的危险因素。血管紧张素转化酶抑制剂（angiotensin-converting enzyme inhibitor，ACEI）可用于治疗心力衰竭，并通过增加心输出量改善肾功能。但是，ACEI 可降低出球小动脉和肾小球毛细血管滤过压，促使易感人群发生 ARF。另一个风险因素是酮咯酸的使用。据报道，在接受短期 NSAID 治疗的 LTCF 居民中，氮质血症的发生率为 13%[43]。低钠血症、高剂量利尿剂、糖尿病、严重心力衰竭（NYHA IV 级）、使用长效 ACEI、同时使用 NSAID 药物都是药源性 ARF 的危险因素（参见第 28 章）。由于年龄增长导致肾脏改变，因此，老年人可能特别容易受到上述影响。对于具有这些危险因素的患者，在开始使用 ACEI 或增加 ACEI 剂量时应密切监测（参见第 14 章）。当原发性肾脏病、HF、伴腹水的肝病或高血压导致肾功能受损时，肾脏前列腺素（PGE$_2$，PGI$_2$）会代偿性增加，以帮助维持肾脏的血流量。因此，使用前列腺素抑制剂，如酮咯酸等会增加 S. E. 发生 ARF 的风险。此外，老年人应用酮咯酸的最大推荐剂量为每日 60mg，故 S. E. 的用药剂量过大[44]。

获得适宜处方的方法

针对老年人普遍存在的共病状态和多重用药问题，美国老年病学会于 2012 年成立了老年人共病护理专家小组，制定了一套关于老年人共病照护的指导原则[36]。其中包括 5 个步骤：①归纳并整合患者的偏好和照护目标；②掌握现有证据的适用性和局限性；③根据预后制订临床决策；④考虑治疗的复杂性和可行性；⑤不断优化治疗计划。这些原则的有效实施可能需要跨专业团队成员的参与及高质量的照护协作。药师在其中也发挥着不可或缺的作用。

老年特定疾病的药物治疗

门诊老年患者心血管疾病

案例 107-3

问题 1：T. M. 是一位 73 岁的老年女性，参加了当地老年中心的"棕色袋子"项目。她主诉近来感觉"迟钝"和眩晕。T. M. 依靠自己中等水平的固定退休金过着独居生活。她患有多种慢性病，包括 CAD、HF、高血压、糖尿病和高脂血症。她主诉不同的专科医生给她开具了大量药物，但她并不知道这些药物的名称。她承认经常忘记

服药。T. M. 社交生活比较活跃，她定期拜访她的朋友，参加当地老年人的午餐会。她对天然药物比较感兴趣，经常自行服用非处方药和中药，她的朋友们也常服用这些药物。由于最近身体虚弱，她已经不怎么出去活动了。她的"棕色袋子"中包含以下药品：格列本脲 2.5mg，每日 2 次；氢氯噻嗪 25mg，每日 1 次；阿替洛尔 50mg，每日 1 次；烟酸 500mg，每日 3 次；肠溶阿司匹林 325mg，按需服用；地高辛 0.25mg，每日 1 次；硝酸异山梨酯（isosorbide dinitrate，ISDN）20mg，每日 4 次；硝酸甘油（nitroglycerin，NTG）0.4mg，舌下给药，按需服用；卡托普利 25mg，每日 3 次；呋塞米 40mg，每日 2 次；对乙酰氨基酚 500mg，按需服用；维拉帕米 60mg，每日 4 次；多种维生素和矿物质；碳酸钙 500mg，每日 3 次；布洛芬 200mg，按需服用；吡格列酮 30mg，每日 1 次。同时，她会在晚餐时喝 1 杯红酒。要对 T. M. 的药物治疗进行安全有效的管理，需要哪些步骤？

与许多同时患有多种慢性疾病正在接受治疗的门诊老年患者一样，由于依从性差、用药错误、有多个医师开具处方、自行用药及多重用药的问题，使 T. M. 面临着高风险的用药相关问题。她代表了 900 多万独居老人的现状。社区中的独居老人通常为 75 岁以上的女性，常患有多种疾病，且同时服用多种药物[1]。随着平均寿命的提高，多种疾病管理的复杂性增加，这使得非住院老年患者发生药物不良反应以及与药物不良反应相关入院的风险增高[42,45]。另一组有较高药物不良反应发生风险的是刚出院的老年患者。对这些老年患者来说，出院后往往是一个混乱的时期，他们可能难以应对或区分新的、替代的或重复的药物。表 107-6 总结了导致老年人依从性差的各种因素[46]。

表 107-6

影响用药依从性的因素

较低的健康知识水平（对药品说明书以及用药重要性的理解）
药品费用
明显的认知或肢体障碍（如记忆力、听力、视力）
处方填写不一致或重复填写
不良反应
缺乏有效的临床证据

来源：Bosworth HB et al. Medication adherence：a call for action. *Am Heart J*. 2011；162（3）：412 – 424. doi：10. 1016/j. ahj. 2011. 06. 007.

案例 107-3，问题 2：依照"棕色袋子"项目中药剂师的建议，T. M. 参与了多个专科的老年患者护理小组。在访谈中，T. M. 承认她经常根据自我感觉和药物的费用来选择药物。她的晚餐饮酒量是每次 8 ~ 12 盎司（1 盎司 =

29.57ml)，每周多次。T. M. 自述已停用呋塞米和补钾药，因为她觉得是这些药物引起了她反应迟钝和眩晕。T. M. 病历摘要和体格检查如下：73 岁白人女性，身高171cm，体重 85.7kg。生命体征：血压 168/82mmHg，心率54 次/min，体温 27.1℃，呼吸频率 18 次/min。相关实验室检查：

SC$_r$：1.5mg/dl（正常 0.6~1.2mg/dl）

血尿素氮（blood urea nitrogen，BUN）：35mg/dl（正常8~18mg/dl）

Na：153mmol/L（正常 138~145mmol/L）

K：3.1mmol/L（正常 3.5~5mmol/L）

Mg：0.75mmol/L（正常 0.8~1.2mmol/L）

血糖：250mg/dl（正常 70~110mg/dl）

HbA$_{1c}$：9.5%

总胆固醇（total cholesterol，TC）：259mg/dl

低密度脂蛋白（low-density lipoprotein，LDL）：140mg/dl

高密度脂蛋白（high-density lipoprotein，HDL）：40mg/dl

甘油三酯（triglycerides，TG）：200mg/dl

尿蛋白：2+

地高辛血药浓度：1.5ng/ml

心电图显示窦性心动过缓伴陈旧前壁心肌梗死。超声心动图显示射血分数（ejection fraction，EF）25%。目前存在的问题是新近出现的反应迟钝和晕厥、用力时胸痛及呼吸气促、3(+)双侧压凹性水肿、心力衰竭Ⅱ~Ⅲ级（NYHA 分级）、高血压、2 型糖尿病、肥胖、过量饮酒、CAD 和高脂血症。是哪些因素造成了 T. M. 的反应迟钝和晕厥？

T. M. 需要一个初级健康顾问来负责她的医疗保健，并评估她新发的反应迟钝和眩晕症状。同时她还应该与一家药房建立客户-患者关系，以便她所有的药物都在一个档案中进行持续评估。此外，应建议 T. M. 戒酒，因为酒精可以与她目前服用的某些药物发生相互作用而导致病情恶化。最后，强烈建议对药物治疗相关问题（medication-related problem，MRP）的风险进行评估[47]。

T. M. 的反应迟钝和眩晕很可能是由心率较低、轻微脱水状态及可能导致虚弱的多种药物所致。具体来说，地高辛每日 0.25mg 剂量过高；70 岁以上患者的初始治疗剂量应限制在每日 0.125mg，以减少因肾脏清除率降低而致的药物毒性增加。地高辛治疗心力衰竭的有效浓度范围为 0.5~0.9ng/ml，而 T. M. 的地高辛血药浓度为1.5ng/dl，超出有效范围。因此，地高辛的剂量应调整为每日 0.125mg[48]。

若心力衰竭得到控制，应停用地高辛来评估患者继续使用该药的必要性。最后，阿替洛尔和维拉帕米都能够减低心率，从而进一步导致反应迟缓。将阿替洛尔换成缓释剂型的 β 受体阻滞剂可能会对改善上述症状有一定帮助。此外，可停用维拉帕米，因为此时该药除了能降低血压外，可能没有其他益处，且有可能使心力衰竭情况加重。

心力衰竭

案例 107-3，问题 3：对于 T. M. 的心力衰竭最适合的治疗方案是什么？

T. M. 患有陈旧性心肌梗死、结构性心脏病、有较低的射血分数，同时存在液体潴留症状，参照美国心脏病协会/美国心脏协会分类方案，属 C 期心力衰竭（参见第 14 章）。心力衰竭是老年患者发病和死亡的常见原因。心力衰竭伴随射血分数降低的标准治疗通常包括 ACEI 或 ARB，以及 β受体阻滞剂。在有症状的患者中，利尿剂可用于缓解症状，醛固酮拮抗剂可用于降低发病率和死亡率。在特定的患者中，地高辛或肼苯哒嗪/异山梨醇也可能会降低发病率和死亡率，以及防止住院。针对 T. M. 的病情，推荐的治疗方案包括 ACEI 或 ARB、β 受体阻滞剂、醛固酮拮抗剂、利尿剂则用于缓解症状。心力衰竭的治疗常需要对共存的状况进行多种药物联合，因此，密切监测药物治疗至关重要。同时，非药物性干预措施（如减肥和控制盐摄入量）能够更好地控制心力衰竭[49]。

利尿剂

案例 107-3，问题 4：呋塞米和氢氯噻嗪联用是最适合T. M. 的利尿治疗方案吗？

髓袢利尿剂通常比噻嗪类利尿剂在缓解症状方面的效能更高。对 T. M. 来说，应优先选择呋塞米，因为氢氯噻嗪对于中度至重度肾损伤（肌酐清除率<30ml/min）的患者效果较差[50]。此外，呋塞米和氢氯噻嗪联用会导致利尿效果加倍，甚至可能产生过度利尿。停用氢氯噻嗪可改善 T. M. 的低血钾和轻微脱水症状。在使用利尿剂期间，定期监测 SCr、尿素氮、血钠和血钾水平是非常必要的。在T. M. 坚持服用呋塞米和 ACEI 类药物之后，再根据血钾水平决定是否需要补钾。老年患者通常不喜欢服用利尿剂，因为这类药物会增加他们的排尿频率。因此，建议 T. M. 在白天社交活动结束后的当日晚些时候再服用呋塞米。

ACEI 与 ARB

案例 107-3，问题 5：T. M. 一直口服卡托普利25mg，每日3 次。对于 T. M. 来说，选择卡托普利合适吗？

阻滞肾素-血管紧张素-醛固酮系统对于心力衰竭的治疗十分必要。然而，每日 3 次服用卡托普利并不方便，可能导致依从性差。尽管卡托普利、依那普利和赖诺普利均在临床试验中被证明对 HF 有效，但赖诺普利是这些药物中唯一可每日 1 次服用的药物。由于福辛普利 50%经肝脏代谢，50%经肾脏代谢，所以也是适合的选择之一[51]。如果不能耐受 ACEI 的治疗，可用 ARB 代替。虽然之前有研究证明，在 ACEI 治疗方案中加入 ARB 相比于单独使用ACEI，患者死亡率和住院率都有所降低[52]，但最新数据显示，这两类药物的联合用药可能对患者不利，尤其是老年患者,因为这会使高血钾和肾功能损伤的风险更高[53]。

β 受体阻滞剂

案例 107-3,问题 6: T. M. 服用阿替洛尔每日 40mg,针对 T. M. 的情况,选择阿替洛尔是否合适?

已经证实 β 受体阻滞剂卡维地洛、美托洛尔和比索洛尔能够降低 HF 的发病率和死亡率[54-56]。针对 T. M. 的情况,阿替洛尔临床上不适用于 HF,应该停止使用。此外,它经肾脏消除,这可能导致肾功能障碍的老年患者反应迟钝。虽然任何经过证实的药物都是适宜的,但缓释剂型的卡维地洛或美托洛尔可能会降低 T. M. 的用药负担。

心血管疾病和高脂血症

案例 107-3,问题 7: T. M. 没有服用烟酸,因为她经历了无法忍受的面部潮红。尽管 T. M. 有 MI 病史,但她不认为胆固醇和“心脏病”是女性的主要健康问题。那么,年龄 >65 岁的女性与同龄男性相比,因冠心病(coronary heart disease,CHD)死亡的风险是否不同?对于患 CHD 的老年女性来说,控制胆固醇是否重要?

超过 60% 的心血管疾病(CVD)相关死亡发生在 75 岁或以上的人群中。60~79 岁的老年人中大约 70% 患有 CVD[57]。80 岁以上老年人,83.0% 的男性及 87.1% 的女性患有 CVD[57]。虽然男性是 CVD 的独立危险因素,但女性比男性更容易死于心脏病,因为这些事件在女性高龄人群中更易发生。女性高胆固醇血症的患病率明显高于男性,这似乎也预示女性晚年患 CHD 的风险会更高。因此,对于大多数临床 ASCVD 患者、LDL-C 水平在 70~189mg/dl 之间的 40~75 岁的糖尿病患者,以及无糖尿病但预计 10 年 ASCVD 风险 ≥7.5% 的患者来说,治疗血脂异常很重要[58]。

案例 107-3,问题 8: 控制 T. M. 高脂血症的最佳治疗方案是什么?

T. M. 是一位 73 岁的女性,有糖尿病、高胆固醇及高血压病史,10 年 ASCVD 风险 >7.5%。T. M. 的治疗计划应该从改变生活方式和饮食习惯开始。由于她的高 ASCVD 风险水平且伴随糖尿病,应该开始使用高强度他汀类药物,使 LDL 降低至少 50%。尽管如此,用药时依然要权衡他汀类药物治疗所带来的潜在不良风险。应定期监测肝转氨酶水平。尽管较罕见,但在老年患者,特别是体重低的体弱老年人群中,肌肉相关不良反应的风险可能会增加。由于亲水性他汀类药物(如普伐他汀、瑞舒伐他汀和匹伐他汀)不经细胞色素 P450 代谢,所以不良反应较小,与其他药物相互作用的可能性也较低[59]。由于阿托伐他汀和瑞舒伐他汀的半衰期较长,所以它们可在一天中的任何时间给药。此外,由于阿托伐他汀受肾损伤的影响较小,所以可能更适用于 T. M.[60]。

由于缺乏临床试验数据,74 岁以上高脂血症的临床治

疗指南是很有限的。目前的指南建议随着患者年龄的增长,继续使用目前能耐受的他汀类药物[58]。如果在 74 岁之后需要使用其他的他汀类药物,则需要仔细评估风险与收益,并且指南建议对于可能需要高强度治疗的患者,应考虑使用中等强度的他汀类药物。在这些患者中,需综合考虑是否存在高心血管风险或血管性痴呆、功能状态和整体预后等因素。

目前,没有足够的数据支持联合治疗。如果需要联合治疗,可以联合依折麦布,因为 IMPROVE-IT 试验中证实,联合依折麦布可以进一步降低 LDL 水平和心血管疾病风险,这不需要增加他汀类药物的剂量,同时也避免了他汀潜在的不良反应[61]。不推荐烟酸与他汀类药物联合治疗。AIM-HIGH 试验结果发现,患者除了血脂水平有所改善,并没有额外的临床获益,同时使脑卒中风险和药物不良反应增加[62]。此外,无法耐受的不良反应如潮红、肌病和高血糖风险可能会限制其使用。在糖尿病患者中,使用贝特类药物联合他汀类药物的治疗引发了很大争议,正如最近在 ACCORD 脂质试验显示的那样:在糖尿病患者中,与仅接受辛伐他汀治疗相比,在辛伐他汀基础上联合非诺贝特,并不会降低致死性 CHD 事件、非致死性心肌梗死或非致死性脑卒中的发生率[63]。最后,由于酒精会使 TG 水平升高 50%,所以强烈建议戒酒[64]。

案例 107-3,问题 9: 为了更好地控制 T. M. 的冠心病,还应该采取什么干预措施?

任何优化冠心病管理的策略都应考虑 T. M. 的身体状态、伴随疾病情况并充分权衡利弊。在目前的治疗方案下,T. M. 仍有心绞痛发作,这可能是由于病情加重或不能坚持硝酸异山梨酯每日 4 次的治疗方案所致。她应该接受 CAD 的评估,并在必要时开始适当的抗血小板治疗。每日 1 次的长效硝酸盐制剂(如 ISMN)可能更适合;如有必要,还可舌下含服硝酸甘油。T. M. 应继续使用冠心病的一线治疗药物阿司匹林及 β 受体阻滞剂,因为阿司匹林可预防心肌梗死,而 β 受体阻滞剂对 HF 有利。为了防止动脉粥样硬化导致的斑块破裂和内皮损伤,应使用他汀类药物。ACEI 已被证明可以降低死亡率,并可作为 CAD 的二级预防,特别是对 65 岁以上的人群。所以,此类药品应该是治疗方案的一部分。ACEI 同时也对 T. M. 的 HF、高血压及糖尿病性肾病有益处[65]。虽然钙通道阻滞剂对 CAD 也有效,但对 HF 的效果并未得到证明;因此,在对其他药物进行优化时,可以继续使用维拉帕米。

高血压

案例 107-3,问题 10: T. M. 患有未控制的高血压,应如何根据患者年龄进行控制?

美国糖尿病学会(American Diabetes Association,ADA)和 2014 年成人高血压管理循证指南:第八次全国联合会议关于高血压预防、检测、评估和治疗报告(JNC 8)上提出,糖

尿病患者血压应低于 140/90mmHg。不考虑 T. M. 的高龄问题,她的血压已远远高于这一指标[65,66](参见第 9 章)。65 岁以上的人群中,超过 2/3 患有高血压。尽管该年龄段患病率最高,但只有一小部分人群的血压得到控制或充分治疗[67]。对于 60 岁以上无糖尿病或 CKD 的患者,血压目标为 <150/90mmHg 为宜。HYVET 研究表明,对于 80 岁及以上人群,如果血压能从基线 173/91mmHg 有效下降 15/6mmHg,即可减少 30% 的中风发生率、39% 的中风死亡率、23% 的心血管疾病死亡率以及 64% 的心脏衰竭[68]。

虽然适当的剂量及联合治疗对于控制老年人的血压至关重要,但根据 ACCORDBP 试验的最新发现,治疗过程中密切监测以避免收缩压(systolic blood pressure, SBP)低于 120mmHg 也是必要的。若 SBP 低于 120mmHg,非但不会减少致死性和非致死性心血管事件的发生,反而会增加不良反应的发生率[69]。强制降压的严重副作用包括:低血压、心动过缓、低血钾以及 SCr 升高,应严密监测这些副作用。建议 T. M. 服用适当剂量的呋塞米、ACEI 或 ARB,并密切监测,作为高血压的主要治疗方法。现已证实美托洛尔或卡维地洛的缓释或控释剂型对 HF 有效,故应考虑使用该类药物。尽管维拉帕米缓释剂对 CAD 和高血压有效,考虑到 T. M. 不稳定的 HF 症状,不建议使用[49]。

老年糖尿病

> **案例 107-3,问题 11:** T. M. 主诉服用格列本脲后经常感到头昏、发抖。她承认自己并没有规律地服用这个药物,因为它还会导致心跳加速。那么,控制 T. M. 糖尿病的最佳治疗方案是什么?

首先,应该对她进行全面的糖尿病教育,强调减肥、自我血糖监测、戒酒以及坚持服药的重要性。体重下降 5%~10% 有助于改善她的血糖控制水平及心血管状况[66]。饮酒及不固定的饮食规律可能导致低血糖以及高血压和 HF 的病情恶化。每日推荐的酒精摄入量为:男性不超过 2 杯[啤酒(24 盎司,1 盎司 = 29.57ml)或红酒(10 盎司)或 80 度烈酒(3 盎司)],女性不超过 1 杯[70]。格列本脲是一种长效的磺酰脲类药物,代谢产物有活性且肾脏清除率较高,所以与其他磺酰脲类药物相比,更容易引起严重的低血糖。一般来说,老年人更容易发生低血糖,即使是服用了较低剂量的药物,同时他们也可能难以自我识别低血糖症状。在第二代磺酰脲类药物中,格列吡嗪和格列美脲更适用于肾功能不全的患者。但相比之下,非磺酰脲类促胰岛素分泌药(如瑞格列奈或那格列奈)则比磺酰脲类更适合于老年人,因为这类药物用于肾功能减退的人群时无需调整剂量,且允许更灵活的饮食方式。然而,这类药物需要每日多次给药,可能仍然会导致低血糖风险。根据 ADA 指南,使用任何新的降糖药物都应该从小剂量开始并逐渐加量,直到血糖得以控制,以避免低血糖的发生[66]。

目前糖尿病的初始治疗方案为二甲双胍联合生活方式改变[71]。根据 FDA 标签,SCr 超过 1.4mg/dl 时禁用二甲双胍,所以,T. M. 应禁用该药物;然而,ADA 和欧洲糖尿病研

究协会(European Association for the Study of Diabetes)报告称,二甲双胍似乎是安全的,除非 eGFR 降至 <30ml/min。因此,当肾功能下降到 45ml/min 以下时,可考虑适当减少剂量[72]。当二甲双胍禁忌或治疗不足时,可加用有效且价格合理的磺酰脲类或吡格列酮,但应注意低血糖等不良反应的风险。由于 T. M. 有 HF 病史,所以应避免使用吡格列酮。除非患者 HbA$_{1C}$ 持续高于 8%,否则无需注射 GLP-1 类似物,这类静脉用药应与口服药联合应用。如果 A$_{1C}$ 显著升高,或患者未能达到血糖控制目标,可添加基础胰岛素。其他降低 A$_{1C}$ 的替代方案可能包括二肽基肽酶-4(dipeptidyl peptidase-4, DPP4)抑制剂和葡萄糖钠协同转运 2(sodium glucose cotransport 2, SGLT2)抑制剂,但这些方案更昂贵且降低 A$_{1C}$ 的疗效更低。DPP4 抑制剂不易引起低血糖,可考虑用于疾病早期。但是,如果肌酐清除率低于 50ml/min,则需要调整其剂量[73]。总的来说,老年人糖尿病管理的重点应该是降低心血管风险,严格控制血压和血脂,并避免低血糖事件的发生。老年人的 HbA$_{1C}$ 目标值一般为 7.5%~8%。在伴随疾病较少且身体功能状态较好的情况下,如果能够使 HbA$_{1C}$ 安全的达到 7%~7.5% 则更佳。对于一些功能损伤、认知功能受损、有多种复杂的疾病、伴终末期疾病、有低血糖或跌倒倾向的老年患者,可以将 HbA$_{1C}$ 目标值适当提高[66,74]。针对 T. M. 的情况,建议停用格列本脲和吡格列酮,并启用格列吡嗪或瑞格列奈联合西格列汀或其他基础胰岛素(如甘精胰岛素等)治疗。最后,应定期对糖尿病并发症进行全面筛查,以降低发病率和死亡率[66]。

老年患者与抑郁症

抑郁症是 65 岁以上老年人最常见的精神疾病,发病率约为 15%,是老年人患病和死亡的一个重要原因[75]。遗憾的是,尽管抑郁症是老年人自杀的一个重要危险因素(老年人自杀率高于全国平均水平),但并未得到充分的认识和治疗[76,77]。由于老年人常患多种疾病(如脑卒中、癌症、MI、风湿性关节炎、痴呆、帕金森病和糖尿病等),因此,老年抑郁症的发生风险很高[78]。第 86 章将进一步讨论抑郁症的危险因素和潜在的药物诱发原因。

案例 107-4

> **问题 1:** J. W. 是一位 79 岁的老年女性,身高 177cm,体重 49.9kg,就诊以评估精神状况。她丈夫述说她最近有点反常。J. W. 的变化开始于 6 个月前的一次家庭旅行,当时她在游轮上迷了路。从那以后,她变得越来越焦虑,还开始失眠。虽然她并不感到悲伤和"沮丧",但她经常感觉不舒服。J. W. 对生活的乐观态度逐渐变得悲观起来。她丈夫说,她变得更健忘,不再喜欢吃东西。事实上,在过去的 2 个月里,她的体重下降了 8.2kg。J. W. 不再在当地的儿童中心做志愿者工作。她说她想死,因为她不再是以前的自己了,但是她否认有任何自杀的想法。她患有糖尿病和高血压,每日早上服用格列

吡嗪 5mg,同时服用氢氯噻嗪 25mg,这些药物很好地控制了她的病情。她的体格检查和身体状况一般。实验室检查结果和头部 CT 扫描结果也在正常范围之内。J. W. 被诊断出严重的抑郁症。J. W. 有哪些抑郁的症状呢?

J. W. 所表现出的症状在老年患者中十分典型,这通常与年轻抑郁症患者的症状不同。《精神障碍诊断和统计手册(第 5 版)》(*Diagnostic and Statistical Manual of Mental Disorders, DSM-Ⅳ*)中所列的抑郁症诊断标准比较适用于年轻患者,但可能并不适用于老年抑郁症患者[79]。老年患者不太可能主诉有自杀的想法,更可能表现为体重减轻、焦虑、易怒、躯体不适和不愿继续进行正常活动,这些可能是比抑郁情绪更重要的老年抑郁特征。J. W. 的记忆问题可能是由于情绪低落而无法集中注意力所致。这与痴呆不同,后者主要表现为短期和长期记忆受损(参见第 108 章)。因此,不能单凭抑郁情绪来判断老年人是否患有抑郁症[76]。表 107-7 列出了老年人可能出现的不典型抑郁症状。出现其中任何一种症状都应引起足够重视,并对主要的抑郁症状进行进一步的评估。

表 107-7

老年人不典型的抑郁症状

激动/焦虑/担忧	躯体不适
主观能动性和解决问题能力下降	过度自卑
滥用酒精或药物	婚姻不和
偏执	社交恐惧
强迫症	认知障碍
易怒	自理能力下降

来源:Sable JA, et al. Late-life depression:how to identify its symptoms and provide effective treatment. *Geriatrics*. 2002;57:18.

案例 107-4,问题 2:医生决定为 J. W. 开具抗抑郁药物,老年人适合什么样的抗抑郁药呢?

为老年患者选择抗抑郁药物时,必须考虑到与年龄相关的药代动力学、药效学和生理的变化,这些变化使老年患者更容易受到药物不良反应的影响。尽管可供选择的抗抑郁药效果大致相当,但与传统药物(如 TCA)相比,SSRI 的耐受性更好。因此,低剂量的 SSRI 应作为大多数老年抑郁症患者的一线治疗药物。当然,还必须结合患者对药物的敏感性、伴随疾病和药物不良反应等进行适当的临床用药调整。J. W. 应该从低剂量开始服用 SSRI(如西酞普兰每日 10mg),然后,逐渐加量以控制她的抑郁症状。对于 60 岁以上的成年人,西酞普兰的日极量不应超过 20mg,因为它有延长 QT 间期的风险。表 107-8 列出了老年患者服用 SSRI 类药物的初始推荐剂量和最大剂量。与年轻患者相比,老年患

者获得完全的抗抑郁效果可能需要 2 倍的时间。因此,可能需要 8~12 周的时间,再来评估 J. W. 对治疗的反应[80]。

表 107-8

老年人服用抗抑郁药的剂量

药物	初始剂量	最大剂量
西酞普兰	10mg,每日 1 次	20mg,每日 1 次
艾司西酞普兰	5mg,每日 1 次	10mg,每日 1 次
氟西汀	5mg,每日 1 次	40mg,每日 1 次
氟伏沙明	25mg,睡前服用	200mg,睡前服用
帕罗西汀	10mg,每日 1 次	40mg,每日 1 次
舍曲林	25mg,每日 1 次	150mg,每日 1 次
米氮平	7.5mg,每日 1 次	45mg,每日 1 次
安非他酮	37.5mg,每日 2 次	75mg,每日 2 次
度洛西汀	20mg,每日 1 次	40mg,每日 1 次
文拉法辛	25mg,每日 2 次	225mg,每日 1 次
去甲文拉法辛	50mg,每日 1 次	400mg,每日 1 次

老年人哮喘和慢性阻塞性肺疾病

流行病学调查表明,哮喘在老年人中的发病率约为 4.5%~12.7%[81,82]。65 岁及以上的哮喘患者中,虽有 25% 在 20 岁之前有儿童哮喘病史,但仍有 27% 是在 60 岁之后才诊断的哮喘[83]。哮喘相关的住院率和死亡率在 65 岁以上的成年人中最高,这可能是因为对于该病的诊断和治疗不足所致[83]。哮喘的症状包括气喘、咳嗽、胸闷和呼吸困难,老年患者和年轻患者症状相似(参见第 18 章)。然而,由于老年人更可能合并其他疾病(如心力衰竭、心绞痛、慢性阻塞性肺病及胃食管反流病),而这些疾病的症状与哮喘相似,因此,准确诊断和评估其严重程度常常比较困难[83]。

慢性阻塞性肺病(chronic obstructive pulmonary disease,COPD)主要是在老年患者中的疾病,在 75 岁及以上人群中患病率高达 10%[84]。这种慢性疾病是老年人患病和死亡的主要原因,约占全美 65 岁以上住院老年人的 1/5[85]。但它通常不能被及时诊断,因为很可能被误认为是正常老龄化过程的一部分,或者会被混淆为生理功能退化或其他伴随疾病如 HF[85]。老年人 COPD 的药物治疗方法与标准治疗方案没有显著差别(参见第 19 章),然而,当患有肺部疾患的老年人同时合并其他疾病时,可能更易发生药物不良反应。

案例 107-5

问题 1:J. C. 是一位 67 岁的老年女性,身高 171cm,体重 65.8kg,因严重呼吸短促 2 日,收入急诊病房。4 日前她出现流感样症状,包括发烧、咳嗽和轻微的喘息,此前她

身体状况一直良好。J. C. 有哮喘、糖尿病、高血压、头痛和 GERD 病史。她目前的治疗药物包括格列吡嗪 5mg，每日 1 次；赖诺普利 10mg，每日 1 次；美托洛尔 50mg，每日 2 次；兰索拉唑 30mg，每日 1 次；布洛芬 200mg，每 6 小时 1 次，按需给予治疗头痛药物；沙丁胺醇［定量吸入剂（metered-dose inhaler，MDI）每次 2 喷，每日 4 次］治疗呼吸短促；氟替卡松（44μg，MDI，每次 2 喷，每日 2 次）。她的治疗方案在过去 2 年几乎未曾改变，且她遵医嘱使用了所有处方药，最近几日，唯一的变化是她需要每 3～4 小时使用沙丁胺醇，治疗咳嗽和气喘。哪些因素（包括药物）可能导致 J. C. 的哮喘急性发作呢？

对于先前病情稳定的老年哮喘患者，若出现哮喘急性发作，应注意排查患者用药史，评估是否服用过可诱导哮喘发作的药物。阿司匹林和其他 NSAID 已被确认会诱导成年哮喘患者发生急性支气管痉挛[86]。询问 J. C. 之前（尤其最近）服用布洛芬与哮喘发作的关系，如果相关，应避免使用，此时可选择对乙酰氨基酚作为替代[87]。非选择性 β 受体阻滞剂（包括局部眼用制剂）可能导致急性支气管痉挛，气道高反应的患者应避免使用。普遍认为心脏选择性 β 受体阻滞剂是安全的，可以应用于哮喘患者，但必须认识到这类药物在较高剂量时也可能失去心脏选择性。由于 J. C. 一直服用低剂量的美托洛尔（心脏选择性药物），未出现问题，所以这种药物不太可能是引起她急性哮喘发作的原因。呼吸道感染（尤其是病毒）是哮喘发作最重要的诱发因素之一。J. C. 自述她最近出现了流感样症状，这可能跟她近期的呼吸道症状有关。作为将来的一项预防措施，建议 J. C. 每年注射流感疫苗。但 J. C. 不记得是否按时接种肺炎链球菌疫苗。对于 65 岁及以上从未接种或不确定是否已经接种肺炎链球菌疫苗的成年人（如 J. C.），应接受一次肺炎链球菌联合疫苗（PCV13），并于 12 个月后接种肺炎链球菌多糖疫苗（PPSV23）[88]。

案例 107-5，问题 2：老年哮喘患者的药物治疗方案和儿童或青年患者相同吗？ J. C. 哮喘持续状态的治疗方案是否需要调整？

控制老年患者哮喘持续状态的药物与青年患者相似，包括支气管扩张剂和抗炎药（参见第 23 章）。由于老年患者伴随疾病的可能性更大，潜在的药源性疾病和药物-药物相互作用更多，所以药物的选择和监测更加复杂。

吸入 β₂-受体激动剂是治疗各年龄段哮喘的一类重要药物。由于药物间相互作用少，不良反应少，β₂-受体激动剂是老年哮喘患者的理想药物。但是，这些药物能够引起剂量依赖性的全身不良反应，例如震颤、心动过速、低血钾和心律失常，对于有心脏疾病的患者尤其应该注意[82]。吸入性糖皮质激素是各种哮喘持续状态的首选治疗药物，但在老年人中可能使用不足。虽然通常耐受性良好，但接受大剂量糖皮质激素治疗的老年患者患骨质疏松、白内障、皮肤变薄和擦伤的风险会增加[89]。除了已知的与全身应用

糖皮质激素相关的并发症（参见第 44 章）外，这些药物还可引起急性意识错乱、躁动和高血糖。

目前 J. C. 使用低剂量吸入糖皮质激素（氟替卡松）联合短效 β₂-受体激动剂（沙丁胺醇），这个方案适于轻度哮喘持续状态的治疗。在她的病毒感染得到解决后，应在接下来的 3 个月内，重新评估 J. C. 的哮喘控制情况，以便逐步调整治疗方案。由于 J. C. 已经绝经，有发生骨质疏松的风险，故应该开始补充钙剂和维生素 D（见第 110 章）。

对于大部分患者来说，正确使用 MDI 存在一定困难，对老年患者更是如此，因为他们手部力量下降、患有关节炎、难以定时用药或记忆力减退。使用储雾罐或类似辅助装置可解决上述问题，还可减少吸入糖皮质激素引起的全身性和局部不良反应（如咳嗽、声音嘶哑、鹅口疮）。J. C. 出院后应使用储雾罐来吸入沙丁胺醇和氟替卡松。尽管 J. C. 之前用过 MDI，也应该要求她演示 MDI 的操作，并在必要时对她重新进行指导，以确保她正确使用吸入器和储雾罐。如果 J. C. 不能正确使用该装置，则应考虑使用雾化溶液、呼吸激活的吸入剂或干粉吸入装置。

老年感染性疾病

感染是老年人最常见的问题之一，也是老年人患病和死亡的重要原因。感染还是老年人住院的最常见原因之一[90]。老年人感染的治疗通常不够及时，因为他们可能出现不典型的体征和症状。老年人比年轻人更容易同时感染多种微生物，在选择、给药和监测抗菌药物治疗时应考虑肾功能的变化。

肺炎

案例 107-5，问题 3：J. C. 被收住院，静脉注射甲泼尼龙 4 日后出院。出院带药为泼尼松 40mg，每日 1 次，连续服用 7 日。出院 3 日后，她再次来到急诊室。她的邻居发现 J. C. 突然变得健忘、意识混乱、呼吸困难。邻居说，J. C. 已经卧床 2 日，没有太多进食。J. C. 伴有低烧，胸部检查提示右肺底呼吸音微弱，并伴有湿啰音。胸片提示肺炎。J. C. 的临床表现是否符合老年人社区获得性肺炎的症状？

社区获得性肺炎是美国成年人因感染而住院和死亡的最常见原因之一[91]。一项以社区获得性肺炎为基础的大规模人群研究显示：65～79 岁的老年人中，需住院治疗的肺炎发生率是 18～49 岁人群的 9 倍，是 85 岁及以上人群的 25 倍。

在所有成年人中，CAP 的危险因素包括年龄 >65 岁、COPD、吸烟、酗酒、误吸以及慢性疾病，如心脏、肾脏和肝脏疾病[92,93]。肺炎链球菌是老年 CAP 最常见的病原菌[91]。

老年肺炎患者通常没有明显的发热和呼吸道症状[93]，像 J. C. 一样，他们可能仅仅表现为精神状态的改变（谵妄、急性意识错乱、记忆障碍）或功能状态的下降。谵妄或急性意识错乱是老年患者新发下呼吸道感染的常见表现。

案例 107-5，问题 4：J. C. 的呼吸道感染应当如何治疗？

多数情况下,老年患者肺炎需要住院治疗,因为他们面临更大的死亡和并发症风险。早期经验性应用抗菌药物治疗对老年肺炎患者尤其重要(参见第 67 章)。J.C. 应再次住院,并积极使用广谱静脉用抗菌药物治疗肺炎。美国传染病学会/美国胸科协会成人社区获得性肺炎管理共识指南推荐,对大多数需住院但无需入住重症监护病房(ICU)的患者应接受呼吸氟喹诺酮(莫西沙星、吉米沙星、左氧氟沙星)或β-内酰胺类联合大环内酯类药物的治疗,对需入住 ICU 的患者,建议使用β-内酰胺加阿奇霉素或呼吸氟喹诺酮进行治疗[93]。

预防

案例 107-5,问题 5:住院 7 日后,J. C. 出院回家继续口服抗菌药物,疗程共 14 日。J. C. 出院后应采取哪些预防措施?

一旦患者病情稳定,准备出院,应改用口服抗菌药物在家中完成治疗。

接种流感和肺炎链球菌疫苗都是有益的,可用于预防社区获得性肺炎[93-95]。

目前,美国疾病预防控制中心建议:所有 65 岁及以上未接种肺炎链球菌联合疫苗(PCV13)的成年人,应进行接种,并于 12 个月后再接种肺炎链球菌多糖疫苗(PPSV23)[96]。如果已经先接种 PPSV23,则至少间隔 1 年后再接种 PCV13(参见第 64 章)。

应确认 J. C. 的免疫状况,在 J. C. 出院后应接种流感和肺炎链球菌疫苗作为预防措施。

尿路感染

案例 107-6

问题 1:A. H. 是一位 72 岁的西班牙裔妇女,由于右髋关节疼痛,只能靠轮椅活动。因为她最近尿失禁,她的孙女带她来到老年诊所。据她孙女叙述,A. H. 在过去 2 日一直很虚弱,从轮椅上起来时跌倒了。尿液检查提示尿路感染。A. H. 的症状是典型的尿路感染症状吗?

尿路感染(urinary tract infection,UTI)常见于老年患者,临床症状往往因人而异[97,98]。常见体征和症状可能包括排尿困难、血尿、尿频、尿失禁、脓尿和发热[98]。据估计,在社区居住的 70 岁以上的妇女中,15% 以上患有无症状菌尿,而居住在 LTCF 的老年人中,这一比例更高[99]。无症状菌尿不一定需要抗菌药物治疗[97]。老年女性因残留尿排尿障碍、老年男性因前列腺疾病导致阻塞性尿路疾病,使得他们易患菌尿症[100]。在老年人群中,UTI 既有轻度的膀胱炎也有危及生命的尿脓毒症;因耐药菌的存在及年龄相关宿主抵抗能力的下降,使得治疗更加困难。大部分老年人 UTI 的表现都不典型,但常有诸如功能状态下降、认知障碍、虚弱、跌倒及尿失禁等非特异的表现[101]。

A. H. 的临床表现(虚弱、尿失禁及近期跌倒)正符合这些特征。和大多数成人尿路感染相同,老年人尿路感染的主要致病菌也是大肠杆菌,其他细菌还包括克雷伯氏菌、变形杆菌和肠球菌等(参见第 71 章)。

案例 107-6,问题 2:为 A. H. 开具处方:环丙沙星 250mg,每日 2 次,口服 7 日。此治疗方案是否合适?

对大多数有症状的 UTI 患者而言,口服抗菌药物,如呋喃妥因和复方新诺明比较适合,也可选用氟喹诺酮[102]。老年 UTI 患者抗菌药物治疗的一个重要考虑因素是肾功能损伤情况[103]。呋喃妥因有周围神经病变和肺毒性的潜在风险,不适合用于肾功能明显受损的患者。

对 A. H. 而言,环丙沙星是一个合理的选择,因为大肠杆菌是最有可能的致病菌。氟喹诺酮类药物由于可增加肌腱炎和肌腱断裂的风险而带有黑框警告。因此,除了肾功能,还应监测肌腱炎或疼痛的症状。

骨关节炎疼痛

关节炎是老年人瘫痪的最主要病因,患病率高达 30%[104,105]。活动障碍可能会使老年人被限制在床上或家中。骨关节炎又称退行性关节病,是老年人最常见的关节病。非药物性治疗,如理疗和职业治疗,已被证明可以有效减轻疼痛,改善患者的行动能力,无论单独使用还是与镇痛药联合使用[106]。

案例 107-7

问题 1:C. W. 是一位 71 岁的退休教师,5 年前患手部关节炎。他社交生活比较活跃,喜欢参与当地医院的志愿活动。因关节炎疼痛加重,而当前所用止痛药难以控制,他来到老年诊所就诊。他主诉烧心与胃反流的症状加重。他的病史包括糖尿病、高血压、高胆固醇血症和 GERD。C. W. 目前的用药情况如下:格列吡嗪 10mg,每日 1 次;维拉帕米缓释片 240mg,每日 1 次;阿托伐他汀 10mg,每日 1 次;法莫替丁 20mg,每日 2 次;多库酯钠 100mg,每日 2 次;布洛芬 200mg,每日 4 次,按需服用。为了更好地控制关节疼痛并使止痛药的副作用最小化,该患者的用药方案可以做哪些调整?

对乙酰氨基酚是治疗轻中度关节疼痛的首选药物(参见第 43 章)。虽然其镇痛效果可能不及 NSAIDs,但老年患者使用 NSAIDs 可能更易发生药物不良反应,而对乙酰氨基酚的胃肠道毒性和肾脏毒性较低,因此更适用于老年患者[104]。老年患者服用对乙酰氨基酚的日极量为 3 000mg,对于有酗酒史或肝功能损害病史的患者则应使用更保守的剂量[104,107]。若 C. W. 既往没有因关节疼痛服用过对乙酰氨基酚,那么对乙酰氨基酚的初始用药剂量应为 1 000mg,每日 3 次。骨关节炎疼痛的老年患者经常应用 NSAIDs 来缓解症状,但由于 NSAIDs 有潜在的胃肠道不良反应、肾毒性及心血管风险,老年患者在使用时应谨慎。虽然不像 NSAIDs 相关的胃肠道不良反应那么常见,高龄是 NSAIDs 相关肾毒性的主要危险因素,如水钠潴留以及高血压风险[108]。因此,C. W. 的 GERD 症状加重和高血压可能与服用布洛芬有关。如果对乙酰氨基酚不能有效地缓解疼痛,可选用非乙酰水杨酸盐,如双水杨酯进行治疗。与 NSAIDs 相比,非乙酰水杨酸盐具有较少的肾毒性与胃肠道毒性,但心血管风险未知。目前推荐使用选择性 COX-2 抑制剂如塞来昔布,与非选择性药物相比,其引起胃肠道不良反应的可能性较小,然而,不利的肾脏和心血管事件的风险仍然存在[108]。对于 C. W. 来说,可以选择 COX-2 抑制剂或在布洛芬基础上,再加用一种更有效的胃保护剂,如质子泵抑制剂,这样可以使胃肠道症状减轻,并有效的缓解疼痛。局部镇痛药通常需要每日多次使用,需评估皮肤的完整性以及应用方法[104]。葡萄糖胺和软骨素的使用已被证明可减轻骨关节炎疼痛并延缓疾病的进展,然而,它们在治疗中的地位仍是有争议的[109]。葡萄糖胺可能会增加糖尿病患者的胰岛素抵抗,如果使用这种药物,建议 C. W. 更密切地监测血糖。

> 案例 107-7,问题 2:C. W. 说自己曾服用过对乙酰氨基酚,但止痛效果不明显。医生给他开了塞来昔布,但试了几个月后,患者仍感疼痛与胃肠不适。C. W. 还有其他的止痛药选择吗?

由骨关节炎引起的中重度慢性疼痛,可以使用低剂量阿片类药物(参见第 55 章)。在老年患者中,使用阿片类药物尤其值得关注的是跌倒、谵妄和便秘的风险。可待因与曲马多是弱阿片类药物,有天花板效应,通常不能提供足够的镇痛效果,且可能对老年人有一定的风险。哌替啶在老年患者中也应避免使用,因为它具有很高的潜在中枢神经系统不良反应,尤其是在肾功能减退的人群中。C. W. 可用阿片类药物进行治疗,应按照预定的方案开始服用最低剂量的短效制剂,并对药物不良反应进行评估。便秘可能是一个特殊的问题,因为他正在服用的维拉帕米也可引起严重便秘,同时,老年人随着年龄增长,肠动力减弱,发生便秘的风险也会增加。为避免 C. W. 发生阿片类药物相关性便秘,开始阿片类药物治疗时,应同时预防性地应用导泻剂与大便软化剂。

长期照护机构

长期照护机构(long-term care facilities,LTCF)的管理需符合美国综合预算协调法案(Omnibus Budget Reconciliation Act,OBRA)及其他相关法律法规。这些法律法规收录在美国医疗保险和医疗补助服务中心(Centers for Medicare and Medicaid Services, CMS)的出版物和州操作手册(States Operations Manual,SOM)中[110]。该机构的职责包括每月审查患者的药物治疗方案,以确保治疗方案中没有不必要的药物,并保证药物治疗方案有助于患者的精神、身体和社会心理健康。对药物治疗方案进行审查,以明确以下问题:

1. 每种药物的用药指征都非常明确吗?
2. 长期药物治疗的治疗目标确定了吗?
3. 如果有用药指征,药物的剂量和使用方法正确吗?

4. 存在已经出现或潜在的药物不良反应和相互作用吗?
5. 如果正在使用抗精神病药,是否首先使用了非药物治疗,它们的使用是否合理,是否对治疗进行了监测?
6. 对于优化患者的药物治疗方案有什么具体建议?
7. 是否对实验室结果和生命体征进行了监测,是否对治疗进行了充分的评估?

用药方案审查结果包括用药不适宜、用药错误、药物不良反应等,必须记录在案并报告给患者的医师,医师也需要对建议作出及时的回应。美国药师咨询协会发布了关于在 LTCF 中执业的具体标准[111]。

案例 107-8

> 问题 1:在对一所有 60 张床位、具备优质护理能力的机构进行初步的用药评估时,药师发现了一些显而易见的多重用药问题。典型的案例如下:D. M. ,82 岁的老年男性,已住院 1 个月。D. M. 的病史包括高血压、抑郁、便秘、长期的轻度认知障碍(正在逐渐恶化)及眩晕。护理记录显示,D. M. 在上周起床时曾跌倒过 1 次。
>
> 入院时,D. M. 的体重为 74.8kg,BP 100/60mmHg,脉搏 85 次/min,体温 37℃。随后的生命体征没有系统的记录。但零散的护理记录表明,D. M. 的生命体征在入院后几乎没有改变。目前没有实验室检查结果。D. M. 没有已知的过敏史。
>
> 目前的用药情况包括:氨氯地平 10mg,每日 1 次;地尔硫䓬 CD 240mg,每日 1 次;氢氯噻嗪 25mg,每日 1 次;喹硫平 300mg,每日 1 次;劳拉西泮 0.5mg,每 8 小时服用 1 次,按需治疗焦虑;多库酯钠 100mg,每日 2 次;氧化镁乳液每日 30ml;替马西泮 15mg,睡前服用;对乙酰氨基酚(325mg),每 4~6 小时 1~2 片,疼痛发作时服用;另外,每日控制钠盐摄入(每日 2g 钠)。
>
> D. M. 能够自由活动,可在自助餐厅吃饭。虽然他没有任何严重的不适,但护理记录显示患者经常烦躁,并抱怨在活动时会出现头晕的症状。自住院起,他的体重已下降了 1.8kg。在该 LTCF 机构中,应进行哪些药物治疗的监测?

根据 CMS 规定,应该确定抗高血压的治疗目标,并对这些目标进行监测。定期测量 D. M. 的血压,并记录在病历上,签名并注明日期。患者的头晕症状是直立性低血压的表现,可能是抗高血压过度治疗引起的,因为该患者入院时的血压就偏低。10%~30% 的老年人可发生直立性低血压,在身体突然直立时最易出现,提示这可能是导致 D. M. 最近跌倒的原因[25]。D. M. 正在接受两种钙离子阻滞剂的治疗,停用其中一种可减轻患者的头晕症状,并有助于防止日后跌倒。D. M. 正在接受利尿剂治疗,应监测其电解质。

> 案例 107-8,问题 2:应该对 D. M. 的药物治疗方案作出哪些调整?

入院前，D.M. 就有长期轻度的认知障碍史，入院后的护理记录表明，他的定向力障碍和意识混乱的症状在迅速恶化。慢性痴呆通常不以精神敏锐性的迅速恶化为特征（参见第108章）。因此，有理由怀疑可能存在一些促使他意识减退的可逆性因素。居住在社区和 LTCF 中的老年人存在不适当的药物使用，这已得到充分证明[112-114]。D. M. 目前所用的劳拉西泮、替马西泮和喹硫平可以显著增加慢性退行性痴呆的认知障碍，特别是在高于推荐剂量的情况下[115]。苯二氮䓬类药物也可能增加老年人跌倒及骨折的风险[116]。抗精神病药物是疗养院居住者最常用的处方药物之一。只有当患者的行为被认为对自己及他人（包括工作人员）造成危险、妨碍自己日常生活、干扰工作人员对其照护、或者导致严重消极情绪（如可怕的幻觉）时，才适合使用这些药物[110]。对于焦虑、失眠、意识错乱及对不能满足照护机构行为标准的老人，可能不需要使用抗精神病药物。使用抗精神病药物的老年痴呆患者，比未使用者的全因死亡风险增加 1.7 倍[117]。死因主要包括心力衰竭、心源性猝死或肺炎。联邦法规还规定这些药物只能在特殊的情况下，以尽可能低的剂量和尽可能短的持续时间使用。同时，应逐步减少剂量，并认真记录所有临床表现，以评价是否需要继续使用抗精神病药物[109]。

鉴于 D. M. 认知功能存在非典型恶化，所有治疗精神病的药物都应逐渐减量至最低有效量，并/或在恰当的时候停止使用。一次进行多个更改可能并不合适，但是，应针对可能导致他精神状态不佳的药物制订一个调整方案。D. M. 的认知功能和精神状况应由老年病医生、精神病医生或临床心理学医生进行评估，以确定是否存在精神行为异常或抑郁。如果出现上述任何一种情况，则应采用适当的非药物干预和药物治疗方式（包括适当的治疗剂量和治疗时间）加以管理。

2015 年，美国老年病学会更新了评价老年人潜在不适当用药的 Beers 标准[118]。这个基于循证的标准概述了可能导致老年人发生不良事件的药物。其他可用的工具还包括老年人潜在不适宜处方筛查工具（Screening Tool of Older Persons' potentially inappropriate Prescriptions，STOPP）和提醒医生正确治疗的筛查工具（Screening Tool to Alert Doctors to Right Treatment，START 标准）[118]。将这些工具与临床诊断相结合，可以指导临床医生的药物选择，减少可能增加药物不良风险的相关药物暴露，保证老年人的用药安全。

（李婷 译，雷静、刘一、施红 校，封宇飞、胡欣 审）

参考文献

1. Federal Interagency Forum on Aging-Related Statistics. Older Americans 2016: Key Indicators of Well-Being. Federal Interagency Forum on Aging-Related Statistics. Washington, DC: U.S. Government Printing Office. https://agingstats.gov/docs/LatestReport/Older-Americans-2016-Key-Indicators-of-WellBeing.pdf. Accessed August 2016.
2. A Profile of Older Americans: 2016. Administration on Aging (AoA), Administration for Community Living, U.S. Department of Health and Human Services; 2016. https://www.acl.gov/aging-and-disability-in-america/data-and-research/profile-older-americans. Accessed September 31, 2017.
3. Polinski JM et al. Changes in drug use and out-of-pocket costs associated with Medicare Part D implementation: a systematic review. *J Am Geriatr Soc.* 2010;58(9):1764–1779. doi:10.1111/j.1532-5415.2010.03025.x.
4. Perrie Y et al. The impact of ageing on the barriers to drug delivery. *J Control Release.* 2012;161(2):389–398. doi:10.1016/j.jconrel.2012.01.020.
5. Koda-Kimble MA, Alldredge BK. *Applied Therapeutics: The Clinical Use of Drugs.* Philadelphia, PA: Wolters Kluwer/Lippincott Williams & Wilkins; 2013.
6. Kane RL et al. The association between geriatric syndromes and survival. *J Am Geriatr Soc.* 2012;60(5):896–904. doi:10.1111/j.1532-5415.2012.03942.x.
7. Klotz U. Pharmacokinetics and drug metabolism in the elderly. *Drug Metab Rev.* 2009;41(2):67–76. doi:10.1080/03602530902722679.
8. Hurwitz A et al. Gastric acidity in older adults. *JAMA.* 1997;278(8):659–662.
9. McLean AJ, Le Couteur DG. Aging biology and geriatric clinical pharmacology. *Pharmacol Rev.* 2004;56(2):163–184. doi:10.1124/pr.56.2.4.
10. Kaestli L-Z et al. Use of transdermal drug formulations in the elderly. *Drugs Aging.* 2008;25(4):269–280.
11. Rudy DW et al. Loop diuretics for chronic renal insufficiency: a continuous infusion is more efficacious than bolus therapy. *Ann Intern Med.* 1991;115(5):360–366.
12. Shi S, Klotz U. Age-related changes in pharmacokinetics. *Curr Drug Metab.* 2011;12(7):601–610.
13. Greenblatt DJ. Reduced serum albumin concentration in the elderly: a report from the Boston Collaborative Drug Surveillance Program. *J Am Geriatr Soc.* 1979;27(1):20–22.
14. Corsonello A et al. Age-related pharmacokinetic and pharmacodynamic changes and related risk of adverse drug reactions. *Curr Med Chem.* 2010;17(6):571–584.
15. Facts & Comparisons® eAnswers - PHENYTOIN. http://online.factsand-comparisons.com/Monodisp.aspx?monoid=fandc-hcp13971&book=DFC. Accessed August 18, 2015.
16. Krasowski MD, Penrod LE. Clinical decision support of therapeutic drug monitoring of phenytoin: measured versus adjusted phenytoin plasma concentrations. *BMC Med Inform Decis Mak.* 2012;12:7. doi:10.1186/1472-6947-12-7.
17. Schmucker DL. Liver function and phase I drug metabolism in the elderly: a paradox. *Drugs Aging.* 2001;18(11):837–851.
18. Aymanns C et al. Review on pharmacokinetics and pharmacodynamics and the aging kidney. *Clin J Am Soc Nephrol.* 2010;5(2):314–327. doi:10.2215/CJN.03960609.
19. Garasto S et al. Estimating glomerular filtration rate in older people. *BioMed Res Int.* 2014;2014:916542. doi:10.1155/2014/916542.
20. Wilhelm SM, Kale-Pradhan PB. Estimating creatinine clearance: a meta-analysis. *Pharmacotherapy.* 2011;31(7):658–664. doi:10.1592/phco.31.7.658.
21. Cockcroft DW, Gault MH. Prediction of creatinine clearance from serum creatinine. *Nephron.* 1976;16(1):31–41.
22. Turnheim K. When drug therapy gets old: pharmacokinetics and pharmacodynamics in the elderly. *Exp Gerontol.* 2003;38(8):843–853. doi:10.1016/S0531-5565(03)00133-5.
23. Mangoni AA, Jackson SHD. Age-related changes in pharmacokinetics and pharmacodynamics: basic principles and practical applications. *Br J Clin Pharmacol.* 2004;57(1):6–14.
24. Hajjar I. Postural blood pressure changes and orthostatic hypotension in the elderly patient: impact of antihypertensive medications. *Drugs Aging.* 2005;22(1):55–68.
25. Ricci F et al. Orthostatic Hypotension: Epidemiology, Prognosis, and Treatment. *J Am Coll Cardiol.* 2015;66(7):848–860. doi:10.1016/j.jacc.2015.06.1084.
26. Davis TA, Delafuente JC. Orthostatic hypotension: therapeutic alternatives for geriatric patients. *DICP Ann Pharmacother.* 1989;23(10):750–756.
27. Blumenthal MD, Davie JW. Dizziness and falling in elderly psychiatric outpatients. *Am J Psychiatry.* 1980;137(2):203–206.
28. Salzman B. Gait and balance disorders in older adults. *Am Fam Physician.* 2010;82(1):61–68.
29. Zeevi N et al. The blood-brain barrier: geriatric relevance of a critical brain-body interface. *J Am Geriatr Soc.* 2010;58(9):1749–1757. doi:10.1111/j.1532-5415.2010.03011.x.
30. Salahudeen MS et al. Impact of anticholinergic discontinuation on cognitive outcomes in older people: a systematic review. *Drugs Aging.* 2014;31(3):185–192. doi:10.1007/s40266-014-0158-4.
31. Heinsimer JA, Lefkowitz RJ. The impact of aging on adrenergic receptor function: clinical and biochemical aspects. *J Am Geriatr Soc.* 1985;33(3):184–188.
32. Samorajski T. Central neurotransmitter substances and aging: a review. *J Am Geriatr Soc.* 1977;25(8):337–348.
33. Fleg JL et al. Age-related augmentation of plasma catecholamines during dynamic exercise in healthy males. *J Appl Physiol.* 1985;59(4):1033–1039.
34. Vestal RE et al. Reduced beta-adrenoceptor sensitivity in the elderly. *Clin Pharmacol Ther.* 1979;26(2):181–186.
35. Guiding principles for the care of older adults with multimorbidity: an

approach for clinicians. Guiding principles for the care of older adults with multimorbidity: an approach for clinicians: American Geriatrics Society Expert Panel on the Care of Older Adults with Multimorbidity. *J Am Geriatr Soc.* 2012;60(10):E1-E25. doi:10.1111/j.1532-5415.2012.04188.x.

36. Maher RL et al. Clinical consequences of polypharmacy in elderly. *Expert Opin Drug Saf.* 2014;13(1):57–65. doi:10.1517/14740338.2013.827660.

37. Poudel A et al. Algorithm of medication review in frail older people: Focus on minimizing the use of high-risk medications. *Geriatr Gerontol Int.* 2016;16(9):1002–1013. doi:10.1111/ggi.12589.

38. Qato DM et al. Use of prescription and over-the-counter medications and dietary supplements among older adults in the United States. *JAMA.* 2008;300(24):2867–2878. doi:10.1001/jama.2008.892.

39. CDC - Adults and Older Adult Adverse Drug Events - Medication Safety Program. http://www.cdc.gov/MedicationSafety/Adult_AdverseDrugEvents.html. Accessed September 10, 2015.

40. Salvi F et al. Adverse drug events as a cause of hospitalization in older adults. *Drug Saf.* 2012;35 Suppl 1:29–45. doi:10.1007/BF03319101.

41. Budnitz DS et al. Emergency hospitalizations for adverse drug events in older Americans. *N Engl J Med.* 2011;365(21):2002–2012. doi:10.1056/NEJMsa1103053.

42. Beyth RJ, Shorr RI. Epidemiology of adverse drug reactions in the elderly by drug class. *Drugs Aging.* 1999;14(3):231–239.

43. Facts & Comparisons® eAnswers - KETOROLAC TROMETHAMINE (Systemic). http://online.factsandcomparisons.com/MonoDisp.aspx?monoID=fandc-hcp12812&quick=724871%7c5&search=724871%7c5&isstemmed=True&NDCmapping=-1&fromTop=true#firstMatch. Accessed September 10, 2015.

44. Routledge PA et al. Adverse drug reactions in elderly patients. *Br J Clin Pharmacol.* 2004;57(2):121–126.

45. Bosworth HB et al. Medication adherence: a call for action. *Am Heart J.* 2011;162(3):412–424. doi:10.1016/j.ahj.2011.06.007.

46. American Pharmacists Association, National Association of Chain Drug Stores Foundation. Medication Therapy Management in community pharmacy practice: core elements of an MTM service (version 1.0). *J Am Pharm Assoc.* 2005;45(5):573–579.

47. Cheng JWM, Rybak I. Use of digoxin for heart failure and atrial fibrillation in elderly patients. *Am J Geriatr Pharmacother.* 2010;8(5):419–427. doi:10.1016/j.amjopharm.2010.10.001.

48. Yancy CW et al. 2013 ACCF/AHA guideline for the management of heart failure: a report of the American College of Cardiology Foundation/American Heart Association Task Force on Practice Guidelines. *J Am Coll Cardiol.* 2013;62(16):e147-e239. doi:10.1016/j.jacc.2013.05.019.

49. Carter BL. Dosing of antihypertensive medications in patients with renal insufficiency. *J Clin Pharmacol.* 1995;35(1):81–86.

50. Williams BR, Kim J. Cardiovascular drug therapy in the elderly: theoretical and practical considerations. *Drugs Aging.* 2003;20(6):445–463.

51. McMurray JJV et al. Effects of candesartan in patients with chronic heart failure and reduced left-ventricular systolic function taking angiotensin-converting-enzyme inhibitors: the CHARM-Added trial. *Lancet Lond Engl.* 2003;362(9386):767–771. doi:10.1016/S0140-6736(03)14283-3.

52. Yusuf S et al. Telmisartan, Ramipril, or Both in Patients at High Risk for Vascular Events. *N Engl J Med.* 2008;358(15):1547–1559. doi:10.1056/NEJMoa0801317.

53. Funck-Brentano C et al. Predictors of medical events in patients enrolled in the cardiac insufficiency bisoprolol study (CIBIS): a study of the interactions between beta-blocker therapy and occurrence of critical events using analysis of competitive risks. *Am Heart J.* 2000;139(2 Pt 1):262–271.

54. Effect of metoprolol CR/XL in chronic heart failure: Metoprolol CR/XL Randomised Intervention Trial in Congestive Heart Failure (MERIT-HF). *Lancet Lond Engl.* 1999;353(9169):2001–2007.

55. Krum H et al. Effects of initiating carvedilol in patients with severe chronic heart failure: results from the COPERNICUS Study. *JAMA.* 2003;289(6):712–718.

56. Go AS et al. Heart disease and stroke statistics--2013 update: a report from the American Heart Association. *Circulation.* 2013;127(1):e6-e245. doi:10.1161/CIR.0b013e31828124ad.

57. Stone NJ et al. 2013 ACC/AHA guideline on the treatment of blood cholesterol to reduce atherosclerotic cardiovascular risk in adults: a report of the American College of Cardiology/American Heart Association Task Force on Practice Guidelines. *J Am Coll Cardiol.* 2014;63(25 Pt B):2889–2934. doi:10.1016/j.jacc.2013.11.002.

58. Shanmugasundaram M et al. Dyslipidemia in the elderly: should it be treated? *Clin Cardiol.* 2010;33(1):4–9. doi:10.1002/clc.20702.

59. Harper CR, Jacobson TA. Managing dyslipidemia in chronic kidney disease. *J Am Coll Cardiol.* 2008;51(25):2375–2384. doi:10.1016/j.jacc.2008.03.025.

60. Cannon CP et al. Ezetimibe added to statin therapy after acute coronary syndromes. *N Engl J Med.* 2015;372(25):2387–2397. doi:10.1056/NEJMoa1410489.

61. AIM-HIGH Investigators, Boden WE, et al. Niacin in patients with low HDL cholesterol levels receiving intensive statin therapy. *N Engl J Med.* 2011;365(24):2255–2267. doi:10.1056/NEJMoa1107579.

62. ACCORD Study Group, Ginsberg HN, et al. Effects of combination lipid therapy in type 2 diabetes mellitus. *N Engl J Med.* 2010;362(17):1563–1574. doi:10.1056/NEJMoa1001282.

63. U.S. Department of Health and Human Services. *Dietary Guidelines for Americans, 2005.* 6th ed. Washington, D.C.: U.S. Government Printing Office, January 2005.

64. James PA, et al. 2014 evidence-based guideline for the management of high blood pressure in adults: report from the panel members appointed to the Eighth Joint National Committee (JNC 8). *JAMA.* 2014;311(5):507–520. doi:10.1001/jama.2013.284427.

65. Standards of Medical Care in Diabetes--2015: Summary of Revisions. *Diabetes Care.* 2015;38(Supplement_1):S4-S4. doi:10.2337/dc15-S003.

66. Hyman DJ, Pavlik VN. Characteristics of patients with uncontrolled hypertension in the United States. *N Engl J Med.* 2001;345(7):479–486. doi:10.1056/NEJMoa010273.

67. Beckett NS et al. Treatment of hypertension in patients 80 years of age or older. *N Engl J Med.* 2008;358(18):1887–1898. doi:10.1056/NEJMoa0801369.

68. ACCORD Study Group, Cushman WC et al. Effects of intensive blood-pressure control in type 2 diabetes mellitus. *N Engl J Med.* 2010;362(17):1575–1585. doi:10.1056/NEJMoa1001286.

69. Evert AB et al. Nutrition Therapy Recommendations for the Management of Adults With Diabetes. *Diabetes Care.* 2014;37(Supplement_1):S120-S143. doi:10.2337/dc14-S120.

70. Nathan DM et al. Medical management of hyperglycemia in type 2 diabetes: a consensus algorithm for the initiation and adjustment of therapy: a consensus statement of the American Diabetes Association and the European Association for the Study of Diabetes. *Diabetes Care.* 2009;32(1):193–203. doi:10.2337/dc08-9025.

71. Lipska KJ et al. Use of metformin in the setting of mild-to-moderate renal insufficiency. *Diabetes Care.* 2011;34(6):1431–1437. doi:10.2337/dc10-2361.

72. Drug classes for type 2 diabetes. Pharmacist's Letter/Prescribers's Letter. 2010;26:260504.

73. American Geriatrics Society Expert Panel on Care of Older Adults with Diabetes Mellitus, Moreno G, Mangione CM, Kimbro L, Vaisberg E. Guidelines abstracted from the American Geriatrics Society Guidelines for Improving the Care of Older Adults with Diabetes Mellitus: 2013 update. *J Am Geriatr Soc.* 2013;61(11):2020–2026. doi:10.1111/jgs.12514.

74. Fiske A et al. Depression in older adults. *Annu Rev Clin Psychol.* 2009;5:363–389. doi:10.1146/annurev.clinpsy.032408.153621.

75. Weise B. Geriatric Depression: The use of antidepressants in the elderly. *BCMJ.* 2011;53(7):341–347.

76. American Foundation for Suicide Prevention. Facts and Figures. https://www.afsp.org/understanding-suicide/facts-and-figures. Accessed July 30, 2015.

77. Alexopoulos GS. Depression in the elderly. *Lancet Lond Engl.* 2005;365(9475):1961–1970. doi:10.1016/S0140-6736(05)66665-2.

78. American Psychiatric Association. American Psychiatric Association, eds. *Diagnostic and Statistical Manual of Mental Disorders: DSM-5.* 5th ed. Washington, D.C: American Psychiatric Association; 2013.

79. Mulsant BH et al. Pharmacological treatment of depression in older primary care patients: the PROSPECT algorithm. *Int J Geriatr Psychiatry.* 2001;16(6):585–592.

80. Moorman JE et al. National surveillance for asthma--United States, 1980–2004. *MMWR.* 2007;56(8):1–54.

81. Yáñez A et al. Asthma in the elderly: what we know and what we have yet to know. *World Allergy Organ J.* 2014;7(1):8. doi:10.1186/1939-4551-7-8.

82. Hanania NA et al. Asthma in the elderly: Current understanding and future research needs--a report of a National Institute on Aging (NIA) workshop. *J Allergy Clin Immunol.* 2011;128(3 Suppl):S4–S24. doi:10.1016/j.jaci.2011.06.048.

83. Taffet GE et al. Considerations for managing chronic obstructive pulmonary disease in the elderly. *Clin Interv Aging.* 2014;9:23–30. doi:10.2147/CIA.S52999.

84. Nazir SA, Erbland ML. Chronic obstructive pulmonary disease: an update on diagnosis and management issues in older adults. *Drugs Aging.* 2009;26(10):813–831. doi:10.2165/11316760-000000000-00000.

85. Szczeklik A, Stevenson DD. Aspirin-induced asthma: advances in pathogenesis, diagnosis, and management. *J Allergy Clin Immunol.* 2003;111(5):913–921; quiz 922.

86. Bingham CO. Development and clinical application of COX-2-selective

inhibitors for the treatment of osteoarthritis and rheumatoid arthritis· *Cleve Clin J Med.* 2002;69 Suppl 1:SI5–S12.

87. Pneumococcal Disease | Vaccines - PCV13 and PPSV23 | CDC. http://www.cdc.gov/pneumococcal/vaccination.html. Accessed October 19, 2015.

88. National Asthma Education and Prevention Program. *Expert Panel Report 3: Guidelines for the Diagnosis and Management of Asthma, 2007.* NIH Publication No 07-4051.

89. Yoshikawa TT. Epidemiology and Unique Aspects of Aging and Infectious Diseases. *Clin Infect Dis.* 2000;30(6):931–933. doi:10.1086/313792.

90. Jain S et al. Community-Acquired Pneumonia Requiring Hospitalization among U.S. Adults. *N Engl J Med.* 2015;373(5):415–427. doi:10.1056/NEJMoa1500245.

91. Torres A et al. Risk factors for community-acquired pneumonia in adults in Europe: a literature review. *Thorax.* 2013;68(11):1057–1065. doi:10.1136/thoraxjnl-2013-204282.

92. Mandell LA et al. Infectious Diseases Society of America/American Thoracic Society consensus guidelines on the management of community-acquired pneumonia in adults. *Clin Infect Dis.* 2007;44 Suppl 2:S27-S72. doi:10.1086/511159.

93. Jefferson T et al. Vaccines for preventing influenza in the elderly. In: The Cochrane Collaboration, ed. *Cochrane Database of Systematic Reviews.* Chichester, UK: John Wiley & Sons, Ltd; 2010. http://doi.wiley.com/10.1002/14651858.CD004876.pub3. Accessed September 14, 2015.

94. Moberley S et al. Vaccines for preventing pneumococcal infection in adults. In: The Cochrane Collaboration, ed. *Cochrane Database of Systematic Reviews.* Chichester, UK: John Wiley & Sons, Ltd; 2013. http://doi.wiley.com/10.1002/14651858.CD000422.pub3. Accessed September 14, 2015.

95. Vaccines: VPD-VAC/Pneumo/In-Short. http://www.cdc.gov/vaccines/vpd-vac/pneumo/vacc-in-short.htm. Accessed September 14, 2015.

96. Mody L, Juthani-Mehta M. Urinary tract infections in older women: a clinical review. *JAMA.* 2014;311(8):844–854. doi:10.1001/jama.2014.303.

97. Arinzon Z et al. Clinical presentation of urinary tract infection (UTI) differs with aging in women. *Arch Gerontol Geriatr.* 2012;55(1):145–147. doi:10.1016/j.archger.2011.07.012.

98. Colgan R et al. Asymptomatic bacteriuria in adults. *Am Fam Physician.* 2006;74(6):985–990.

99. Nicolle LE. Urinary tract infections in the elderly. *Clin Geriatr Med.* 2009;25(3):423–436. doi:10.1016/j.cger.2009.04.005.

100. Matthews SJ, Lancaster JW. Urinary tract infections in the elderly population. *Am J Geriatr Pharmacother.* 2011;9(5):286–309. doi:10.1016/j.amjopharm.2011.07.002.

101. Gupta K et al. International clinical practice guidelines for the treatment of acute uncomplicated cystitis and pyelonephritis in women: A 2010 update by the Infectious Diseases Society of America and the European Society for Microbiology and Infectious Diseases. *Clin Infect Dis.* 2011;52(5):e103–e120. doi:10.1093/cid/ciq257.

102. Facts & Comparisons® eAnswers - NITROFURANTOIN. http://online.factsandcomparisons.com/MonoDisp.aspx?monoID=fan-dc-hcp13946&quick=539939%7c5&search=539939%7c5&isstemmed=True&NDCmapping=-1&fromTop=true#firstMatch. Accessed September 14, 2015.

103. Mushtaq S et al. Non-surgical treatment of osteoarthritis-related pain in the elderly. *Curr Rev Musculoskelet Med.* 2011;4(3):113–122. doi:10.1007/s12178-011-9084-9.

104. Felson DT. The course of osteoarthritis and factors that affect it. *Rheum Dis Clin North Am.* 1993;19(3):607–615.

105. American Society of Health-System Pharmacists, Teton Data Systems (Firm), STAT!Ref (Online service). *AHFS Drug Information.* 2015.

106. American Geriatrics Society Panel on Pharmacological Management of Persistent Pain in Older Persons. Pharmacological management of persistent pain in older persons. *J Am Geriatr Soc.* 2009;57(8):1331–1346. doi:10.1111/j.1532-5415.2009.02376.x.

107. Aw T-J et al. Meta-analysis of cyclooxygenase-2 inhibitors and their effects on blood pressure. *Arch Intern Med.* 2005;165(5):490–496. doi:10.1001/archinte.165.5.IOI50013.

108. Richy F et al. Structural and symptomatic efficacy of glucosamine and chondroitin in knee osteoarthritis: a comprehensive meta-analysis. *Arch Intern Med.* 2003;163(13):1514–1522. doi:10.1001/archinte.163.13.1514.

109. Long Term Care Facilities - Centers for Medicare & Medicaid Services. https://www.cms.gov/Regulations-and-Guidance/Legislation/CFCsAndCoPs/LTC.html. Accessed September 15, 2015.

110. Practice Resource Center. American Society of Consultant Pharmacists. https://www.ascp.com/page/prc. Accessed September 15, 2015.

111. Sköldunger A et al. Impact of Inappropriate Drug Use on Hospitalizations, Mortality, and Costs in Older Persons and Persons with Dementia: Findings from the SNAC Study. *Drugs Aging.* 2015;32(8):671–678. doi:10.1007/s40266-015-0287-4.

112. Jetha S. Polypharmacy, the Elderly, and Deprescribing. *Consult Pharm J Am Soc Consult Pharm.* 2015;30(9):527–532. doi:10.4140/TCP.n.2015.527.

113. Cool C et al. Potentially inappropriate drug prescribing and associated factors in nursing homes. *J Am Med Dir Assoc.* 2014;15(11):850.e1-e9. doi:10.1016/j.jamda.2014.08.003.

114. Sterke CS et al. The influence of drug use on fall incidents among nursing home residents: a systematic review. *Int Psychogeriatr IPA.* 2008;20(5):890–910. doi:10.1017/S104161020800714X.

115. Ham AC et al. Medication-related fall incidents in an older, ambulant population: the B-PROOF study. *Drugs Aging.* 2014;31(12):917–927. doi:10.1007/s40266-014-0225-x.

116. Gill SS et al. Antipsychotic drug use and mortality in older adults with dementia. *Ann Intern Med.* 2007;146(11):775–786.

117. By the American Geriatrics Society 2015 Beers Criteria Update Expert Panel. American Geriatrics Society 2015 Updated Beers Criteria for Potentially Inappropriate Medication Use in Older Adults. *J Am Geriatr Soc.* 2015. doi:10.1111/jgs.13702.

118. O'Mahony D et al. STOPP/START criteria for potentially inappropriate prescribing in older people: version 2. *Age Ageing.* 2015;44(2):213–218. doi:10.1093/ageing/afu145.

119. Bennett WM, ed. *Drug Prescribing in Renal Failure: Dosing Guidelines for Adults and Children.* 5th ed. Philadelphia, PA: American College of Physicians; 2007.

第 108 章　老年痴呆

Nicole J. Brandt and Bradley R. Williams

核心原则	章节案例

神经认知障碍

1 神经认知障碍(neurocognitive disorder,NCD)是以多重认知缺陷为主要表现的综合征,常会损害正常的社会或职业活动。其病因很多,如阿尔茨海默病(Alzheimer disease,AD)、路易体痴呆(dementia with Lewy bodies,DLB)及血管性疾病,通常需要综合评估以确诊。 | 案例 108-1(问题 1)

由 AD 引起的 NCD

1 AD 是一种慢性、进行性、神经退行性疾病,由神经病理学改变所致,如干扰胆碱能传递的神经纤维缠结或β-淀粉样斑块,以及大脑中的其他神经化学变化。 | 案例 108-1(问题 1~3)

2 AD 有多种危险因素,如年龄、家族史、唐氏综合征、头部外伤、高血压、轻度认知障碍等,但确切病因尚不清楚。 | 案例 108-1(问题 2)

3 目前 AD 的治疗主要是对症治疗,主要针对神经传递(如胆碱能系统),而不是治愈疾病。 | 案例 108-1(问题 4)

4 胆碱酯酶抑制剂单药或联合 N-甲基-D-天门冬氨酸拮抗剂可用于中重度 AD 的治疗。 | 案例 108-1(问题 4~6)

5 对治疗效果的监测应侧重于认知功能、身体功能及可能的行为能力,而对治疗毒性的监测则应关注常见的不良反应,如胆碱酯酶抑制剂引起的胃肠道不适。 | 案例 108-1(问题 5)

由 DLB 引起的 NCD

1 具有与帕金森类似的神经病理学特点,在路易小体和轴突中有 α-突触核蛋白聚合物,同时伴有跌倒和幻视等相关症状。 | 案例 108-2(问题 1)

2 已经证明胆碱酯酶抑制剂对 DLB 患者有效,但仍需监测震颤等运动症状的恶化情况。 | 案例 108-2(问题 2)

血管性痴呆引起的 NCD

1 血管性痴呆(vascular dementia,VaD)是由血管性疾病引起的一大类认知障碍性疾病。其危险因素包括:高龄、糖尿病、小血管性脑血管疾病、高血压、心脏病、高脂血症、吸烟和饮酒。 | 案例 108-3(问题 1 和 2)

2 由于胆碱酯酶抑制剂对 VaD 的疗效有限且存在争议,所以对此病的治疗主要集中在控制潜在的可变危险因素。 | 案例 108-3(问题 3)

痴呆患者的行为障碍

1 在评估痴呆症患者的行为障碍时,首先要明确它不是由尚未认识到的医学问题或药物不良反应所致。 | 案例 108-4(问题 1)
案例 108-5(问题 1)

神经认知障碍(neurocognitive disorders,NCD)包含一系列表现为总体认知能力下降的疾病。这类疾病有谵妄、痴呆和其他几种病因不同的疾病(如头部外伤、艾滋病、亨廷顿舞蹈症)[1]。在老年人中,痴呆是最常见的认知障碍,也是本章的重点。

老年痴呆症

随着老年人口的不断增长,认知障碍的发病率和患病率不断上升[1,2]。阿尔茨海默病(Alzheimer disease,AD)是痴呆最常见的病因,占所有确诊病例的一半以上[4-6]。其次是血管性痴呆(vascular dementia,VaD)、路易体痴呆(dementia with Lewy bodies,DLB)和帕金森病合并痴呆(Parkinson disease with dementia,PDD)。而额颞叶痴呆、假性痴呆及其他原因引起的痴呆则较少见[5,7]。目前,AD 已成为美国 65 岁及以上人群的第五大致死因素,同时也是所有人群的第六大致死因素[3,8]。

发病率和患病率

据估计,有 530 万美国人患有 AD,其中 11% 的人年龄在 65 岁以上,32% 的人年龄在 85 岁以上,超过 320 万是女性患者。非裔美国人及西班牙裔美国人的患病率高于白人[3]。在美国,65~74 岁人群的 AD 年发病率为 53/1 000,75~84 岁人群为 170/1 000,而超过 85 岁人群的年发病率则升至 231/1 000[9]。据估计,AD 患者在全球范围内已达 2 430 万,每年新增病例 840 万[2,10]。预测到 21 世纪中叶,全球范围内的患者将超过 8100 万,其中不发达国家的 AD 发生率约是发达国家的 3 倍[10]。在美国所有的痴呆病例中,AD 患者约 70%,VaD 患者约占 17.4%,其余 12.6% 可归因于 DLB、额颞叶痴呆及其他疾病[6]。70 岁前诊断为 AD 的患者预期寿命减少 69%,90 岁后诊断为 AD 的患者预期寿命减少 39%[11]。

痴呆的治疗费用十分巨大。老年痴呆患者每年的医疗费用平均为 21 585 美元,而非老年痴呆患者为 8 191 美元。对于接受医疗补助的痴呆患者来说,每年的花费为 11 021 美元,相比之下,未患痴呆症的患者每年的花费是 574 美元。以 2014 年为例,一个痴呆患者的全年医疗费用高达 47 752 美元,而对于未患痴呆的老年人则只有 15 115 美元。以此推测,2015 年全年用于痴呆患者的医疗总支出将高达 2 260 亿美元[3]。

临床诊断

痴呆是一种以短暂和长期记忆受损为显著特征的神经认知功能障碍。在痴呆被诊断之前,多种认知缺陷已经存在并影响患者正常的社会或职业活动(表 108-1)[1]。一般来讲,健忘是患者的主诉,也是被家人注意到的最初症状[12]。家庭成员或其他人可能会注意到一些症状,此时应立即进行医学评估(表 108-2)[12,13]。由于老年人的一些合并疾病或功能紊乱也有可能导致记忆缺失,因此,病史、体格检查和用药史是排除全身性疾病或药物毒性所致记忆丧失的关键(表 108-3)[13-16]。用于痴呆鉴别诊断的实验室和其他辅助检查见表 108-4。对于 AD 患者,实验室检查结果一般是正常的;而 VaD 患者常常能够找到脑血管疾病的证据。

脑部影像学,如计算机断层扫描(computed tomography,CT)或磁共振成像(magnetic resonance imaging,MRI),对痴呆症的诊断有一定价值,但均不能单据此作出诊断。当怀疑占位性病变(如肿瘤)可能是病因时,CT 扫描有助诊断。MRI 扫描能够发现一些小的梗死灶,如一些 VaD 以及脑干等皮层下结构萎缩[15]。

对于疑似认知缺陷的患者,可以通过一些简单的测试进行初期的筛查,例如简易认知分量表(Mini-Cognitive Assessment Instrument,Mini-Cog)、蒙特利尔认知评估(Montreal Cognitive Assessment,MoCA)及圣路易斯大学精神状态(St. Louis University Mental Status,SLUMS)测试[17-19]。也可以用 Folstein 简易智能量表(Mini-Mental State Exam,MMSE)进行测试,但它对痴呆症的敏感度低于其他方法,而且目前是一项个人专利[20]。这些测试可以快速评估多

表 108-1

NCD 分类

轻度(原轻度认知功能障碍)	重度(原痴呆症)
NCD	
在至少 1 个方面,与以前(基线)的表现相比,认知能力略有下降,包括 ● 学习和记忆 ● 注意力 ● 执行能力 ● 语言 ● 知觉和运动 ● 社会认知 这些缺陷不会损害独立进行日常活动的能力 认知相关症状并不仅仅发生在谵妄期间 抑郁症、精神分裂症或其他精神障碍并不能更好地解释认知缺陷	在至少 1 个方面,与以前(基线)的表现相比,认知能力显著下降,包括 ● 学习和记忆 ● 注意力 ● 执行能力 ● 语言 ● 知觉和运动 ● 社会认知 这些缺陷损害了独立进行日常活动的能力 认知相关症状并不仅仅发生在谵妄期间 抑郁症、精神分裂症或其他精神障碍并不能更好地解释认知缺陷

由 AD 引起的 NCD

符合轻度或重度 NCD 的标准
发病隐匿,损伤逐渐加重
  ● 轻度:1 个方面的认知损伤
  ● 重度:至少 2 个方面的认知损伤
很可能是 AD(必须存在以下任 1 种)
  ● 基于家族史或基因检测的 AD 基因突变
  ● 出现以下所有症状
    ● 记忆力、学习能力及其他 1 个方面的认知能力下降
    ● 认知能力逐渐下降
    ● 没有任何其他导致认知能力下降的证据
可能是 AD
  ● 缺乏 AD 的基因突变
  ● 以下情况都存在
    ● 记忆力和学习能力下降
    ● 认知能力逐渐地下降
    ● 没有任何其他导致认知能力下降的证据
认知功能下降不能很好地用脑血管疾病或其他与认知能力下降或神经退行性疾病相关的疾病来解释

血管性 NCD

符合轻度或重度 NCD 的标准
临床表现与血管病因一致(存在以下任 1 种情况)
  ● 认知障碍的发生是在脑血管事件或多个事件之后
  ● 注意力和执行能力显著下降
病史、体格检查和/或神经影像学显示脑血管疾病是认知能力下降的最可能原因
很可能的血管性 NCD(至少存在以下 1 种情况)
  ● 神经影像学支持脑血管疾病作为临床表现的原因
  ● 神经认知功能障碍至少伴随一个脑血管事件
  ● 存在脑血管疾病的临床和遗传学证据
可能的血管性 NCD

表 108-1

NCD 分类(续)

- 符合临床标准
- 无法获得神经影像
- 脑血管事件与神经认知功能减退发生的时间关系尚未建立

系统性疾病或其他脑部疾病并不能全面解释这些症状

路易体 NCD

符合轻度或重度 NCD 的标准

发病隐匿,进展缓慢

结合以下核心诊断和提示诊断特征

- 核心特征
  - 认知功能的波动改变伴随注意力和警觉性的变化
  - 反复出现、结构细节清晰的幻视
  - 帕金森病症状的发作,表现在认知功能下降后
- 提示特征
  - 符合快动眼(REM)睡眠行为障碍标准
  - 对精神抑制药高度敏感

很可能是路易体 NCD(存在以下任 1 种情况)

- 至少有 2 个核心特性
- 1 个或多个核心特性和 1 个提示特性

可能是路易体 NCD

- 1 个核心特性
- 1 个或多个提示特性

认知功能下降不能很好地用脑血管疾病或其他与认知能力下降或神经退行性疾病相关的疾病来解释

来源:参考文献 1、36、75、77、81、83 和 Jack CR Jr, Albert MS, Knopman DS, et al. Introduction to the recommendations from the National Institute on Aging-Alzheimer's Association workgroups on diagnostic guidelines for Alzheimer's disease. *Alzheimers Dement*. 7(3):257-262, 2011 10. 1016/j. jalz. 2011. 03. 004;Albert MS, DeKosky ST, Dickson D, et al. The diagnosis of mild cognitive impairment due to Alzheimer's disease:recommendations from the National Institute on Aging-Alzheimer's Association workgroups on diagnostic guidelines for Alzheimer's disease. *Alzheimers Dement*. 7(3):270-279, 2011 10. 1016/j. jalz. 2011. 03. 008;Román GC, Tatemichi TK, Erkinjuntti T, et al. Vascular dementia:diagnostic criteria for research studies. Report of the NINDS-AIREN International Workshop. *Neurology*. 43(2):250-260, 1993.

表 108-2

痴呆的症状

症状	表现出的迹象
难以学习或记忆新信息	重复问问题;难以记住最近的谈话、事件等;丢失物品
无法处理复杂的事务	无法完成需要多个步骤的任务(如难以按列表购物)
推理能力减退	难以解决日常问题,不恰当的社交行为
空间定向力减退	在熟悉的地方迷路;驾驶困难
语言障碍	找不到正确的词汇(如难以命名普通物品)
行为改变	人格改变;猜疑

来源:Costa P, et al. Recognition and initial assessment of Alzheimer's disease and related dementias. Clinical Practice Guideline No. 19. Rockville, MD:U. S. Department of Health and Human Services, Public Health Service, Agency for Health Care Policy and Research. AHCPR Publication No. 97-0702. November 1996.

表 108-3

引起痴呆症状的一些原因

CNS 疾病	系统性疾病	药物
适应障碍（如不能适应退休生活）	心血管疾病 心律失常 心力衰竭	抗胆碱能药物 抗惊厥药物 抗抑郁药物 抗组胺药物
遗忘综合征（如孤立性记忆障碍） 谵妄	血管闭塞 营养缺乏 维生素 B_{12} 叶酸 铁	抗感染药物 抗肿瘤药物 抗精神病药物 心血管药物 抗心律失常药物
抑郁 颅内病变 脑脓肿 正常压力 脑积水 脑卒中 硬膜下血肿 肿瘤	感染 代谢紊乱 肾上腺 葡萄糖 肾衰竭 甲状腺	抗高血压药物 糖皮质激素 H_2-受体阻滞剂 免疫抑制剂 麻醉镇痛药 非甾体抗炎药物 镇静催眠药和抗焦虑药 骨骼肌肉松弛药

表 108-4

痴呆筛查实验

检查项目	相关疾病
白细胞计数及沉降率	贫血性缺氧、感染、肿瘤
代谢	
血清电解质	高钠血症、低钠血症；肾功能
BUN、肌酐	肾功能
胆红素	肝功能衰竭（如门静脉系统性脑病、肝性脑病）
甲状腺功能	甲状腺功能减退、甲状腺功能亢进
铁、B_{12}、叶酸	营养缺乏（B_{12}、叶酸性神经系统疾病、维生素 D 缺乏）、贫血
便潜血	失血、贫血
HIV 和梅毒	感染
尿液分析	感染、蛋白尿
胸部 X 片	肿瘤、感染、呼吸道疾病（缺氧）
ECG	心脏疾病（循环障碍缺氧）
脑影像学	脑肿瘤、脑血管疾病
精神状态检查	一般认知筛查
抑郁测查	抑郁、假性痴呆

项指标，包括定向力、书写力、注意力、计算能力、记忆力及语言能力。痴呆患者常表现出多方面的障碍。在 MMSE 测试或其他测试中，得分低于正常水平或有典型痴呆表现的患者要接受进一步检查。智能筛查测验（Cognitive Abilities Screening Instrument，CASI）是一种更为详细的筛查工作，它可以定量评估注意力、集中力、方向感、短期记忆、长期记忆、语言能力、视觉构建、抽象能力及判断能力[21]。所有初筛试验均有其局限性，因此，常需额外的精神心理测验，以进一步明确有无痴呆及其类型[2,22]。

根据脑部最先被累及的部位，痴呆可分为皮层或皮层下。AD 是典型的皮层性痴呆，病变主要累及大脑皮层。皮层性痴呆患者表现为语言功能障碍（而非表达能力减退）、学习能力障碍（健忘症）、皮层高级功能减退（如无法进行计算，判断力差）、不能集中注意力、不能控制情感。皮层下痴呆（如 PDD）主要影响基底神经节、丘脑和脑干。其功能障碍包括运动功能异常、言语模式混乱而非语言障碍、健忘（记忆力减退）、认知能力迟缓、感情淡漠或抑郁[16]。

阿尔茨海默病

病因学

AD 的确切病因尚未确定，但已找到一些危险因素。高龄是 AD 的首要危险因素，此外还包括家族史、颅脑外伤、代谢综合征、糖尿病、高血压以及心血管疾病[3,23-27]。遗传学在 AD 的发展中起着重要作用。一般认为，家族性高发的 AD 与染色体 21、14 和 1 号上的常染色体显性遗传有关[28,29]。编码淀粉样前体蛋白（amyloid precursor protein，APP）的基因位于 21 号染色体上。14 号染色体上早老素-1（presenilin-1 gene，PS1）基因突变，被认为与 AD 的发病密切相关；而位于 1 号染色体上的早老素-2（presenilin-2 gene，PS2）基因也具有同样的遗传作用。虽然 AD 在某些家族中有很强的遗传联系，但大部分 AD 病例是散发型的[29,30]。散发型 AD 似乎与易感基因载脂蛋白 E（Apolipoprotein E，ApoE）有关，ApoE 有 3 种亚型[29]。APP 是一种遍布全身的正常蛋白，在 AD 的神经病理学中起重要作用，它的相关基因位于 21 号染色体。一旦过量生成或转录错误，就会产生异常亚单位［如 β-淀粉样蛋白（β-amyloid，Aβ）］[29]。14 号染色体上 PS1 基因的变异、1 号染色体上 PS2 基因的变异以及载脂蛋白 E4 等位基因的存在都会改变 APP 的编码过程。APP 的异常降解会产生 42 种氨基酸形式的 Aβ，已证实其毒性高于其他淀粉样蛋白[29]。

ApoE 是一种参与胆固醇和磷脂代谢的蛋白质，在散发、迟发型 AD 的发展中发挥作用。ApoE 基因具有 3 个等位基因：E2、E3 和 E4。E3 等位基因最常见，E2 等位基因是对抗 AD 的保护性基因，E4 等位基因则可增加 AD 的发病风险[29]。E4 等位基因编码的蛋白质称为 ApoE-4，后者会增加 Aβ 的沉积，并促使其转变为具有更高致病性的状态[29]。具有 1 个或 2 个 E4 等位基因拷贝的人群，AD 患病风险将分别增高 2 倍和 5 倍[30]。Aβ 与分布在身体其他部位的淀粉样蛋白有很大不同，它通过细胞凋亡、直接毒性作用以及氧化和代谢应激导致的损伤等多种途径导致神经元死亡[29,31]。

神经病理学

尽管大脑萎缩是 AD 型痴呆患者最明显的表现，但它不能用来诊断 AD 或其他痴呆，因为正常衰老过程中也伴有一定程度的脑萎缩。AD 引起的萎缩主要发生于大脑的颞叶、顶叶及前额叶，而枕叶、运动皮层及躯体感觉区一般不受影响（图 108-1）[5,31]。

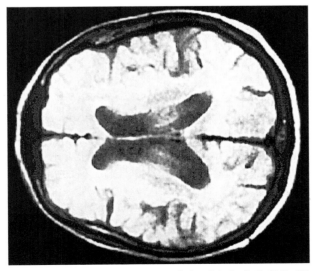

图 108-1　AD；MRI 扫描。脑室增大、脑组织普遍萎缩、颞叶附近更加明显

与 AD 相关的大脑皮层神经元变化包括神经纤维缠结、神经炎性斑、淀粉样血管变性及颗粒空泡变性。这些改变导致神经元和突触的脱失（图 108-2）[28]。神经纤维缠结（neurofibrillary tangle，NFT）主要见于大脑皮层、海马和杏仁核的锥体区域，但也见于脑干和蓝斑区[5,31]。NFT 由成对的、具有特征宽度和轮廓的纤维丝构成，含有磷酸盐沉积异常的 Tau 蛋白。它们具有高度的免疫反应性，很可能在大锥体神经元中形成。

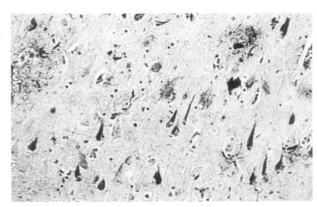

图 108-2　AD 型痴呆患者的大脑皮层可见到大量的神经炎性斑及神经纤维缠结

神经炎性斑（numerous plaque，NP）是由残存的神经元突起和颗粒样沉积组成的球形体[5]。典型的神经炎性斑呈球形结构，包括 3 层结构：中心为淀粉样核，中间区域为肿胀的轴突和树突，外层为变性的神经元突起[28]。斑块中含有可通过异常代谢途径裂解形成 Aβ 的 APP[29]。除 Aβ 外，NP 还含有 ApoE、急性炎性反应性蛋白（如 α1-糜蛋白酶和 α2-巨球蛋白）等[28]。NP 内的淀粉样沉积与 AD 的严重度相关，皮质斑块的密度与胆碱乙酰转移酶的减少及认知功能障碍的严重程度相关[5]。有人认为斑块中的 Aβ 与唐氏综合征及家族性和散发 AD 型痴呆相关[29]。AD 的病理过程可能早在疾病症状出现之前的 20~30 年就开始了[5,29,32]。

颗粒空泡变性是 AD 的另一主要组织学改变。它由胞浆内成簇的内含微小颗粒的空泡构成。颗粒空泡变性似乎特别存在于海马的锥体细胞[5,16,28]。皮层神经元的丢失是 AD 患者最显著的组织病理学结果，其起源于基底核，后扩展至大脑皮层[31]。细胞丢失、颗粒空泡变性及神经纤维缠结均集中在这一区域[16,28]。

伴随上述变化的是几种神经递质和酶的浓度降低。大脑皮层和海马区胆碱乙酰转移酶的水平降低 60%~90%[28]。乙酰胆碱和乙酰胆碱酯酶（acetylcholinesterase，AChE）的水平也在降低，但大脑皮层和海马内毒蕈碱受体却保持正常水平或仅轻度降低。与年龄匹配的对照组相比，AD 型痴呆患者体内的烟碱受体蛋白也有所减少。胆碱乙酰转移酶的活性降低与斑块密度及疾病的严重程度相关。尤其是在额叶中部皮层突触的缺失与疾病的严重程度相关[5,29-31]。

影响 AChE 水平对控制 AD 症状有显著影响。已证实

AChE 存在许多异构体,它们具有完全相同的氨基酸序列,但翻译后修饰不同,功能亦不同。人类皮质和海马区 AChE 的主要存在形式是 G_4,是一种膜结合的四聚体,单体形式的 G_1 浓度低得多。AD 患者 G_4 型选择性缺失,导致 G_1 型重要性增加[33]。尽管胆碱能活性受 AD 型痴呆的影响最为显著,其他神经生化系统也会发生改变。如去甲肾上腺素、5-羟色胺、γ-氨基丁酸受体[28,29]。

临床表现及诊断

案例 108-1

问题 1:T. D. 是一位 72 岁的老年男性,他的妻子陪他来进行记忆测试。T. D. 主诉约在 6~12 个月前他就已经开始出现记忆问题,但最近他因摔倒住院后,记忆问题恶化。他的妻子说,T. D. 在 70 岁退休,因为那时他的行动开始变得迟缓,而且尽管他是一名会计,却因记忆问题已无法管理财务。他妻子还发现,自从他在做家务时从梯子上掉下来摔断了腿,他就变得与从前不太一样了。

T. D. 既往有明确的骨关节炎、良性前列腺增生(benign prostatic hyperplasia,BPH)和高血压病史。他目前每晚服用坦索罗辛 0.4mg 治疗 BPH,每日服用氨氯地平 10mg 治疗高血压。他无脑卒中家族史,有心脏病家族史,他的父亲 84 岁时死于心肌梗死。他妻子还说 T. D. 的母亲在 70 岁左右也诊断出患有 AD,在 76 岁时由于 AD 的并发症在疗养院中去世,而 T. D. 目睹了他母亲由于 AD 而导致的身体状况急剧恶化,这令 T. D. 十分不安。

体格检查显示 T. D. 身体健康状况良好,对人物和地点的定向力正常但无法确认时间。卧位血压 120/66mmHg,立位血压 132/72mmHg,脉搏为 56~62 次/min。

MMSE 得分为 22/30,错误主要在定向力、注意力和计算(不能逆向拼写"world")、回忆及语言(用词困难)方面。其他体格检查均在正常范围内。

对于 T. D. 还应考虑采取哪些额外的评测步骤?

在得出任何结论前,要首先评估 T. D. 认知能力减退的其他可能原因,虽然他描述的多数症状与痴呆相关(见表 108-2),包括财务管理方面的困难(鉴于他是一名会计,这种变化尤其值得注意),以及对日常功能造成影响的单词查找障碍。

如表 108-3 所示,一些全身性疾病及其他疾病也会可导致认知障碍。T. D. 应该接受一系列的实验室检查,以排除贫血、心脏及肾脏疾病、甲状腺异常以及肿瘤。此外,他还应接受全面的神经心理学测试,包括抑郁症筛查以及更深入的认知功能测评。这种测评应由擅长认知评估的临床医生进行,因为教育程度及文化因素会影响患者在测评中的表现[34]。

案例 108-1,问题 2:T. D. 在医生的安排下,做了进一步的相关检查。实验室检查包括肾脏和肝脏生化、甲状腺

功能检查、维生素 B_{12} 及叶酸水平、梅毒和 HIV 检测、全血细胞(complete blood cell,CBC)计数及沉降率,以及尿液分析。除了 B_{12} 水平较低(147ng/L)外,其他结果均正常。胸部 X 片及心电图正常。神经系统检查未见异常。抑郁测验提示有轻度焦虑,无抑郁,只是对未来有所担忧。

对 T. D. 最可能的诊断是什么?

T. D. 的 MMSE 得分为 22/30,提示轻度认知障碍或早期痴呆[20]。由于 T. D. 的一般体格检查及实验室检查结果均正常,据此可排除继发于其他病因的认知功能障碍。MRI 或 CT 扫描可能有助于排除脑部病变,如脑卒中[34]。PET 或者 SPECT 扫描可能有助于定位病理区域及辅助鉴别诊断,但并不是必需的[35]。继发于精神疾病的认知功能减退也可排除。尽管他有情绪低落和焦虑的表现,但由于他无食欲方面或睡眠方式的改变,也没有自杀的想法,再加上心理测验的结果,提示 T. D. 并不抑郁。他的意识完全清醒,对地点和人物的定向力正常,无精神异常的行为,也无谵妄表现。

慢性进展性认知功能减退、对社会及职业能力(忘记约定、忘记付账)造成影响、体格检查和实验室检查正常,同时结合家族史,T. D. 符合 DSM-V 的 AD 诊断标准(见表 108-1)。他的病史及病程符合 AD 型痴呆,而非其他类型。因此,T. D. 可以诊断为很可能的 AD 患者[36]。

案例 108-1,问题 3:T. D. 的子女非常担心他们家族的痴呆病史,他们询问现在是否应该接受检查以确定他的患病风险。应该告诉他们什么?

尽管 AD 有很强的遗传因素,但这类病例只占少数[29]。没有明显的唐氏综合征家族史。PS1 和 PS2 基因突变只与一小部分 AD 病例相关[29]。尽管已经找到了一些潜在的生物标志物,但还没有被充分证实为 AD 发病的可靠预测因子[3,35,36]。

预后

案例 108-1,问题 4:T. D. 的预后可能会怎么样呢?

AD 的病程预计可以达到 10 年以上[2,10]。两种常见的痴呆评分量表是总体衰退量表和临床痴呆分级量表。根据总体衰退量表(表 108-5),T. D. 的社会功能受损、焦虑、客观认知功能减退、集中注意力和进行某些复杂操作的能力减退、社会交往能力受影响等特征均符合第三阶段的 AD 型痴呆。这一阶段通常表现为轻度认知功能障碍[38]。更常用的临床痴呆分级量表也将 T. D. 的症状归类为轻度痴呆[39]。与尸检确诊病例相比,使用合适的临床标准和评估方法对很可能的 AD 进行临床诊断,其敏感性可达 90%[1,34,37]。

由于技术的进步,有可能更早期的诊断痴呆,并使患者能够存活到疾病的最后阶段[40]。对 AD 的早期诊断将使 T. D. 的病情得到密切关注。为了达到最好的效果,应当对

T. D. 除痴呆以外的各项指标也进行一次彻底的评估,包括日常生活能力(如自我照顾能力)、合并疾病的治疗情况、用药情况、生活安排、安全问题及潜在的被虐待和忽视的情况。此外,还应关注 T. D. 的护理人员和相关支持系统[41,42]。每 6 个月对 T. D. 进行一次重新评估,记录病情发展情况,以确保他能得到最好的照料。某些情况下,在家中照料可能并不现实。T. D. 应该被送至一个安全的地方(如居民福利院或护理院),以免因为他的判断力很差(如不能根据天气情况穿衣、摔倒)带来伤害。在疾病的晚期阶段,从管饲到生命维持的干预措施可能也会延长寿命,但仍然是有争议的[43]。AD 晚期阶段的死亡通常与各种感染有关,如肺炎、尿路感染或褥疮等。

表 108-5

AD 型痴呆的分期

认知障碍的分期	特征
无认知障碍	正常认知状态
非常轻度认知障碍	健忘,仅有主观抱怨;无客观的下降
轻度认知障碍	精神测试提示有客观减退;工作和社会能力减退;轻度焦虑和否定
中等认知障碍	注意力下降、复杂技能操作下降;情感平淡,退缩
中等严重认知障碍	早期痴呆;交流困难;不能回忆或辨认人物或地点
严重认知障碍	洗澡、如厕需帮助;出现行为异常症状(烦躁不安、妄想、攻击性行为)
非常严重认知障碍	精神运动能力和言语能力丧失;二便失禁;完全依赖他人照顾

来源:Reisberg B,et al. The global deterioration scale for assessment of primary degenerative dementia. *Am J Psychiatry*. 1982;139:1136.

治疗

尽可能长时间的让痴呆患者可以生活自理是痴呆治疗的一个重要目标。对患者来说,不得不去尝试适应一个陌生环境其实是一种额外负担,因此,让他们尽量待在熟悉的环境中。合并疾病和许多药物会降低患者的身体功能并使认知功能恶化。

案例 108-1,问题 5:适合 T. D. 的初始治疗方案是什么?

应对 T. D. 的家庭成员进行健康知识教育,以便他的家人能够对痴呆进展的症状有所认识。还应向他的家人介绍阿尔茨海默病协会(www.alz.org)及家庭护理者联盟(www.caregiver.org)。这两个组织能够提供丰富的信息及社区资源,包括护理支持小组。还应鼓励他的家人参加"医疗警报及阿尔茨海默病协会安全返回计划",该项目为痴呆患者提供 24 小时全国范围的应急救援。此外,他的家人也应帮他

提前做好下一步的规划,寻求法律咨询,制订医疗及财务授权计划,并进行遗产规划,以避免 T. D. 病情加重后无法亲自参与以上规划[41]。

目前有两类药物可用于 AD 的对症治疗,胆碱酯酶抑制剂和 N-甲基-D-天门冬氨酸受体拮抗剂[44]。它们的药理作用不同,可以在中重度 AD 患者中联合使用。胆碱酯酶抑制剂可抑制 AChE,AChE 是一种直接参与乙酰胆碱降解的酶,因此,胆碱酯酶抑制剂可致乙酰胆碱在脑内 Meynert 基底核中的浓度增加,从而改善 AD 患者的认知功能。胆碱酯酶抑制剂虽可以改善认知能力和机体功能,还能够延缓 AD 患者症状的进展,但却受限于胆碱能副作用,如胃肠道功能不良反应,这是该类药物最常见的不良反应[43]。

多奈哌齐

多奈哌齐(donepezil)是哌啶类衍生物,它能够可逆性的抑制中枢 AChE 的活性。多奈哌齐的生物利用度高,半衰期长,可以每日 1 次给药。它的蛋白(主要是白蛋白)结合率很高[46]。

多奈哌齐能改善各种程度(轻度、中度、重度)AD 患者的认知功能、总体功能及行为症状。在一项多中心、双盲、安慰剂对照的临床试验中,轻至中度 AD 患者在 12 周的治疗期间病情有所改善[47]。受试者睡前口服多奈哌齐 10mg 能够使认知能力[通过阿尔茨海默病评估量表-认知亚量表(Alzheimer's Disease Assessment Scale-Cognitive Subscale, ADAS-Cog) 评估]和总体功能[通过 Clinician's Interview-Based Impression of Change with caregiver input(CIBIC-Plus) 测定]得到改善[48,49]。一项为期 24 周的多中心、安慰剂对照的临床试验显示,每日 5mg 和每日 10mg 的多奈哌齐具有相似的效果。5mg 和 10mg 剂量组均优于安慰剂组;5mg 剂量组不良反应相对较少[50]。一项长期、非盲法随访研究证实多奈哌齐的疗效可持续约 3 年[51]。中断或停用多奈哌齐治疗后认知能力会回到基线水平或更低。

多奈哌齐也适用于重度 AD。一项针对重度 AD 患者(MMSE 1~10)为期 6 个月的、双盲、平行设计、安慰剂对照临床试验显示,患者服用多奈哌齐后,严重度成套测评量表(Severe Impairment Battery,SIB)[52] 及改良的阿尔茨海默病日常生活行为配合评估(Modified Alzheimer's Disease Cooperative Study activities of daily living inventory)的测试结果都有所改善。与安慰剂组相比,试验组患者在语言能力、行为能力、视觉空间能力、肠道/膀胱功能和穿衣能力上均有显著改善,但在与痴呆相关的行为决策能力问题的精神况调查中并没有发现差异[53]。多奈哌齐 23mg 被批准用于中度至重度 AD 患者。与 10mg 剂量组相比,SIB 有小幅改善,而 CIBIC-Plus 没有明显改善。在为期 24 周的试验中,超过 30% 的高剂量组和约 18% 的低剂量组未能完成 24 周的试验[54]。

多奈哌齐最常见的不良反应与胆碱能作用有关,一般呈轻至中度,剂量稳定后逐渐消失[47,50]。在关于多奈哌齐的一项长达 144 周的临床试验中,最常见的不良反应是恶心、腹泻和头痛[51]。在临床试验中,发生不良反应是受试者退出试验的主要原因,整体脱落率为 29%[45]。

卡巴拉汀

卡巴拉汀(rivastigmine)是氨基甲酸酯类衍生物,可以抑制 AChE 和丁酰胆碱酯酶(butyrylcholinesterase,BChE)活性。BChE 是乙酰胆碱代谢的旁路途径。卡巴拉汀对这两种胆碱酯酶的活性均有抑制作用,主要作用在中枢神经系统[55]。与 G₄ 型 AChE 相比,G₁ 型对 AChE 的抑制作用更强[33]。该药能结合到 AChE 和 BChE 分子的酯酶位点上,使其缓慢降解。因此,它通常被认为是一种"假性-不可逆"的抑制剂[56]。卡巴拉汀的生物半衰期约 1 小时,但由于其代谢较慢使得该药活性至少可持续 10 小时,因此可以每日 2 次给药。卡巴拉汀约有 40% 与血清蛋白结合,通过水解代谢成非活性物质后经肾脏排泄[56]。卡巴拉汀在体内吸收完全,但因其显著的首过效应,最终的生物利用度约为 36%。

两项针对轻至中度 AD 患者的大规模临床试验表明,卡巴拉汀在 24 周内改善了认知能力、日常活动的能力以及总体能力[56,57]。两项多中心、双盲、安慰剂对照试验,将受试者随机分配至安慰剂组、低剂量(每日 1~4mg)组或高剂量组(每日 6~12mg)试验周期为 26 周。一项试验中,2 个剂量组的受试者在治疗 26 周后,ADAS-Cog 和 CIBIC-Plus 结果均显示出统计学上的显著改善[56]。另一项试验中,只有服用每日 6~12mg 的受试者组,显示出临床获益[57]。对上述两项研究中的受试者进行的开放性延续试验发现,每日服用 6~12mg 卡巴拉汀的受试者在 1 年后认知能力明显优于服用安慰剂的受试者[58]。

卡巴拉汀的常见不良反应包括恶心、呕吐、腹泻和其他胆碱能相关的胃肠道反应[55],空腹服用卡巴拉汀或剂量增加过快时更为常见。头痛、头晕、乏力也是常见的不良反应。每 4 周按照每日 2 次,每次 1.5mg 的幅度增加剂量,可提高对药物的耐受性,并降低胃肠道不良反应的发生频率和严重程度。每日经皮给予 4.6mg 或 9.5mg 与每日口服 6mg 或 12mg 的效果相当,但经皮给药似乎可以减轻不良反应[59]。维持剂量通常为每日 9.5~13.3mg。在中重度 AD 患者中,维持剂量为每日 13.3mg。如果治疗中断 3 日及以上,则应重新从最低剂量开始给药。

加兰他敏

同其他用于治疗 AD 的药物一样,加兰他敏(galantamine)通过抑制 AChE 来增强胆碱能神经活性,除此之外,它还能通过激活另一个不同于乙酰胆碱受体的烟碱受体(α7-烟碱受体激动剂)来发挥作用,这一作用不依赖于乙酰胆碱的存在,称作变构调节[33]。加兰他敏吸收迅速、完全,在 2 小时内达到峰浓度,半衰期约 5 小时。该药的蛋白结合率低,分布容积较大。加兰他敏主要通过细胞色素 P450(cytochrome P-450,CYP450)同工酶 CYP2D6 和 CYP3A4 代谢,之后经尿液排出[60]。

临床试验已证实加兰他敏对轻、中度 AD 都有效。在一项为期 5 个月的随机、安慰剂对照试验中,每日 16mg 和每日 24mg 剂量组 ADAS-Cog 和 CIBIC-Plus 结果均显示出统计学上的显著改善[61]。欧洲和加拿大进行的一项类似的临床试验,对患者服用加兰他敏每日 24mg 和每日 32mg 两种剂量的

疗效进行了 6 个月的评价。结果显示,两种剂量均比安慰剂有效,但每日 32mg 组患者表现出了更多的不良反应[62]。一项为期 6 个月、开放的临床延续试验显示,在 12 个月的研究中,加兰他敏每日 24mg 能够稳定的维持患者的 ADAS-Cog 评分[62]。

与其他胆碱酯酶抑制剂一样,胃肠道胆碱能效应是最常见的不良反应。恶心、腹泻、呕吐及食欲缺乏是临床试验中发生频率最高的不良反应[33,45]。研究表明,这些不良反应常出现在剂量增加阶段。间隔 4 周进行剂量调整可降低不良反应的严重程度并提高耐受性。

> **案例 108-1,问题 6**：是否应给予 T. D. 胆碱酯酶抑制剂的治疗,如果使用,应该如何对治疗进行监测?

由于 T. D. 的病情尚属轻度,所以胆碱酯酶抑制剂是合适的选择[42]。但该类药物不太可能对 T. D. 的认知能力产生显著或持久的改善。对胆碱酯酶抑制剂治疗的系统评价显示,这些药物对大多数患者最多只能有轻微的改善[45,63]。但该治疗能够延缓 T. D. 的认知功能衰退,帮助他可以至少 1 年保持生活自理能力,并可推迟开始为他配备护理设施的时间长达 2 年[60]。有益的治疗效果可维持长达 3 年之久,并且早发现、早治疗的患者相比于延误治疗的患者将会有更多的获益[61,62]。选择药物时应首选疗效确切且不良反应较轻的药物,同时应将患者的用药依从性考虑在内。所有胆碱酯酶抑制剂都有类似的不良反应,卡巴斯汀不易与其他药物产生相互作用[55],且有透皮贴剂可供每日使用。卡巴斯汀口服给药时,需从非治疗性的滴定剂量开始,之后再逐渐增加剂量,以降低不良反应的严重程度,但初始经皮给药剂量具有治疗作用[59]。多奈哌齐和加兰他敏的缓释剂可每日服用 1 次,两者疗效相当,通常于睡前给药,以减轻胆碱能不良反应带来的副作用。

对于 T. D. 而言,多奈哌齐可能是较为适合的选择。应在每晚睡前服用多奈哌齐 5mg,并监测其胆碱能不良反应(尤其是恶心、腹泻)、失眠、头痛、头晕等临床试验中最常见的不良反应[47,50]。此外,由于他之前心率较低,应该监测他是否有心动过缓。接受中至高剂量多奈哌齐治疗的患者,尤其是那些有危险因素(例如心血管疾病,联合使用 β 受体阻滞剂、钙通道阻滞剂、抗心律失常药)的患者,发生心动过缓的概率和风险均有所增加[64]。他的家庭成员和医生应密切关注其在记忆力、定向力和完成复杂事务(如财务管理)的能力等方面有无改善,此外,他的易怒症状也会得到缓解。

> **案例 108-1,问题 7**：T. D. 无法耐受多奈哌齐的不良反应,他的家人想知道还有什么其他的治疗选择用来延缓痴呆症的进展?

用药 1 个月后,医生需要对他的不良反应情况进行评测[42]。若 4~6 周后症状无显著改善,则应将多奈哌齐的剂量加至 10mg,睡前服用。若连续服用多奈哌齐 6 个月后仍未见明显疗效,或者他对多奈哌齐不耐受,应更换另一种胆碱酯酶抑制剂。卡巴拉汀和加兰他敏有额外的一些作用机制,可能会对 T. D. 有效。卡巴拉汀初始剂量为每次

1.5mg,每日 2 次,随餐服用以延缓吸收,提高耐受性。每 4 周增加剂量,每次 1.5mg,每日 2 次,直至最大剂量 6mg,每日 2 次。但是,透皮制剂耐受性更好,还能避开剂量滴定。加兰他敏开始剂量为每次 4mg,每日 2 次,或每次 8mg,每日 1 次(缓释),每 4 周可增加剂量,每次 8mg,直至最大剂量 24mg,每日 1 次。同卡巴拉汀口服给药时一样,加兰他敏的初始剂量不是治疗性的[60]。随餐服用加兰他敏可提高胃肠道反应的耐受性。若更换第 2 种药物后,患者病情依然未得到改善或稳定,则无需再尝试第 3 种药物。每间隔 6 个月对 T. D. 的日常生活能力、认知能力及行为能力进行重新评估[65-67]。还必须密切关注他的身体健康状况,并应不断给他的家庭提供支持,例如通过 AD 照护支持小组。

美金刚

随着 T. D. 的 AD 进展,有两种治疗方案可以尝试。一种是将多奈哌齐的口服给药剂量增至每日 23mg,但正如上文所述,该方案临床疗效有限[51]。另一种方法是使用一种 NMDA 阻滞剂,它可以减缓谷氨酸在中枢神经系统中的释放,这会导致 AD 及其他神经退行性疾病患者的兴奋毒性反应及细胞死亡[68]。美金刚(memantine)是一种具有中等亲和力、电压依赖性结合的非竞争性 NMDA 受体阻滞剂,口服给药吸收完全,能于 3~8 小时内达到血清峰浓度,且蛋白结合适度。

多项大规模临床试验评价了美金刚对中、重度 AD 患者的疗效。与安慰剂相比,以 10mg/d 的剂量连续服用美金刚 12 周,提高了患者的行为能力(如穿衣、如厕、参加团队活动),同时减少了护理依赖[68]。一项 28 周的临床试验的试验组美金刚剂量为每日 20mg,与安慰剂组相比,患者的 CIBIC-Plus 评分、日常生活能力和总体能力均得到改善[69]。总体而言,美金刚的治疗效果适中[70]。对于中、重度 AD 患者,美金刚和胆碱酯酶抑制剂联合应用较单用胆碱酯酶抑制剂效果更好[71-73]。美金刚常见的不良反应包括腹泻、失眠、头晕、头痛和幻觉[68]。T. D. 服用美金刚的初始剂量应为每日 5mg,每过 1 周可将每日剂量增加 5mg,直至最大剂量每次 10mg,每日 2 次[68]。另外,还可使用缓释剂型,给药量按周递增,从每日 7mg、14mg、21mg,增至每日 28mg。

路易体痴呆

病因学

路易小体(Lewy body),常见于帕金森患者脑内,显微镜下为圆形粉红色均质状结构。最近有研究在致力于区分 DLB 及 PDD,以便进行进一步研究[75]。据了解,多达 25% 的痴呆患者的脑干和大脑皮质内(尤其是在边缘和旁边缘皮质,以及额叶和颞叶)存在路易体[5,76],主要集中在黑质、蓝斑、下丘脑、Meynert 基底核和新皮质中。基底神经节中多巴胺含量降低,Meynert 基底核中乙酰胆碱转移酶缺失[5]。许多患者表现为锥体外系反应,但无典型的帕金森病表现[7]。在路易体和轴突中发现了 α-突触核蛋白的聚合物,该蛋白的作用已成为 DLB 和 PDD 研究中的重要生物课题。

临床表现

案例 108-2

问题 1:J. F. 是一位 72 岁的老年女性,6 个月前被诊断为轻度认知功能障碍。在确诊前的 1 年左右,她开始变得越来越健忘和糊涂。大约 3 个月前,J. F. 和她的家人决定让 J. F. 搬去和他们一起住,这样她就不会一个人孤单在家了。自搬来与家人同住后,她的儿子注意到她有时似乎"心不在焉",时而清醒,时而健忘,连日常事务也需要帮助。她的儿媳说,J. F. 有时脚步不稳,曾跌倒过 2 次,还曾多次出现行动过缓甚至移动困难的情况。最近,J. F. 还曾说她看见有人从墙上的绘画中走出来(一幅欧洲街景)。声称"他们穿过房间,试图去偷一些可以藏在夹克衫里的东西"。

在内科就诊时,J. F. 的体检结果很稳定。生命体征、血清生化检查、全血细胞计数都在正常范围内。她的 MMSE 评分为 21/30。在进行全面评估时,J. F. 的儿媳不得不代答一些问题,因为 J. F. 有时看上去像没有听到询问或干脆对问题不予理睬。体格检查时,她表现出双侧轻度的齿轮样肌张力增高、动作迟缓和面具脸;没有静息性震颤。对于 J. F. 的表现,最可能的诊断是什么?

考虑到她身体健康,但因认知功能受损无法独自生活,以及 MMSE 评分结果,J. F. 符合痴呆的诊断。她的肌张力增高、行动迟缓和面具脸与早期帕金森病一致(参见第 59 章)。新修订的 DLB 临床诊断指南见表 108-1[77],J. F. 表现出了所有的主要症状,2 项核心症状以及 1 项次要症状(反复跌倒)。由于她的症状不足以确诊为帕金森,故根据临床表现,她应被诊断为很可能的 DLB。

治疗

案例 108-2,问题 2:什么治疗方案适合 J. F.?

迄今为止,对于 PDD 和 DLB 引起的认知障碍,胆碱酯酶抑制剂是唯一推荐的治疗方案,所有的胆碱酯酶抑制剂都已证实对 DLB 患者有效[78,79]。在一项大型随机、安慰剂对照的临床试验中,给予轻至中度的 PDD 患者卡巴拉汀(最高每日 12mg),该药物已通过美国 FDA 认证用于治疗 PDD。结果显示服用卡巴拉汀的 PPD 患者中,10% 出现震颤恶化,但总体来说,两组之间并没有统计学上的差异[75]。当卡巴拉汀的口服给药量为每日 6~12mg 时,患者的感情淡漠、精神紧张、幻想和错觉等症状均有改善[80]。当使用胆碱酯酶抑制剂治疗时,其初始量、逐步增量过程及监测等方式与治疗 AD 时一致。

J. F. 的某些帕金森症状,也应得到全面的评测及恰当的治疗,例如可使用左旋多巴/卡比多巴(参见第 59 章)。由于一些治疗帕金森疾病的药物会使患者产生精神问题,所以有必要对不良反应进行监测,例如精神方面及认知功能的恶化。传统的抗精神病药如氟哌啶醇,有可能加重锥体外系反应(extrapyramidal symptoms,EPS),故应避免使用。新型药物如喹硫平或氯氮平,不太可能加重帕金森症状,但也应在胆碱酯酶抑制剂后使用,或者在需要更严重的行为症状控制的情况下使用[75,77]。

血管性痴呆

病因学

VaD 是由血管疾病引起的一大类认知障碍性疾病。其最常见的病因是血栓或栓塞所致的大脑血管闭塞,导致缺血性脑损伤[81,82]。大部分患者的痴呆症状是由多发性脑梗死、大脑认知功能相关区域梗死或弥漫性大脑皮层白质体病变所致[16]。许多疾病如动脉粥样硬化(atherosclerosis)、动脉硬化(arteriosclerosis)、血管炎等,都会导致栓子和血栓的产生,从而可能阻塞脑部血管。出血现象及高血压或心脏病等疾病均可造成大脑缺血或缺氧,从而导致 VaD 的发生[81-83]。VaD 的特异性危险因素包括高龄、糖尿病、脑血管疾病、高血压、心脏病、高脂血症、吸烟和饮酒[82-84]。

神经病理学

典型的 VaD 属皮层下病变。大部分 VaD 患者有多发血管闭塞及该血管供血区的脑组织梗死[83,84]。当大动脉或中等小动脉闭塞时,会导致局灶性神经功能缺损(参见第 61 章)。视受累部位不同,可能出现不同的认知障碍。然而,更常见的情况是短暂性脑缺血发作(transient ischemic attack,TIA)或不易察觉的多发性微小梗死灶[83,84]。皮层下 VaD 患者经常在基底神经节、丘脑、内囊动脉中出现小而深的缺血性梗死[83,84]。既往常有动脉粥样硬化、糖尿病或高血压病史,但无脑卒中[4,77,79]。MRI 扫描对诊断 VaD 很有价值,它较 CT 扫描能更清楚地显示脑梗死的部位(图 108-3)[16,22]。多达 85% 的 VaD 患者存在白质病变。深层白质的病变如脑白质疏松症常发生脱髓鞘改变,可能代表痴呆的早期变化[83]。因为涉及病因学的因素,VaD 的发病时间通常比 AD 更早,且男性较女性更易发病。

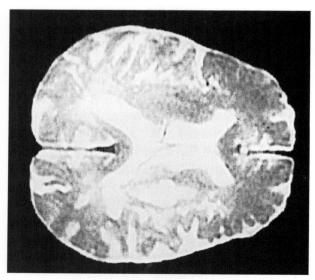

图 108-3 右脑室旁可见较大的梗死灶。右侧颞叶萎缩

临床表现

案例 108-3

问题 1:D. V. 是一位 73 岁的老年男性,在女儿的陪伴下进行“记忆模糊”的评估。尽管他主诉记忆力减退,但他否认对日常生活有重大影响。D. V. 称,2 年前他有一次头晕发作后摔倒,之后开始出现记忆问题。然而,他的女儿认为在那次事件前约 1 年的时候,他的记忆力就已经开始减退。记忆力减退一直在缓慢的进展中。记忆问题及由此给日常生活带来的“烦恼”使 D. V. 感到自己很没用。尽管 D. V. 生活基本可以自理,但他需要依靠女儿的帮助来处理经济问题。由于对自己的能力缺乏信心,他已主动放弃开车。D. V. 的女儿告诉医生,据她的母亲讲,D. V. 晚上醒来去排尿时,有时会迷失方向。他没有尿失禁史,有疑似 TIA 史,但无局灶性神经损伤症状。他有长期的轻度高血压病史,一直用利尿剂治疗。他偶尔饮酒,吸烟量约为每日半包。除疑似 TIA、高血压及轻度前列腺增生外,D. V. 无其他病史。家族史有糖尿病和心脏病。

体格检查结果显示,D. V. 轻度肥胖,衣着得体,神志清楚,对人物的定向力正常。BP 坐位 160/92mmHg,立位 168/95mmHg。心脏检查正常。神经系统检查发现双侧眼外肌运动轻度受限、腱反射轻微不对称,右侧比左侧增高。双下肢肌张力正常。轻度拖曳步态。震动感减弱,但在他目前的年龄段尚属正常范围。其 MMSE 检查得分为 22/30,有定向和回忆错误。心理测试发现他有轻度抑郁。

所有实验室检查结果基本在正常范围。血清 K(3.8mmol/dl)和 Na(138mmol/dl)处于正常低限,血尿素氮(BUN)(18mg/dl)处于正常高限。血清总胆固醇 246mg/dl,甘油三酯 230mg/dl。胸部 X 线片检查示心脏轻度增大;ECG 正常。MRI 扫描示一般性脑萎缩,脑室增大,脑室周围白质体缺血性改变,双侧基底节腔隙性脑梗死,右顶顶叶小范围皮层梗死。

有哪些主观和客观的证据诊断 D. V. 痴呆?

D. V. 的主要症状为“记忆模糊”和记忆力减退,他把这归因于头晕发作和摔倒。然而,他的家人在该事件发生前 1 年,已注意到这些问题,且认为症状随时间进展。尽管 D. V. 自认为这些症状并没有影响他的日常生活,但他已自愿停止了驾驶,并依靠女儿的帮助处理经济问题。他的记忆力问题似乎已影响到他的心情,使他感觉自己无用。D. V. 在夜间醒来排尿时有定向力障碍。上述因素均符合 DSM-V 对日常生活影响的相关标准[1]。

MMSE[17] 检查(定向力、回忆)和 Blessed 痴呆检测[85](记忆力、定向力)均发现 D. V. 存在多项问题,提示短时和长期记忆力受损。D. V. 不能驾驶说明其判断力差;处理经济问题需要帮助说明其高级皮层功能出现障碍。D. V. 目前尚未出现谵妄症状。MRI 扫描显示有器质性损伤存在。

诊断

案例 108-3,问题 2：D. V. 是哪种类型的痴呆症？

有充足的证据表明 D. V. 患上了神经认知功能障碍。DSM-V 提供了 VaD 的诊断标准（表 108-1），从患者病史和检查结果来看，D. V. 似乎满足可能 VaD 的诊断（TIA 与功能下降之间的时间关系不明确）[1]。VaD 通常在脑血管损伤后突然出现，之后通常有一段稳定期，当又一次血管病发作后智能水平又将进一步下降，常常呈现阶梯式的变化。根据大脑受损区域的不同，认知功能减退的表现也不尽相同[1,16]。

除了头晕及摔倒，D. V. 的病情进展方式类似于斜坡式而非阶梯式。尽管他的认知能力退化得并不均衡（例如他并没有语言障碍问题），但该现象并不十分突出，不足以作为诊断依据。虽然 D. V. 表现出一些神经系统症状，包括眼外肌运动受限、反射不对称以及轻度拖曳步态等，但这些症状都很轻微，未经训练的观察者很容易忽略它们，认为它们与痴呆症有关。单纯依靠诊断标准中给出的临床表现来诊断常导致漏诊[22]。Hachinski 缺血性评分对脑血管源性认知障碍相关的体征和症状进行了分级，用于区分 AD 和 VaD[83]。根据这一评分标准，D. V. 所表现的夜间精神错乱、抑郁、高血压病史及局灶性神经系统症状，足以提示他为 VaD。

D. V. 的病史和临床表现不支持将他诊断为由单一大面积脑卒中或数次小卒中引起的痴呆症。严重卒中常导致运动障碍，尤其是单侧肢体（由卒中部位支配的一侧）。多次发生的小卒中则会引起由受累区域支配部位的明显运动障碍。这两种情况都不符合 D. V. 的临床表现。他表现出痴呆的症状，并患有严重的脑血管疾病。他有 VaD 相关的几个危险因素，包括高血压、吸烟和高脂血症。他的 MRI 显示大脑基底部深穿动脉有多发腔隙性梗死，特别是在基底神经节、内囊、丘脑和脑桥（参见第 61 章）。MRI 的这些表现与 D. V. 的长期高血压及神经系统症状是一致的。

治疗

案例 108-3,问题 3：应如何对 D. V. 进行治疗？

目前，有一些治疗方案可以改变 VaD 的危险因素。

戒烟

由于吸烟可减少脑血流量，增加脑卒中风险，故应劝说 D. V. 戒烟。在患 VaD 的吸烟者中，戒烟可以提高认知能力[86]。

抗高血压治疗

D. V. 合并有高血压和高脂，两者都是脑卒中和 VaD 的危险因素。对于老年患者，控制好收缩期血压可将脑卒中风险减少 36%[87]。对于 MID 患者，将收缩压控制在 135～150mmHg 能够改善认知功能。当收缩压>150mmHg 时提示血压控制不足，而收缩压<135mmHg 则可能导致脑血流灌注不足[88]。与非痴呆人群一样，非药物治疗（如节食、减肥、锻炼）是非常重要的手段。在这一人群中，必须谨慎选择抗高血压药物，以提高依从性，同时减少不良反应[89]。噻嗪类利尿剂和 β-肾上腺素受体阻滞剂均可能升高血脂水平，这对 D. V. 来说可能可能会引起潜在的并发症。α-肾上腺素受体阻滞剂和抗交感神经药物可能引起抑郁或认知功能减退，也不宜选择。可选择钙通道阻滞剂（calcium-channel blocker，CCB）或 ACEI 进行治疗，因为老年患者对这两种药物的耐受性好，且还有助于保护糖尿病患者的肾功能（参见第 9 章）。

二氢吡啶类钙通道阻滞剂已被证实可改善痴呆患者的认知能力，并可降低单纯收缩期高血压患者的痴呆风险[90]。由于 D. V. 合并有 BPH，应用 α-肾上腺素受体阻滞剂可能有益，如多沙唑嗪（可多华）1mg 睡前服用，或特拉唑嗪 1mg 睡前服用（参见第 109 章）。然而有证据表明，α-肾上腺素受体阻滞剂可能增加心脏损害的风险，使这类药物的应用受限[91]。故应首选血管舒张性钙通道阻滞剂，如氨氯地平（每日 5mg）。ACEI 类药物（如贝那普利，每日 10mg）也是合理的选择。这两种药物与同一药物类别中其他药物相比，具有每日只需 1 次给药的优势，这有助于提高记忆力减退患者的服药依从性。

抗血小板治疗

VaD 患者需要预防将来可能发生的脑血管事件，但目前专门针对痴呆患者的研究还很少。在一项研究中，VaD 患者接受为期 1 年的阿司匹林（每日 325mg）治疗后，与对照组相比，脑血流灌注和认知能力有所改善[92]。根据美国心脏协会和美国卒中协会发布的指南，对于有 TIA 病史或非心源性动脉粥样硬化性脑卒中（非心源性脑卒中）病史的患者，应给予抗血小板药物治疗。阿司匹林（每日 50～325mg）、氯吡格雷（每日 75mg）或阿司匹林/双嘧达莫（50mg/200mg，每日 2 次）都是有效的脑卒中预防治疗方案[93]。在心源性脑缺血事件发生后，推荐应用华法林和可能的针对性的口服抗凝药物（targeted specific oral anticoagulant，TSOAC）。然而，只有阿司匹林在 VaD 患者中进行了研究，故阿司匹林（每日 81～325mg）应作为 D. V. 的首选治疗方案。

胆碱酯酶抑制剂治疗

胆碱能传递不足和烟碱受体结合异常已在 VaD 中被发现[5,94]。对多奈哌齐[95]、加兰他敏[96]和卡巴拉汀[97]进行的早期临床试验证实，这些药物可使 VaD 患者的认知能力和日常生活能力得以改善。但目前有关这些药物的应用还处在观察阶段，且有争议。由于 VaD 患者使用此类药物并未得到 FDA 的批准，所以在考虑给他进行胆碱酯酶抑制剂治疗前，D. V. 和他的家人应与医生充分讨论该药的潜在风险和疗效。

管控能力

医生应该安排 D. V. 进行物理治疗和职业治疗，以评估他的力量、步态和生活能力。物理治疗可帮助他维持肌力，职业疗法可为他提供设备和方法，以帮助他适应头晕，避免摔倒。此外,在房屋各处使用提示说明或标签可以帮助他独立生活。

痴呆患者的行为障碍

在痴呆的病程中会表现出几种类型的行为障碍,尤其在疾病的晚期阶段(表 108-6)[38,41]。行为障碍的范围很广,包括躁动、冷漠、徘徊、言语和身体攻击,以及精神病症状[41]。

痴呆患者的躁动多被描述为伴随心理紧张的过多肢体活动。相关症状有焦虑、烦躁、运动不宁及失控喊叫等[98]。睡眠及情绪紊乱也比较常见,如紧张或抑郁等[99]。躁动及焦虑最好采用非药物性治疗。当非药物性治疗不成功或行为障碍过于严重时,可使用药物治疗。非心理性行为如游荡、不适当的行动举止等,对环境的改变比药物治疗反应要好[99,100]。评估痴呆患者行为障碍,首先应排除由尚未认识的医学问题或药物的不良反应所导致的行为障碍(参见第 107 章)。

表 108-6

痴呆患者的异常行为

行为	典型表现	非药物性治疗	药物性治疗
一般策略		保证生活环境的安全 要逐步给出指令,切忌过于复杂 保持日常活动 避免就错误表述进行争论 避免使患者受到惊吓 限制异常或过激的环境	
焦虑	过度担心、睡眠障碍、强迫性反复思考	倾听并承认挫折 重新定向 锻炼 从事有趣的活动 良好的睡眠习惯 限制噪音和干扰	曲唑酮 丁螺环酮(如无失眠) 短效苯二氮䓬类 SSRI
抑郁	孤僻、没有食欲、易怒、坐立不安、睡眠障碍	锻炼 从事有意义的活动	曲唑酮 SSRI
一般焦虑	重复提问、游荡、踱步	分散注意力和转移注意力 将任务分解逐步进行 在封闭区域锻炼	常对药物无反应
精神病行为	妄想(常认为别人偷自己东西)、幻觉、错觉	安慰 分散注意力 消除能引起精神混乱的潜在因素	如果对其他治疗方案响应不好,且患者害怕自己或他人情形严重,可应用非典型抗精神病药物 如果患者伴随孤僻,害怕以及丢失物品,可应用 SSRI
攻击性行为	对别人进行身体或言语攻击、过度喊叫、躁狂	确定诱发原因 关注病人的感受和想法 避免生气或沮丧 保持一个简单、愉快、熟悉的环境 利用音乐、运动等活动使患者平静 将注意力转移到其他事情上	抗惊厥药,如双丙戊酸或卡马西平,可联用一种非典型抗精神病药

来源:CaliforniaWorkgroup on Guidelines for Alzheimer's Disease Management. *Guideline for Alzheimer's Disease Management*:*Final Report*:State of California,Department of Public Health;April 2008;Teri L et al. Nonpharmacologic treatment of behavioral disturbance in dementia. *Med Clin North Am.* 2002;86:641;Tariot PN et al. Pharmacologic therapy for behavioral symptoms of Alzheimer's disease. *Clin Geriatr Med.* 2001;17:359;Herrmann N,Lanct^ot KL. Pharmacologic management of neuropsychiatric symptoms of Alzheimer disease. *Can J Psychiatry.* 2007;52:630;Gray KF. Managing agitation and difficult behavior in dementia. *Clin Geriatr Med.* 2004;20:69;Binetti G et al. Delusions in Alzheimer's disease and multi-infarct dementia. *Acta Neurol Scand.* 1993;88:5;Teri L et al. Exercise plus behavioral management in patients with Alzheimer disease:a randomized controlled trial. *JAMA.* 2003;290:2015.

焦虑行为

案例 108-4

问题 1：T. G. 是一位 62 岁的男性，最近刚被诊断为 AD，他于睡前服用多奈哌齐 10mg。此外，由于患有高血压，他同时还服用氢氯噻嗪（每日 12.5mg）和氨氯地平（每日 5mg）。因为害怕迷路，他不再每日在附近散步。当妻子做杂务时，他会尾随妻子，其他时间则会在房间里不停踱步。随着情况不断恶化，他还对自己可能给家人带来的负担表示焦虑。最近，他出现了几次大小便失禁，夜间醒来 4~5 次小便。由于他夜间多次醒来，导致白天十分疲劳。

应该如何处理 T. G. 的躁动及焦虑呢？

焦虑及注意力不集中是痴呆早期的常见表现。所谓焦虑行为是一种总称，广义讲，焦虑常被用于描述一些特定行为，例如坐立不安、烦躁以及茫然无目的的行为。患者意识到自己的认知能力在进行性衰退，并对其后果有着充分的认识和了解。T. G. 尾随妻子的行为反映出他内心的不安和焦虑；而在房内不停踱步则是坐立不安及茫然行为的表现。他对于自己可能给家人带来的负担表现出了焦虑状态。他的睡眠不好是由于夜尿及焦虑引起。

如果 T. G. 的行为表现发生了突然或迅速的变化，他的医生应首先对他的身体状况作出评测，评估他是否有感染、疼痛或药物相关问题。尽管 T. G. 一直在服用氢氯噻嗪且没有遇到什么问题，但这可能导致他无法控制尿意，所以应停用氢氯噻嗪，如果血压升高，则可增加氨氯地平的剂量。以上措施可改善他的尿失禁、夜尿症以及睡眠状况。

案例 108-4，问题 2：T. G. 的精神状况持续恶化，乃至洗澡和穿衣也需要旁人协助。一次随访中，T. G. 控诉妻子和儿女偷他的东西。他现在已经找不到自己收集的硬币了，在他记忆力刚开始减退的时候，他把那些硬币放到了某个"安全"的地方，晚上的时候，他会在房间里不断翻寻。他认为家人已经制订好了计划，偷走他所有的财产，然后把他赶到大街上去。T. G. 的儿子说 T. G. 最近已经开始出言不逊，威胁过好几个家人了。针对 T. G. 的精神症状该如何处理？

一旦排除或纠正了相关医学问题，应该用系统的方法对 T. G. 进行评测，因为行为问题只是一系列问题的一部分。T. G. 的行为可归为"焦虑行为"，但他的行为只限于尾随妻子及房内不停踱步。而这种行为是有前情的，由于他患有痴呆症，所以他无法自己开始一项有意义或有意思的行为，以致于变得令人烦扰，结果就表现为搅扰妻子及不停踱步。这种分析问题的方法被称为"A-B-C"方法，分别代表前情（antecedent）、行为（behavior）和结果（consequence）[99]。不停踱步是茫然行为的一种表现。T. G. 的妻子可以给他安排一些简单的任务，例如擦干盘子、叠好洗干净的衣服或者简单的花园护理工作，这样可以帮助他疏导

自己的精力，同时也可以缓解他的焦虑和不安。她也可以陪着他散步以减轻他对于迷路的恐惧。她还可以考虑让他加入一个成人日间护理项目，这些项目可帮他安排一些有意义的活动，释放多余精力，从而使夜间睡眠质量提高，同时也可以帮助妻子减少照顾 T. G. 的压力。表 108-6 中列出了一些非药物干预焦虑行为的可行性方案。

当非药物治疗不能有效减少焦虑、烦躁及类似的行为时，可考虑进行药物治疗。苯二氮䓬类是最常用的抗焦虑药物，可用来治疗 T. G. 的失眠和焦虑。但这类药物对老年人有一些不利的结果，包括精神错乱、遗忘综合征、共济失调和跌倒[101,102]。正如 2015 年美国老年病学协会发布的 Beers 标准所述，除其他药物外，苯二氮䓬类药物可能被认为是老年人潜在的不适当药物。如果苯二氮䓬类获得了临床应用批准，在必要时可选用氯拉西泮或奥沙西泮等药物，但也只能短期谨慎使用[102]。

曲唑酮是一种镇静类抗抑郁药，对 AD 患者的失眠和焦虑行为有效[101,103]。初始治疗剂量为 25mg 睡前服用，可逐渐增至每日 250mg，分次给药。另一个可供选择的药物为丁螺环酮，该药不会引起苯二氮䓬类药物可能带来的认知功能损伤。起始剂量为 5mg，每日 3 次，可增加至 15mg，每日 3 次。但丁螺环酮不能同时治疗 T. G. 的失眠症状，因为它没有镇静效果，也没有可靠证据证明它对痴呆引起的焦虑有效[102]。还有一种可用的药物是西酞普兰，它可以有效减少痴呆患者的焦虑行为[104]。新的证据表明右美沙芬-奎宁联合使用可能有效地减少烦乱情绪，但鉴于药物-药物相互作用以及目前有限的研究数据，仍需谨慎对待[105]。

综上所述，如果非药物性干预无法改善 T. G. 的失眠症状和焦虑行为，则应给予曲唑酮 25mg，睡前服用。每间隔 5~7 日，将每日剂量增加 25mg，最大剂量为 100mg。日剂量达 100mg 以上时，应分 2 次服用。

精神症状

在痴呆患者中，妄想和幻觉很常见。据报道，超过半数的痴呆患者伴随有妄想症，存在该症状的患者往往还带有一定的攻击性[103]。典型的妄想症状包括怀疑家人偷窃，这可能是继发的，因为患者记不起某些有价值东西的放置位置，从而错误地推断这些东西已被偷窃[106]。另一种常见的妄想是错认人或物体[107]。约半数痴呆患者可能同时伴有 Capgras 综合征，即认为一个人已经被另一个外貌相同的冒充者所替代，或认为照片或电视中的图像是真人[106]。

由于药物治疗效果有限且伴有一定风险，所以药物治疗之前应首先尝试一些行为干预[108,109]。第一步是进行一个以患者为中心的症状审查，需回答以下问题：这些行为对于 T. G. 意义何在？（例如他无法找到那些对他而言很珍贵的物品，也无法想起它们被放在哪里）是什么触发了他的这种想法及出格行为？（他可能假定那些物品已经被盗，并坚信自己的家人知道那些物品的存放位置，并且自己的家人会为了一己私利而偷走它们）家人的反应是如何进一步激怒他的？（一旦家人寻找到了这些物品，则有可能会增强他的错觉，使他更加确信就是家人偷走了这些物品）应该对他的家人进行指导和教育，让他们明白 T. G. 的这种偏

执行为在痴呆患者中很常见，并且会随着病情的发展而发展。可以根据他的妄想程度使用一些分散注意力的方法来解决此类问题，例如把话题转换到一个更有意思的事物上，或开始做一些其他有意思的活动。应告知他的家人，无论采取什么样的方法，都不要与 T. G. 争吵或争论，而是让他多分享一下自己的想法。如果这些非药物性干预也无法解决问题，那么可以根据症状严重程度给予药物治疗。

精神症状的问题可以用抗精神病药物，但这些药物的疗效往往不足，没有哪一种抗精神病药物比其他同类药具有明显优势。妄想、幻觉、攻击性行为、不合作等症状对药物的反应最好，但总的来说，仅有少数患者的此类症状会有所改善[102,109]。在一项为期 36 周的 CATIE-AD 试验中，对比了奥氮平、喹硫平、利培酮和安慰剂在改善 AD 患者的精神症状、攻击性和焦虑行为方面的疗效。结果表明，分别有 32%、26%、29% 和 21% 的患者病情得到改善。作者的结论是，这些药物的功效被不良反应所抵消[109]。目前还没有任何一种抗病"神兵"药物被 FDA 批准用于控制痴呆患者的行为症状。由于会增加患者卒中和死亡的风险，所有抗精神病药物都存在黑框警告[108,110,111]。因此，对痴呆患者使用上述任何药物都是未经批准的，均需医生、患者和护理人员进行充分讨论。

需仔细权衡治疗所带来的风险和可能的疗效，再确定针对 T. G. 的适当的治疗方案。抗精神病药物的选择取决于患者所表现出的症状及药物潜在的不良反应。T. G. 有偷窃、猜疑及攻击性行为的错觉。他出言不逊及威胁他人的表现可能源自于他的错误想法，即害怕家人偷窃及抛弃他。

T. G. 不存在抗精神病药物的使用禁忌证，其目标症状可能对任何可用的抗精神病药物产生反应。因此，可选择不良反应发生率最小的抗精神病药物。在一项病例系列研究和一项大样本双盲、安慰剂对照试验中，均对利培酮做过相关评价[112,113]。在病例系列研究中，服药剂量从 0.5mg（隔日 1 次）至 3mg（每日 2 次），半数患者的症状都得到改善，但同时也有 50% 患者出现 EPS，甚至在最低剂量组也有发生[112]。在双盲试验中，受试者服用利培酮（每日 0.5mg、1mg 或 2mg）或安慰剂，连续服用 12 周。结果显示，每日剂量 1mg 或 2mg 均可使精神症状减轻、行为得到改善，但常见 EPS 和嗜睡等不良反应[113]。在护理院进行的一项为期 6 周的研究显示，低剂量奥氮平（每日 5 ~ 15mg）对减轻焦虑行为、攻击性和精神病症状的疗效好于安慰剂[114]，嗜睡和步态失调是最常见的不良反应。喹硫平给药量为每日 100 ~ 200mg 时，患者的焦虑行为和精神病行为均得到改善[115]。氯氮平有显著的毒性反应风险，需严密监测。由于 T. G. 没有心脑血管类危险因素，且没有步态或平衡问题，故可以选择利培酮 0.25mg 或喹硫平 25mg 睡前服用作为起始剂量。利培酮的剂量可按每周每日 0.25mg 增加，直至每日 2mg；喹硫平的剂量可按每日 25mg 的幅度增加，至每日 200mg。当 T. G. 的症状稳定后，药物治疗仍需要持续约 3 个月，之后药物剂量每周递减，以确定 T. G. 是否还需药物治疗。治疗期间，应密切监测 T. G. 是否发生包括 EPS 在内的不良反应，因为应用非典型抗精神病药物进行治疗时可能出现 EPS[110,116]。

攻击性行为

案例 108-4，问题 3：3 个月后，T. G. 的妄想症状已减轻，但他仍出言不逊，经常感觉很气愤、有情绪爆发，特别是在洗澡或如厕等需要帮助的时候。其他时间则表现孤僻、冷漠。他曾有 3 次被发现在家附近徘徊。尽管已给予喹硫平 100mg，每日 2 次的治疗，但这些异常行为仍持续存在。这种情况下，还可试用哪些替代疗法？

尽管抗精神病药物对精神病症状有效，但仍不能控制许多其他行为。超过 90% 的痴呆患者表现出至少一种失常行为，如愤怒爆发、喊叫、说脏话等，还有许多患者表现出多种攻击性行为[110]。约 32% 表现出暴力或极端行为[110]。痴呆患者的这些行为通常是针对照护者的，常在接受日常生活如洗澡和如厕等照料时发作。其发作频率随痴呆严重程度的增加而增加[99,117]。在认知功能减退的患者中，有些攻击性行为可能仅仅是对所察觉到的威胁的防御反应[117]。由于可对患者日常活动能力造成负面影响，这些行为异常必须引起重视[99]。

药物治疗可能对 T. G. 所表现出的一些行为异常并不理想，除非服用大量镇静剂，但这通常也无法纠正其徘徊行为，而体育锻炼、休息或环境改变等非药物治疗反而会更加有效[99,103,118]。T. G. 在接受洗澡和如厕帮助的时候所表现出的异常行为，可能是由精神错乱和恐惧所导致的。将这些日常活动分阶段逐步进行直至其能独立完成，常有助于减轻患者的攻击性行为[41]。

辱骂和攻击性行为有使患者和护理人员受伤的风险，还有可能导致虐待，而在这种情况下，患者和护理人员都有可能成为受虐对象[119]。一些小型的研究表明，对于那些抗精神病药物治疗无效的患者，抗惊厥药物也能减少其愤怒和攻击性行为。卡马西平和丙戊酸（包括双丙戊酸钠）是两种研究最充分的药物[110,116]。研究结果表明，尽管这两种药物在初期试验中表现出一定的潜力，但在之后的研究中却并未发现有很好的疗效。因这两种药物疗效有限且有一定毒性，故不推荐使用[95,109]。但若联合抗抑郁药物，则可能会具有一定的疗效，下文中会提到。徘徊现象通常对药物干预没有反应，合理的治疗方法包括改变环境（如在外门安装儿童安全锁），为患者提供一些活动或能转移注意力的事物，以及制订安全计划（如"平安返回"计划）。至于患者的偏执和妄想行为，应运用"A-B-C"分析法以患者为中心来进行评估，以确定患者攻击性行为产生的原因和带来的影响。如果 T. G. 的攻击性行为一直持续，他的家人可以考虑与他同住来进行护理，或把他安置在专为照顾老年痴呆症患者而建立的陪护机构中。

抑郁症

案例 108-4，问题 4：如何治疗 T. G. 的孤僻和冷漠？

抑郁症常伴随痴呆症状，可显著影响患者的活动、认知和交流能力[95,109]。T. G. 所表现的孤僻和淡漠症状提示其存在抑郁。对于痴呆患者，喊叫也被认为是一种抑郁症状，可能是孤独、厌烦或需要引起他人关心等感觉的表现[120]。由于抑郁症的确诊主要依靠与患者的面谈和提问，故对于痴呆患者是否伴发抑郁的诊断十分困难，医生必须依据对患者的观察来作出临床评价。患者可能不仅表现为失去记忆力和机体的某些功能，还表现为失去自我。由于无法与他人交流，也无法参与到外界活动中，患者可能会感到孤独。在给患者使用抗抑郁药物之前，可以优先考虑一些非药物性干预，帮助他从事一些有意义的事情或参与一些社会活动，例如简单的散步或者接受成人日间护理等，都有助于缓解他的冷漠和孤僻症状。

SSRI 尚未在痴呆患者中进行充分的研究，但对于治疗抑郁症确实有效，且与其他三环类抗抑郁药相比，患者对 SSRI 的不良反应耐受性较好。一项为期 12 周的临床试验结果显示，舍曲林每日 50~150mg 对改善 AD 患者抑郁症状的疗效好于安慰剂[121]。在一些小型试验中，西酞普兰也具有一定疗效，而氟西汀和氟伏沙明在治疗抑郁症方面尚未证明有效[104,110]。如果非药物性干预对 T. G. 的抑郁症状没有效果，可使用舍曲林每日 50mg 或西酞普兰每日 10mg 进行治疗。1 个月后对他进行评测，如果其症状未缓解，可按周增加给药量，最大剂量分别为每日 150mg 和每日 20mg，一个完整的疗程至少需要 3 个月。

社会支持

案例 108-4，问题 5：T. G. 的家人觉得在家里照顾他已成为难以承受的负担，他们在考虑将他送入相关机构。当一个家庭面临这种情况时，有什么样的社会支持服务？

收容入院是痴呆患者晚期阶段的一个解决办法。随着疾病的发展，对大多数家庭来说，完成照顾一个痴呆患者所需要的全部护理已十分困难。护理负担常因以下因素而加重：患者记忆力日益下降、不能交流、身体健康状况下降、不能自制，以及照料人员失去自由和产生抑郁。照料患者的人员普遍感到气愤、无助、内疚、着急，同时由于体力上负担过重导致疲惫乃至患病[41]。

外界的帮助对于一个需照顾痴呆患者的家庭来说是必要的。一旦痴呆被确诊，该患者家庭应被介绍到阿尔茨海默病及相关疾病协会。该协会在大多数主要城市均有分会。《一天 36 小时》(The 36-Hour Day) 这本书可能会给这些家庭一些帮助[122]，它讲述了痴呆的症状、行为以及在照顾痴呆患者时可能会遇到的问题。

帮扶性的组织及个人、家庭咨询以及其他来源的支持都是有益的，可以帮助这些患者家庭应对更长的时间。然而，减轻护理者压力最关键的一项措施是请临时看护，这样就可使一个家庭从照顾患者的责任中暂时解脱出来。临时看护可以按照常规程序让一个人到家中护理，也可让患者到一个全日制护理中心或其他相似机构中去。这些方案可以推迟患者需要被收容入院的时间[41,42,122]。

（李婷 译，雷静、刘一、施红 校，封宇飞、胡欣 审）

参考文献

1. American Psychiatric Association. *Diagnostic and Statistical Manual of Mental Disorders*. 5th ed. Washington, DC; 2013.
2. Rocca WA et al. Trends in the incidence and prevalence of Alzheimer's disease, dementia, and cognitive impairment in the United States. *Alzheimers Dement*. 2011;7:80.
3. Alzheimer's Association. *Alzheimer's Disease Facts and Figures 2015*. Chicago, IL: Alzheimer's Association; 2015.
4. Plassman BL et al. Prevalence of dementia in the United States: the aging, demographics, and memory study. *Neuroepidemiology*. 2007;29:125.
5. Dickson DW. Neuropathology of Alzheimer's disease and other dementias. *Clin Geriatr Med*. 2001;17:209.
6. Brookmeyer R et al. National estimates of the prevalence of Alzheimer's disease in the United States. *Alzheimers Dement*. 2011;7:61.
7. Knopman DS. An overview of common non-Alzheimer dementias. *Clin Geriatr Med*. 2001;17:281.
8. Kochanek KD et al. Deaths: preliminary data for 2009. National Vital Statistics Reports; Vol 59, no 4. Hyattsville, MD: National Center for Health Statistics; 2011.
9. Hebert LE et al. Annual incidence of Alzheimer disease in the United States projected to the years 2000 through 2050. *Alzheimer Dis Assoc Disord*. 2001;15:169.
10. Ferri CP et al. Global prevalence of dementia: a Delphi consensus study. *Lancet*. 2005;366:2112.
11. Brookmeyer R et al. Survival following a diagnosis of Alzheimer disease. *Arch Neurol*. 2002;59:1764.
12. Costa P et al. Recognition and initial assessment of Alzheimer's disease and related dementias. Clinical Practice Guideline No. 19. Rockville, MD: U.S. Department of Health and Human Services, Public Health Service, Agency for Health Care Policy and Research. *AHCPR Publication No.97–0702*. November 1996.
13. Freund B, Gravenstein S. Recognizing and evaluating potential dementia in office settings. *Clin Geriatr Med*. 2004; 20:1.
14. Small GW et al. Diagnosis and treatment of Alzheimer disease and related disorders. Consensus statement of the American Association for Geriatric Psychiatry, the Alzheimer's Association, and the American Geriatrics Society. *JAMA*. 1997;278:1363.
15. Knopman DS et al. Practice parameter: diagnosis of dementia (an evidence-based review). Report of the Quality Standards Subcommittee of the American Academy of Neurology. *Neurology*. 2001;56:1143.
16. Geldmacher DS. Differential diagnosis of dementia syndromes. *Clin Geriatr Med*. 2004;20:27.
17. Borson S et al. The Mini-Cog as a screen for dementia: validation in a population-based sample. *J Am Geriatr Soc*. 2003;51:1451.
18. Nassreddine ZS et al. The Montreal Cognitive Assessment, MoCA: a brief screening tool for mild cognitive impairment. *J Am Geriatr Soc*. 2005;53:695–699.
19. Tariq SH et al. Comparison of the Saint Louis University Mental Status Examination and the Mini-Mental State Examination for detecting dementia and mild neurocognitive disorder–a pilot study. *Am J Geriatri Psych*. 2006;14(11):900–910.
20. Folstein MF et al. "Mini-mental state": a practical method for grading the cognitive state of patients for the clinician. *J Psychiatr Res*. 1975;12(3):189–198.
21. Teng EL et al. The Cognitive Abilities Screening Instrument (CASI): a practical test for cross-cultural epidemiological studies of dementia. *Inter Psychogeriatr*. 1994;6(1):45–58.
22. Mayeux R et al. Operationalizing diagnostic criteria for Alzheimer's disease and other age-related cognitive impairment—part 1. *Alzheimers Dement*. 2011;7:15.
23. Jayaraman A et al. Alzheimer's Disease and Type 2 Diabetes: multiple mechanisms contribute to interactions. *Curr Diab Rep*. 2014;14:476.
24. Cheng G et al. Diabetes as a risk factor for dementia and mild cognitive impairment: a meta-analysis of longitudinal studies. *Intern Med J*. 2012;42(5):484–491. doi:10.1111/j.1445-5994.2012.02758.x.
25. Taylor C et al. Midlife hypertensive status and cognitive function 20 years later: The Southall and Brent Revisited Study. *J Am Geriatr Soc*. 2013;61:1489.
26. Reed BR et al. Coronary risk correlates with cerebral amyloid deposition. *Neurobiol Aging*. 2012;33:1979.
27. Silvestrini M et al. Carotid atherosclerosis and cognitive decline in patients with Alzheimer's disease. *Neurobiol Aging*. 2009;30:1177.
28. Cummings JL et al. Alzheimer's disease: etiologies, pathophysiology, cognitive reserve, and treatment opportunities. *Neurology*. 1998;51(1 Suppl 1):S2.
29. Mattson MP. Pathways towards and away from Alzheimer's disease. *Nature*.

2004;430:631.

30. Mayeux R. Epidemiology of neurodegeneration. *Annu Rev Neurosci.* 2003;26:81.

31. Francis P. Targeting cell death in dementia. *Alzheimer Dis Assoc Disord.* 2006;20(2 Suppl 1):S3.

32. Arai T et al. A high incidence of apolipoprotein E epsilon allele in middle-aged non-demented subjects with cerebral amyloid beta protein deposits. *Acta Neuropathol.* 1999;97:82.

33. Wilkinson DG et al. Cholinesterase inhibitors used in the treatment of Alzheimer's disease: the relationship between pharmacological effects and clinical efficacy. *Drugs Aging.* 2004;21:453.

34. Mayeux R et al. Operationalizing diagnostic criteria for Alzheimer's disease and other age-related cognitive impairment—part 1. *Alzheimers Dement.* 2011;7:15.

35. DeCarli C. The role of neuroimaging in dementia. *Clin Geriatr Med.* 2001;17:255.

36. McKhann G et al. The diagnosis of dementia due to Alzheimer's disease: recommendations from the National Institute on Aging-Alzheimer's Association workgroups on diagnostic guidelines for Alzheimer's disease. *Alzheimers Dement.* 2011;7:263.

37. Seshadri S et al. Operationalizing diagnostic criteria for Alzheimer's disease and other age-related cognitive impairment—part 2. *Alzheimers Dement.* 2011;7:35.

38. Reisberg B et al. The global deterioration scale for assessment of primary degenerative dementia. *Am J Psychiatry.* 1982;139:1136.

39. Hughes C et al. A new clinical scale for the staging of dementia. *Br J Psychiatry.* 1982;140:566.

40. Hodges JR et al. Evolution of cognitive deficits and conversion to dementia in patients with mild cognitive impairment: a very-long-term follow-up study. *Dement Geriatr Cogn Disord.* 2006;21:380.

41. California Workgroup on Guidelines for Alzheimer's Disease Management. Guideline for Alzheimer's Disease Management: Final Report: State of California, Department of Public Health; April 2008:39.

42. Mittelman MS et al. A family intervention to delay nursing home placement of patients with Alzheimer disease. A randomized controlled trial. *JAMA.* 1996;276:1725.

43. Finucane TE et al. Tube feeding in patients with advanced dementia: a review of the evidence. *JAMA.* 1999;282:1365.

44. Riordan KC et al. Effectiveness of adding memantine to an Alzheimer dementia treatment regimen which already includes stable donepezil therapy: a critically appraised topic. *Neurologist.* 2011;17(2):121-123.

45. Birks J. Cholinesterase inhibitors for Alzheimer's disease. Cochrane *Database Syst Rev.* 2006;(1):CD005593.

46. Masterman D. Cholinesterase inhibitors in the treatment of Alzheimer's disease and related dementias. *Clin Geriatr Med.* 2004;20:59.

47. Rogers SL et al. Donepezil improves cognition and global function in Alzheimer disease: a 15-week, double-blind, placebo-controlled study. Donepezil Study Group. *Arch Intern Med.* 1998;158:1021.

48. Rosen WG et al. A new rating scale for Alzheimer's disease. *Am J Psychiatry.* 1984;141:1356.

49. Knopman DS et al. The Clinician Interview-Based Impression (CIBI): a clinician's global change rating scale in Alzheimer's disease. *Neurology.* 1994;44:2315.

50. Rogers SL et al. A 24-week, double-blind, placebo-controlled trial of donepezil in patients with Alzheimer's disease. Donepezil Study Group. *Neurology.* 1998;50:136.

51. Doody RS et al. Open-label, multicenter, phase 3 extension study of the safety and efficacy of donepezil in patients with Alzheimer disease. *Arch Neurol.* 2001;58:427.

52. Panisset M et al. Severe impairment battery. A neuropsychological test for severely demented patients. *Arch Neurol.* 1994;51:41.

53. Winblad B et al. Donepezil in patients with severe Alzheimer's disease: double-blind, parallel-group, placebo controlled study [published corrections appear in Lancet. 2006;367:1980; Lancet. 2006;368:1650]. *Lancet.* 2006;367:1057.

54. Farlow MR et al. Effectiveness and tolerability of high-dose (23 mg/d) versus standard-dose (10 mg/d) donepezil in moderate to severe Alzheimer's disease: a 24-week, randomized, double-blind study. *Clin Ther.* 2010;32:1234.

55. Williams BR et al. A review of rivastigmine: a reversible cholinesterase inhibitor. *Clin Ther.* 2003;25:1634.

56. Corey-Bloom J et al. A randomized trial evaluating the efficacy and safety of ENA 713 (rivastigmine tartrate), a new acetylcholinesterase inhibitor, in patients with mild to moderately severe Alzheimer's disease. *Int J Geriatr Psychopharmacol.* 1998;1:55.

57. Rösler M et al. Efficacy and safety of rivastigmine in patients with Alzheimer's disease: international randomised controlled trial [published correction appears in BMJ. 2001;322:1456]. *BMJ.* 1999;318:633.

58. Farlow M et al. A 52-week study of the efficacy of rivastigmine inpatients with mild to moderately severe Alzheimer's disease. *Eur Neurol.* 2000;44:236.

59. Grossberg G et al. Safety and tolerability of the rivastigmine patch: results of a 28-week open-label extension. *Alzheimer Dis Assoc Disord.* 2009;23:158.

60. Scott LJ et al. Galantamine: a review of its use in Alzheimer's disease. *Drugs.* 2000;60:1095.

61. Tariot PN et al. A 5-month, randomized, placebo-controlled trial of galantamine in AD. The Galantamine USA-10 Study Group. *Neurology.* 2000;54:2269.

62. Wilcock GK et al. Efficacy and safety of galantamine in patients with mild to moderate Alzheimer's disease: multicentre randomised controlled trial. Galantamine International-1 Study Group [published correction appears in BMJ. 2001;322:405]. *BMJ.* 2000;321:1445.

63. Kaduszkiewicz H et al. Cholinesterase inhibitors for patients with Alzheimer's disease: systematic review of randomised clinical trials. *BMJ.* 2005;331:321.

64. Hernandez RK et al. Cholinesterase inhibitors and incidence of bradycardia in patients with dementia in the veterans affairs New England healthcare system. *J Am Geriatr Soc.* 2009;57(11):1997–2003. doi: 10.1111/j.1532-5415.2009.02488.x.

65. Becker M et al. The effect of cholinesterase inhibitors on risk of nursing home placement among Medicaid beneficiaries with dementia. *Alzheimer Dis Assoc Disord.* 2006;20:147.

66. Wallin AK et al. Donepezil in Alzheimer's disease: what to expect after 3 years of treatment in a routine clinical setting. *Dement Geriatr Cogn Disord.* 2007;23:150.

67. Winblad B et al. 3-year study of donepezil therapy in Alzheimer's disease: effects of early and continuous therapy. *Dement Geriatr Cogn Disord.* 2006;21:353.

68. Jarvis B et al. Memantine. *Drugs Aging.* 2003;20:465.

69. Winblad B et al. Memantine in severe dementia: results of the 9M-Best Study (Benefit and efficacy in severely demented patients during treatment with memantine). *Int J Geriatr Psychiatry.* 1999;14:135.

70. McShane R et al. Memantine for dementia. *Cochrane Database Syst Rev.* 2006;(2):CD003154.

71. Tariot PN et al. Memantine treatment in patients with moderate to severe Alzheimer disease already receiving donepezil: a randomized controlled trial. *JAMA.* 2004;291:317.

72. Feldman HH et al. Activities of daily living in moderate to-severe Alzheimer disease: an analysis of the treatment effects of memantine in patients receiving stable donepezil treatment. *Alzheimer Dis Assoc Disord.* 2006;20:263.

73. Reisberg B et al. Memantine in moderate-to-severe Alzheimer's disease. *N Engl J Med.* 2003;348:1333.

74. Dysken MW et al. Effect of Vitamin E and Memantine on Functional Decline in Alzheimer Disease: The TEAM-AD VA Cooperative Randomized Trial. *JAMA.* 2014;311(1):33–44.

75. Lippa CF et al. DLB and PDD boundary issues: diagnosis, treatment, molecular pathology, and biomarkers. *Neurology.* 2007;68:812.

76. McKeith IG et al. Consensus guidelines for the clinical and pathologic diagnosis of dementia with Lewy bodies (DLB): report of the consortium on DLB international workshop. *Neurology.* 1996;47:1113.

77. McKeith IG et al. Diagnosis and management of dementia with Lewy bodies: third report of the DLB Consortium [published correction appears in *Neurology.* 2005;65:1992]. *Neurology.* 2005;65:1863.

78. Bhasin M et al. Cholinesterase inhibitors in dementia with Lewy bodies: a comparative analysis. *Int J Geriatr Psychiatry.* 2007;22:890.

79. Edwards K et al. Efficacy and safety of galantamine in patients with dementia with Lewy bodies: a 24-week openlabel study. *Dement Geriatr Cogn Disord.* 2007;23:401.

80. McKeith I et al. Efficacy of rivastigmine in dementia with Lewy bodies: a randomised, double-blind, placebo controlled international study. *Lancet.* 2000;356:2031.

81. Chui HC et al. Criteria for the diagnosis of ischemic vascular dementia proposed by the State of California Alzheimer's Disease Diagnostic and Treatment Centers. *Neurology.* 1992;42(3 Pt 1):473.

82. Gorelick PB et al. Vascular contributions to cognitive impairment and dementia: a statement for healthcare professionals from the American Heart Association/American Stroke Association. *Stroke.* 2011;42:2672. doi:10.1161/STR.0b013e3182299496

83. Chui H. Neuropathology lessons in vascular dementia. *Alzheimer Dis Assoc Disord.* 2005;19:45.

84. Messier C et al. Cognitive decline associated with dementia and type 2 diabetes: the interplay of risk factors. *Diabetologia.* 2009;52:2471.

85. Blessed G et al. The association between quantitative measures of dementia and of senile change in the cerebral grey matter of elderly subjects. *Br J Psychiatry.* 1968;114:797.

86. Rogers RL et al. Cigarette smoking decreases cerebral blood flow suggesting increased risk for stroke. *JAMA.* 1983;250:2796.

87. [No authors listed]. Prevention of stroke by antihypertensive drug treatment

in older persons with isolated systolic hypertension. Final results of the Systolic Hypertension in the Elderly Program (SHEP). SHEP Cooperative Research Group. *JAMA.* 1991;265:3255.

88. Meyer JS et al. Improved cognition after control of risk factors for multi-infarct dementia. *JAMA.* 1986;256:2203.

89. Williams BR et al. Cardiovascular drug therapy in the elderly: theoretical and practical considerations. *Drugs Aging.* 2003;20:445.

90. Forette F et al. The prevention of dementia with antihypertensive treatment: new evidence from the Systolic Hypertension in Europe (Syst-Eur) study [published correction appears in *Arch Intern Med.* 2003;163:241]. *Arch Intern Med.* 2002;162:2046.

91. [No authors listed]. Major cardiovascular events in hypertensive patients randomized to doxazosin vs chlorthalidone: the antihypertensive and lipid-lowering treatment to prevent heart attack trial (ALLHAT). ALLHAT Collaborative Research Group [published correction appears in *JAMA.* 2002;288:2976]. *JAMA.* 2000;283:1967.

92. Meyer JS et al. Randomized clinical trial of daily aspirin therapy in multi-infarct dementia. A pilot study. *J Am Geriatr Soc.* 1989;37:549.

93. Kernan et al. AHA/ASA Guidelines for the Prevention of Stroke in Patients With Stroke and Transient Ischemic Attack: A Guideline for Healthcare Professionals From the American Heart Association/American Stroke Associationon behalf of the American Heart Association Stroke Council, Council on Cardiovascular and Stroke Nursing, Council on Clinical Cardiology, and Council on Peripheral Vascular Disease. *Stroke.* 2014;45:2160–2236.

94. Erkinjuntti T. Cognitive decline and treatment options for patients with vascular dementia. *Acta Neurol Scand Suppl.* 2002;178:15.

95. Meyer JS et al. Donepezil treatment of vascular dementia. *Ann N Y Acad Sci.* 2002;977:482.

96. Erkinjuntti T et al. Efficacy of galantamine in probable vascular dementia and Alzheimer's disease combined with cerebrovascular disease: a randomised trial. *Lancet.* 2002;359:1283.

97. Moretti R et al. Rivastigmine in subcortical vascular dementia: an open 22-month study. *J Neurol Sci.* 2002;203–204:141–146.

98. Howard R et al. Guidelines for the management of agitation in dementia. *Int J Geriatr Psychiatry.* 2001;16:714.

99. Teri L et al. Nonpharmacologic treatment of behavioral disturbance in dementia. *Med Clin North Am.* 2002;86:641.

100. Kales et al. Assessment and management of behavioral and psychological symptoms of dementia. *BMJ.* 2015;350:h369.

101. Tariot PN et al. Pharmacologic therapy for behavioral symptoms of Alzheimer's disease. *Clin Geriatr Med.* 2001;17:359.

102. Herrmann N et al. Pharmacologic management of neuropsychiatric symptoms of Alzheimer disease. *Can J Psychiatry.* 2007;52:630.

103. Gray KF. Managing agitation and difficult behavior in dementia. *Clin Geriatr Med.* 2004;20:69.

104. Porsteinsson AP et al. Effect of citalopram on agitation in Alzheimer disease: the CitAD randomized controlled trial. *JAMA.* doi:10.1001/jama.2014.93.

105. Cummings JL et al. Effect of dextromethorphan-quinidine on agitation in patients with Alzheimer disease dementia: a randomized clinical trial. *JAMA.* 2015;314(12):1242–1254.

106. Binetti G et al. Delusions in Alzheimer's disease and multiinfarct dementia. *Acta Neurol Scand.* 1993;88:5.

107. Devanand DP et al. The course of psychopathologic features in mild to moderate Alzheimer disease. *Arch Gen Psychiatry.* 1997;54:257.

108. Gill SS et al. Antipsychotic drug use and mortality in older adults with dementia. *Ann Intern Med.* 2007;146:775.

109. Schneider LS et al. Effectiveness of atypical antipsychotic drugs in patients with Alzheimer's disease. *N Engl J Med.* 2006;355:1525.

110. Herrmann N et al. Atypical antipsychotics and risk of cerebrovascular accidents. *Am J Psychiatry.* 2004;161:1113.

111. Gill SS et al. Atypical antipsychotic drugs and risk of ischaemic stroke: population based retrospective cohort study. *BMJ.* 2005;330:445.

112. Herrmann N et al. Risperidone for the treatment of behavioral disturbances in dementia: a case series. *J Neuropsychiatry Clin Neurosci.* 1998;10:220.

113. Katz IR et al. Comparison of risperidone and placebo for psychosis and behavioral disturbances associated with dementia: a randomized, double-blind trial. Risperidone Study Group. *J Clin Psychiatry.* 1999;60:107.

114. Street JS et al. Olanzapine treatment of psychotic and behavioral symptoms in patients with Alzheimer disease in nursing care facilities: a double-blind, randomized, placebo controlled trial. The HGEU Study Group. *Arch Gen Psychiatry.* 2000;57:968.

115. Zhong KX et al. Quetiapine to treat agitation in dementia: a randomized, double-blind, placebo-controlled study. *Curr Alzheimer Res.* 2007;4:81.

116. Sink KM et al. Pharmacological treatment of neuropsychiatry symptoms of dementia: a review of the evidence. *JAMA.* 2005;293:596.

117. Bridges-Parlet S et al. A descriptive study of physically aggressive behavior in dementia by direct observation. *J Am Geriatr Soc.* 1994;42:192.

118. Teri L et al. Exercise plus behavioral management in patients with Alzheimer disease: a randomized controlled trial. *JAMA.* 2003;290:2015.

119. Segal-Gidan F et al. Alzheimer's disease management guideline: update 2008. *Alzheimers Dement.* 2011;7:e51.

120. Olin JT et al. Provisional diagnostic criteria for depression of Alzheimer disease. *Am J Geriatr Psychiatry.* 2002;10:125.

121. Lyketsos CG et al. Randomized, placebo-controlled, double-blind clinical trial of sertraline in the treatment of depression complicating Alzheimer's disease: initial results from the Depression in Alzheimer's Disease study. *Am J Psychiatry.* 2000;157:1686.

122. Mace NL et al. *The 36-Hour Day: A Family Guide to Caring for People with Alzheimer Disease, Other Dementias, and Memory Loss in Later Life.* 4th ed. Baltimore, MD: Johns Hopkins University Press; 2006.

第 109 章　老年泌尿系统疾病

Tran H. Tran

尿失禁

神经生理学因素

可将膀胱看作是一个具有狭小出口的"气球",其外层包裹着一层肌肉,即膀胱逼尿肌。逼尿肌和膀胱流出道的功能由神经系统协调,实现尿液的储存和排出[1]。逼尿肌受副交感神经系统支配,而膀胱颈受交感神经系统支配(α-肾上腺素能)(图 109-1)。膀胱颈近端平滑肌(内部)也受交感神经系统(α-肾上腺素能)支配。尿道远端的横纹肌(外部)受躯体神经系统支配。

尿液的存储是逼尿肌舒张及内、外括约肌收缩的结果。

中枢神经系统抑制副交感神经张力造成逼尿肌舒张,括约肌收缩通过 α-肾上腺素能和躯体神经活性的反射增加来介导。当逼尿肌收缩,同时括约肌舒张时,产生排尿反射。逼尿肌收缩通过副交感神经系统调节,而舒张需要抑制躯体神经系统和交感神经系统冲动。老年人膀胱的容量约为300ml,而年轻成年人约为 400ml。逼尿肌和尿道口括约肌通过中枢神经系统的排尿中枢来调节,它可能位于脑桥[2]。皮质和间脑同样也可以抑制由于膀胱膨胀而引起的逼尿肌反射性收缩。

年龄相关性变化

衰老对下尿路的影响是多方面的(表 109-1),包括结构和功能上的改变。随着年龄的增长,膀胱容量、延缓排尿

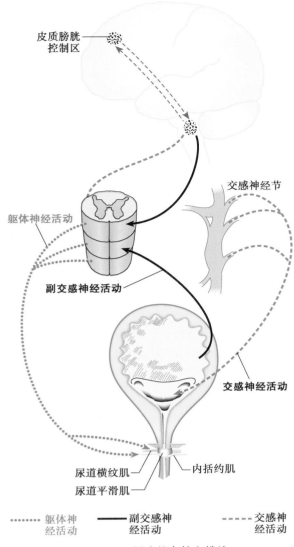

图 109-1　尿液的存储和排放

表 109-1

与年龄相关的泌尿系统改变

↓膀胱容量
↑残余尿
↑膀胱自主收缩
↑钠及尿液的夜间排泄
↓女性尿道阻力
↑男性尿道阻力
女性盆底肌肉薄弱、无力

的能力、尿道和膀胱的顺应性、最大尿道闭合压（膀胱内和尿道压力的最大差值）和尿流速率均有所下降[2,3]。对于女性而言，这些改变与雌激素生成减少有关。雌激素对位

于尿道口周围的上皮组织、膀胱流出道及阴道周围组织有营养作用。这些组织的萎缩会导致脆性增加、炎症、易于被感染、尿道周围血流量减少及盆底结构脱垂。这些都会促使尿失禁症状出现。对于男性而言，年龄相关的前列腺改变是导致排尿改变的主要原因。在男性和女性中，最常见的年龄相关性改变是不自主的膀胱收缩（逼尿肌动力不稳定）。约20%无症状、神经系统正常、排尿正常的老年人中存在这种膀胱不自主收缩[4-7]。

一些因素使得老年人容易发生尿失禁，但任何单一改变不会促成尿失禁。老年人尿失禁易感，加之老年人更易受到其他病理、生理或药理的影响，使得老年人尿失禁高发。老年人尿失禁的发生或恶化可能是由下尿道外的某些诱发因素导致[8]。老年人尿失禁的常见可能原因见表 109-2[9]。逆转这些诱发因素可有效的恢复对排尿的控制，而不必纠正泌尿系统本身的异常。

表 109-2

引起尿失禁的原因

	雷斯尼克的记忆法：DIAPPERS
D	Delirium，谵妄和痴呆
I	Infection，感染
P	Psychological，心理原因
P	Pharmaceuticals，药物
E	Excess urine output，过多的尿量
R	Reduced mobility，行动不便
S	Stool impaction（and other factors），大便嵌塞（及其他原因）

来源：Wagg A et al. Urinary incontinence in frail elderly persons: report from the 5th International Consultation on Incontinence. *Neurourol Urodyn*. 2015;34(5):398-406.

有报道称，在养老院短期居住的老人中，发生尿失禁的比例约为 36.7%，长期居住的老人为 70.3%[10]。而不在养老机构居住的老人发生中度、重度和非常严重尿失禁的比例约为 24.0%[10]。尿失禁既有经济成本，又有医疗成本（如膀胱炎、尿脓毒症、压疮、会阴皮疹及跌倒），还会对患者的社会心理（如尴尬、感到孤立、抑郁症及敏感）造成影响。尿失禁常被忽视，患者可能由于尴尬或误解而不去向他们的保健医师报告。尿失禁不是衰老的必然结果，它是一种病理现象。给予适当的治疗后，尿失禁通常会改善或痊愈，一般不需要进行损伤性的检查或手术治疗，也不需要留置导尿管[11,12]。

分类

尿失禁可分为几类。两个最基本的类型是：(a)急性（或暂时性）和可恢复性尿失禁；(b)慢性和持续性尿失禁。持续性尿失禁（persistent urinary incontinence，PUI）是指非

急性且发生时间较长的尿失禁,可以进一步分为4种亚型:(a)急迫性尿失禁;(b)压力性尿失禁;(c)溢出性尿失禁;(d)功能性尿失禁。

急性尿失禁

对于最近发生的或者与某种急性疾病有关的尿失禁,应该回顾并寻找可逆性因素。包括:(a)膀胱炎、萎缩性阴道炎、尿道炎;(b)慢性充血性心力衰竭;(c)糖尿病引起的多尿;(d)谵妄及急性精神错乱;(e)卧床;(f)药物的不良反应(随后讨论)。对于急性尿失禁的处理依赖于发现并排除这些可逆因素。

对于合并排尿刺激症状的女性尿道炎和萎缩性阴道炎患者,雌激素替代疗法是非常有益的。可以每晚在阴道内使用雌激素软膏,连续7日,此后,每周至少使用1次雌激素[13]。与女性健康倡议(Women's Health Initiative,WHI)研究相一致,全身激素治疗产生的严重风险,如乳腺癌和心血管疾病,远超其长期获益。因此,局部治疗是首选[14]。

药源性尿失禁

一些药物可以导致急性尿失禁,如利尿剂、α-肾上腺素能激动剂(如伪麻黄碱)、α-肾上腺素能拮抗剂(如特拉唑嗪)、抗胆碱能药及抗精神病药物。

有文献报道,女性使用α-肾上腺素受体拮抗剂后发生压力性尿失禁[15-17],这主要是因为α-肾上腺素受体拮抗剂对尿道平滑肌有舒张作用。一项研究显示,服用哌唑嗪的女性真性压力性尿失禁的发生率(86.2%)显著高于未服用哌唑嗪的女性(65.7%,$P<0.01$)。55%的女性在停用哌唑嗪后,尿失禁症状改善或痊愈[18]。在停用哌唑嗪后,功能性尿道长度、最大尿道闭合压力和腹腔压力向尿道的传递均有显著增加。有病例报道称,将多沙唑嗪改为依那普利可减少女性患者的压力性尿失禁。然而,依那普利又引起该患者持续性干咳,进而导致发作性压力性尿失禁。当改用氨氯地平后,咳嗽及压力性尿失禁症状均得以缓解[19]。

持续性尿失禁

急迫性尿失禁

急迫性尿失禁是老年尿失禁最常见的类型,在发生不自主排尿前有几秒钟到几分钟的预警。急迫性尿失禁以突然的漏尿为特征,通常发生于急迫性排尿被感知之后。急迫性尿失禁可能由多种泌尿生殖系统和神经系统疾病引起。绝大多数情况下,急迫性尿失禁与逼尿肌动力不稳定(不自主的膀胱收缩)或逼尿肌反射亢进(神经系统失调引起的逼尿肌动力不稳定)有关,但并不总是如此。最常见的原因是泌尿生殖系统的局部病变,如膀胱炎、尿道炎、肿瘤、结石、膀胱憩室及尿道梗阻。神经系统疾病(如中风、老年痴呆、帕金森综合征及脊髓损伤)可能与急迫性尿失禁有关[8]。膀胱过度活动症(overactive bladder,OAB)是一种以尿急症状为特征的综合征,常伴有尿频和夜尿症状,可伴或不伴有急迫性尿失禁。根据定义,OAB是一个综合征而不是一个诊断。

压力性尿失禁

压力性尿失禁是指腹内压突然增高(如咳嗽、打喷嚏、大笑及举起重物)超过尿道阻力时不自主的漏尿。老年女性较常见,老年男性则较少发生(除非在进行前列腺电切除术或前列腺切除时损伤了括约肌)。典型的压力性尿失禁以日间少量至中等量的尿渗漏、不常见的夜间尿失禁及在未合并较大膀胱膨出时低残余尿量为特征。压力性尿失禁可以通过"纸巾检查(tissue test)"来诊断,将纸巾置于尿道下方,要求患者咳嗽,之后观察纸巾上的漏尿情况。压力性尿失禁的常见原因是盆底肌肉组织薄弱和松弛所导致的尿道活动度增加,但是其他情况偶尔也会导致压力性尿失禁,如括约肌功能不全、尿道不稳定或者压力介导的逼尿肌不稳定[2]。肥胖或曾行经尿道前列腺电切术的男性患者容易出现压力性尿失禁。也有许多因素会导致女性发生压力性尿失禁,包括雌激素不足及结缔组织遗传缺陷。女性尿失禁患者的一级亲属发生压力性尿失禁的概率是正常对照组的3倍($P<0.005$)[20]。

溢出性尿失禁

当扩张膀胱中尿液的重力超过流出道阻力时,就会发生溢出性尿失禁。少量尿漏(滴尿)在白天和晚上都很常见。患者可能会主诉尿流迟缓、减少和尿流中断、需用力排尿以及有排尿不尽的感觉。通常可触及膀胱,而且残余尿量大。

溢出性尿失禁是由尿道梗阻或无张力膀胱所致[9]。常见原因有BPH、尿道狭窄、膀胱括约肌协同障碍、糖尿病神经病变、粪便嵌塞及抗胆碱能药物的使用。如果病因是神经介导的,肛周括约肌的控制可能受损。

功能性尿失禁

功能性尿失禁是指不能或不愿去卫生间排尿。常见的原因是骨骼肌肉异常、肌肉无力、精神状况异常、身体束缚、心理障碍、环境障碍以及使用一些药物(如镇静药、抗精神病药)。

临床表现和评价

案例 109-1

问题1:H. K. 是一位83岁的老年女性,居住在看护机构中,患中度痴呆。在进入看护机构的3年前患上尿失禁,她一直使用成人尿布(简便型),并接受膀胱训练。需要哪些客观和主观的数据来判定H. K. 尿失禁的病理生理学(以及临床分类)?

对H. K. 进行临床评价的目的是对膀胱压力和膀胱括约肌阻力之间的失衡进行分类,从而对其尿失禁进行恰当的药物或外科治疗。

尿失禁记录很容易完成。每2小时观察并记录1次,观察患者是干燥的还是尿湿的,以及相关的症状或情况。坚持记录3~4日将有助于评估排尿模式。对排尿模式的了解可以用来设计膀胱训练课程,并发现医源性的原因(如服用利尿剂、使用约束带)。成功的膀胱训练有赖于对膀胱何时充盈的估计。

通过对 H. K. 进行身体检查(包括神经系统检查)来确定她尿失禁的病因及分类。临床检查可能识别出特定的病理生理异常。H. K. 应该进行一个全面的骨盆检查以明确萎缩性阴道炎、子宫脱垂、膀胱结构对尿失禁的影响。漏斗状膀胱提示压力性尿失禁,触诊膀胱提示溢出性尿失禁。物理性束缚或骨骼肌肉障碍的存在提示功能性尿失禁。

在 H. K. 排尿后,应立即置尿管以确定残余尿量。或者,如果有膀胱超声,可以无创地测量膀胱体积。老年人残余尿量超过 50~100ml 是不正常的,可能提示梗阻或逼尿肌无力。如果尿潴留是慢性的,患者可能需要间歇的自我导尿。尽管尿流动力学检查已被广泛推荐和使用,几乎没有证据表明这项研究能够为老年患者提供有用的临床数据。应进行尿液分析、血生化、肾功能和糖耐量实验。尿液检查异常可能会提示一些可以干预的病因(如感染)。尿路感染在尿失禁患者中很常见。

每种类型尿失禁均有多种的治疗方法(表 109-3)。正确的评估可以指导临床医师选择最佳的药物治疗方案。药物治疗应以神经生理学、泌尿外科学和药理学为基础。药物治疗的目的是减少膀胱收缩(逼尿肌不稳定)或增加膀胱出口阻力(膀胱颈和尿道近端)。

表 109-3

持续性尿失禁的药物治疗

分类	起始剂量治疗
急迫性	奥昔布宁:每次 2.5mg,每日 1~3 次;每日 5~30mg XL
	奥昔布宁:透皮贴剂 3.9mg/24h,1 贴剂,每周 2 次
	奥昔布宁 10%外用凝胶:每日 100mg
	奥昔布宁 3%外用凝胶:每日 84mg(3 泵)
	托特罗定:每日 1~2mg;每日 2~4LA
	曲司氯铵:20mg,每日 2 次;每日 60mg ER
	达非那新:每日 7.5mg
	索非那新:每日 5mg
	非索罗定:每日 4mg
压力性	伪麻黄碱:15~30mg,每日 2~3 次
	丙咪嗪:每日 25mg
	阴道雌激素软膏:0.5~1.0g,每周 2~3 次
	度洛西汀:40~80mg,每日 1~2 次
溢出性	特拉唑嗪:每日 1~5mg(通常在睡前服用)
	多沙唑嗪:每日 1~8mg
	坦索罗辛:每日 0.4~0.8mg
	阿夫唑嗪:每日 10mg
	西罗多辛:每日 4~8mg
	乌拉胆碱:10mg,每日 3 次
功能性	无

ER,缓释制剂;LA,长效制剂;XL,缓释制剂

案例 109-1,问题 2: 由看护人员进行的尿失禁记录显示 H. K 有频繁的排尿急迫感,从而导致尿渗漏。H. K. 全天排尿 4~5 次。体格检查提示萎缩性阴道炎,不伴漏斗状膀胱颈,没有膀胱膨胀。H. K. 曾有卒中病史。尿检和血生化正常。排尿后膀胱检查提示有 30ml 的残余尿量。H. K. 尿失禁的病理生理和分类是哪种?

大多数神经性疾病都会改变膀胱的功能。和 H. K. 一样,脑血管意外通常与老年人的膀胱功能障碍和尿失禁有关。在大多数情况下,脊髓排尿中枢水平以上的神经损伤,会导致膀胱痉挛。骶反射完好无损,但失去来自更高级中枢神经系统的抑制作用,会导致膀胱痉挛和不适当的括约肌收缩。膀胱和括约肌间痉挛的程度是不同的。同样的中枢神经系统病变对不同的患者而言,痉挛程度也是不同的。H. K. 的逼尿肌痉挛是由于骶反射未被抑制引起。H. K. 的尿失禁分类为急迫性持续性尿失禁。

非药物治疗

一些非药物治疗可以帮助改善尿失禁的症状。第一步是训练患者的膀胱功能,控制液体摄入量以及避免咖啡因和其他对膀胱有刺激的因素。然后,指导患者记录他们日常的液体摄入量、排尿模式和尿失禁情况。膀胱训练是指有计划的排尿、憋尿训练(urge-suppression techniques)以及盆腔肌肉锻炼。认知能力完整或受损的患者均可采取有计划的排尿训练。患者按约定的时间排尿(如每 2 小时),以此减少膀胱中尿液量,使尿失禁的可能性降到较低。督促患者如厕同样适用于认知障碍患者。憋尿训练可用于膀胱再训练。根据患者排尿模式,排尿时间间隔可适当延长或缩短。目标是建立患者排尿和不需要排尿的间隔。对于大多数患者,这个间隔大约为 2 小时。盆底肌肉锻炼,也被称为凯格尔锻炼(Kegel exercises),主要是增加盆底肌肉的力量和张力。在随机试验中,经过训练的患者尿失禁发作可减少 54%~75%,相比之下,没有训练过的患者仅减少 6%~16%[22]。患者应该学习如何识别盆底的肌肉,然后,每日练习 3 次。

案例 109-1,问题 3: 应推荐 H. K 什么样的非药物治疗方案呢?

应该对 H. K 的药物治疗进行全面审核,以评估药物和尿失禁之间的时间关系。然后,根据她个人的特点,制订每 2 小时如厕的计划。护理人员应继续记录她的液体摄入量和尿失禁情况。这些信息有助于调整她的如厕计划,以确保 H. K 在训练后可达到最好的效果,同时又切合实际。由于 H. K. 患中度痴呆,盆底肌肉训练未必可行。

药物治疗

抗胆碱能药物

案例 109-1,问题 4: H. K 应该接受何种药物治疗?

如果非药物治疗没有产生预期的结果,可使用抗胆碱能药物治疗 H. K. 的逼尿肌不稳定。膀胱肌肉生理性收缩的主要神经激素刺激是由位于膀胱平滑肌上副交感神经节后的胆碱能受体位点上的乙酰胆碱介导。阿托品及阿托品样物质可以抑制与毒蕈碱受体有关的任何病因引起的真性膀胱不自主收缩[23]。临床研究已知,5 个毒蕈碱亚型($M_1 \sim M_5$)中,M_3 受体与人类膀胱最相关。尽管 M_2 毒蕈碱受体是主要的亚型(占 80%),但 M_3 受体主要介导平滑肌收缩,包括膀胱肌肉收缩。M_3 受体还参与胃肠道平滑肌的收缩、唾液分泌和虹膜括约肌功能[24]。抑制膀胱中毒蕈碱受体,可导致膀胱收缩减少、残余尿量增加和逼尿肌压力降低。

盐酸奥昔布宁

奥昔布宁有速效片剂、缓释片剂、透皮贴剂及凝胶剂。奥昔布宁是一种具有局部麻醉作用和抗胆碱能作用的强效平滑肌松弛剂[23,25]。该药已成功用于抑制逼尿肌不受控制的收缩,伴或不伴神经性膀胱功能障碍。奥昔布宁能改善膀胱总容量、神经性排尿功能不全和膀胱充盈压[26-28]。老年人口服盐酸奥昔布宁的推荐剂量为 2.5mg,每日 3 次。在一些病例中,剂量可增至 5mg,每日 3 次。由于奥昔布宁是三胺类抗胆碱能化合物,它还会阻断 M_1 受体,随着剂量增加,对中枢神经系统的毒性也会增加。口服奥昔布宁控释剂型(5~30mg,每日 1 次),尿失禁发作次数明显减少[29,30]。持续治疗 4 周后表现出最大的临床治疗效果,只要患者继续治疗,这种益处就会持续[31]。

奥昔布宁透皮贴剂有处方和非处方两种,含有 36mg 的活性成分,若每周使用 2 次,则平均每日释放 3.9mg[32]。透皮贴剂应避免受潮。透皮贴剂常见的不良反应包括用药部位瘙痒(14%)和发红(8.3%)。与口服速效片相比,透皮贴剂不良反应发生率更低。据报道,皮下渗透剂引起口干的比例为 38%,而口服速效剂型则为 94%[33]。奥昔布宁有外用凝胶剂型(1g,浓度 10%),每日 100mg 涂抹于腹部、大腿、上臂及肩部。奥昔布宁还有 3% 的外用凝胶剂型,每日 3 泵(84mg)。5.4% 的患者有局部不良反应,6.9% 的患者感觉口干[34]。

酒石酸托特罗定

托特罗定是一种竞争性毒蕈碱受体拮抗剂,对 M_2 和 M_3 受体有选择性,用于治疗膀胱过度活动症的尿频、尿失禁症状。有研究表明,同安慰剂组相比,使用托特罗定 1~2mg,每日 2 次,可使 24 小时排尿次数减少($P = 0.004\ 5$)、每次排尿量增加($P < 0.001$)、发生尿失禁的平均次数下降 50%($P = 0.19$)[35]。虽然托特罗定轻度延长 QT 间期,但在此项研究中,没有临床及心电图证据提示显著的心脏不良反应[35,36]。托特罗定口服后,1 小时之内起效,长期治疗仍能维持疗效。

尽管托特罗定及其活性 5-羟基代谢产物的半衰期短(分别为 2~3 小时和 3~4 小时),但由于其药效学作用较长,每日 2 次给药即可[37]。在肝肾功能损害以及同时服用 CYP2D6 和 CYP3A4 酶抑制剂时,建议调整剂量。老年患者

的常用剂量为普通剂型 1~2mg,每日 2 次,或长效剂型 2~4mg,每日 1 次。服用长效剂型后,口干的发生率为 23%[36]。

非索罗定

非索罗定是一种抗毒蕈碱的前体药物,在体内转化成与托特罗定相同的活性代谢物。非索罗定的安全性和有效性与托特罗定相似[38]。非索罗定推荐起始剂量为 4mg,每日 1 次。若疗效不明显,可增至 8mg,每日 1 次。严重肾功能不全患者(肌酐清除率<30ml/min)或服用强 CYP3A4 抑制剂的患者,每日不应超过 4mg。

曲司氯铵

曲司氯铵是一种抗毒蕈碱的季铵盐,对 M_2 和 M_3 受体具有相对选择性。用于膀胱过度活动症和急迫性尿失禁的治疗。曲司氯铵的亲水性使其较少透过血脑屏障,从而减少中枢神经系统不良反应的发生[39]。一项为期 52 周的研究中,曲司氯铵与奥昔布宁的尿动力学检查结果无显著差异[40]。此外,在治疗的第 26 周和第 52 周,24 小时内排尿频率和急迫性排尿发作的减少也不显著。然而,曲司氯铵组口干及胃肠道不良反应发生率明显更低。曲司氯铵推荐剂量为普通剂型 20mg,每日 2 次;缓释剂型 60mg,每日 1 次。对于严重肾功能不全患者(肌酐清除率<30ml/min),剂量应减至每日 20mg。曲司氯铵没有与 CYP450 肝药酶相关的药物相互作用,应空腹服用以避免吸收减少。

达非那新

达非那新是一种选择性 M_3 受体拮抗剂,用于治疗膀胱过度活动症伴尿失禁、尿急和尿频等症状。对 3 项为期 12 周的双盲、安慰剂对照试验(n = 1059)的汇总分析显示,与安慰剂相比,达非那新可显著减少每周尿失禁发生的次数($P < 0.01$)[41]。口干和便秘是停药的最常见原因。达非那新推荐起始剂量为每日 7.5mg。根据个人反应,2 周后剂量可增至每日 15mg。

索利那新

索利那新是一种对 M_3 受体具有选择性的竞争性毒蕈碱受体拮抗剂。适用于治疗伴尿失禁的膀胱过度活动症。在临床试验中,与安慰剂相比,索利那新可明显改善尿频、尿急及急迫性尿失禁的症状[42,43]。索利那新的安全性问题包括对已知有 QT 间期延长病史或正在服用可使 QT 间期延长药物的患者,QT 间期延长的风险增加。索利那新的推荐剂量为 5mg,每日 1 次。如果需要也可以增加至 10mg,每日 1 次。然而,在肝肾功能受损或服用 CYP3A4 抑制剂的患者中,每日剂量不应超过 5mg。

β-肾上腺素能药物

米拉贝隆是 β_3-肾上腺素能激动剂中第一个被批准用于膀胱过度活动症的药物。人膀胱肌有 $\beta_{1,2,3}$-肾上腺素能受体,然而,β_3-肾上腺素能受体占 β 受体的 95%,且最有可能负责逼尿肌松弛[44]。与安慰剂相比,米拉贝隆能够将每 24 小时尿失禁发作的平均次数减少 -0.44 [95% 置信区间

（CI）-0.59~-0.29,P<0.00 001][45]。米拉贝隆的疗效可持续 12 个月,与抗毒蕈碱药物相比,其安全性更高,口干和便秘的发生率显著降低[46]。虽然米拉贝隆尚未在痴呆患者中进行过研究,但临床试验未报告任何中枢不良反应。对于那些不能耐受抗毒蕈碱药物剂量增加或已经达到最大剂量的患者,米拉贝隆可单独使用或与抗毒蕈碱药物联合使用。米拉贝隆的起始剂量为每日 25mg,可在 2~4 周内滴定至每日 50mg。合并肾脏或肝脏损害的患者,每日剂量不应超过 25mg。据报道,米拉贝隆可使血压升高（>10%）,特别是对于未控制的高血压患者,因此需要仔细监测[47]。米拉贝隆也是一种 CYP2D6 抑制剂,同时服用作为 CYP2D6 底物的药物时,可能需要调整剂量。

尽管上述任何一种药物都可能对 H. K. 有效,但在使用抗胆碱能药前,应仔细评估老年人可能的不良反应。与单用乙酰胆碱酯酶抑制剂相比,抗胆碱能药物与乙酰胆碱酯酶抑制剂合用,可使痴呆患者的日常生活能力和认知功能下降速度快 50%[48]。虽然 H. K. 没有使用乙酰胆碱酯酶抑制剂的治疗,但她有中度痴呆,可能使抗胆碱能药物的不良反应增加。此外,还需要在 H. K. 开始治疗前,慎重考虑抗胆碱能药物的有限疗效。一项对抗胆碱能药物治疗膀胱过度活动症的安慰剂对照试验的系统综述指出,即使是长效药物对症状的影响也非常有限,大约每 48 小时减少 1 次尿失禁事件和 1 次排尿发作[49]。由于潜在的不良反应和有限的疗效,对于 H. K. 来讲,谨慎的做法是使用非药物（即敦促排尿）治疗。如果没有达到预期的疗效,可以考虑试验性使用抗胆碱能药物。米拉贝隆可能是痴呆患者的一个安全选择,然而,尚需在这一人群中开展进一步的研究。所有药物在使用时均应先进行 2 周的试验期,并仔细监测其疗效和不良反应。

膀胱流出道阻力增加

案例 109-2

问题 1：M. K. 是一位 68 岁的老年女性,患有压力性尿失禁。哪种药物适合治疗这种尿失禁呢？

首先,M. K. 应接受盆底肌肉或凯格尔锻炼。一些方法可以有效地帮助患者正确识别和锻炼盆底肌肉,包括自助书籍、生物反馈、电刺激及医生体检时的反馈[22]。一旦盆底肌肉被确定,M. K. 应先排空膀胱,然后坐下或躺下。她应该收缩她的骨盆底肌肉 5 秒钟,然后再放松 5 秒钟。重复 5 次,目标是达到 10 秒钟收缩,她应该每日练习 3 次。

案例 109-2,问题 2：M. K. 的压力性尿失禁问题尚未得到完全解决。体格检查提示泌尿生殖道萎缩。哪种药物适合治疗这种压力性尿失禁呢？

盐酸丙咪嗪

TCA 治疗 PUI 的药理机制尚不明确[50]。所有 TCA 在中枢和外周均有一定程度的抗胆碱能作用,但并非在所有部位都有。丙咪嗪具有明显的全身性抗胆碱能作用,但对逼尿肌的抗胆碱能作用较弱[51]。丙咪嗪对逼尿肌有明显的抑制作用,其抑制作用既不受抗胆碱能机制的调节,也不受肾上腺素能机制的调节。丙咪嗪对逼尿肌的抑制作用可能是外周去甲肾上腺素再摄取阻断所致。对膀胱出口阻力的增强作用主要是由膀胱基部和近端尿道平滑肌中的 α-肾上腺素能效应增强所致,其中 α-受体的数量多于 β-受体。由于丙咪嗪相关的显著抗胆碱能副作用,使得它不能成为老年人的治疗选择。

逼尿肌和近端尿道 α-肾上腺素能受体激活会增加最大尿道闭合压力[52]。然而,α-肾上腺素能受体激动剂,如伪麻黄碱,在治疗压力性尿失禁方面的作用很小,因为不良事件的风险超出了它可能带来的有限获益。

度洛西汀

度洛西汀是 5-羟色胺和去甲肾上腺素再摄取抑制剂（serotonin and norepinephrine reuptake inhibitor,SNRI）,对压力性尿失禁患者有一定疗效。度洛西汀也可以治疗抑郁症,虽然 FDA 还没有批准它用于治疗压力性尿失禁,但对于同时患有抑郁症和压力性尿失禁的女性患者来说,它可能是一个合理的选择。一个对 9 项临床试验的 meta 分析共纳入 3 063 例压力性尿失禁的女性患者,结果表明：度洛西汀治疗组,尿失禁发作频率减少约 50%;然而,尿失禁发作的绝对减少（10.8% 对 7.7%）并无显著变化。度洛西汀的不良反应发生率较高,度洛西汀治疗组不良反应发生率为 71%,其中 1/8 的患者因不良反应停止治疗[53]。最常见的不良反应是恶心。度洛西汀治疗压力性尿失禁的剂量为 40~80mg,每日 1 次或 2 次。用度洛西汀治疗前,应权衡利弊。

雌激素

雌激素会影响子宫平滑肌的多个方面,包括兴奋性、受体密度及递质代谢,尤其是肾上腺素能神经[54]。逼尿肌和尿道在胚胎学上与子宫相关,雌激素对下尿路影响方面已经做了大量研究。尿道的 α-肾上腺素能激活是雌激素依赖性的[55]。一些研究已经证实了雌激素与下尿路 α-肾上腺素能受体密度的关系[56]。雌激素阴道内栓剂治疗（每日 1μg）,可通过增加尿道流出道阻力以及对 α-肾上腺素能治疗的协同作用,改善绝经后女性患者的泌尿道症状[15]。其他雌激素制剂包括阴道环,将其插入阴道 90 日后取出。在 90 日内,阴道环每日释放 7.5μg 雌二醇。使用雌激素治疗压力性尿失禁仍需进一步研究。由于存在关于雌激素治疗会引起子宫内膜癌的争论,因此使用长效雌激素治疗时必须谨慎考虑。如果雌激素与 α-肾上腺素能激动剂联合应用,应使用最低的有效维持剂量。

M. K. 的压力性尿失禁症状可能是由泌尿生殖道萎缩造成的。她可以使用阴道内的雌激素乳膏以改善局部血流和干燥,如雌二醇软膏,每周 3 次,每次 0.5g。雌激素的局部治疗与盆底肌肉锻炼相结合将会减轻 M. K. 的症状。

降低膀胱出口阻力

目前许多泌尿科专家用 α_{1A} 受体阻滞剂治疗由于女性膀胱排出口梗阻或逼尿肌无力引起的溢出性尿失禁。大多数 α_{1A} 受体位于前列腺组织,然而,这些受体也位于女性的脊髓、膀胱颈、妇女尿道和尿道外周组织中[57]。需要开展有良好对照、随机交叉的相关研究,来确定 α_{1A} 受体阻滞剂在溢出性尿失禁中的疗效。如果逼尿肌不活跃是导致溢出性尿失禁的原因,可以考虑使用氨甲酰胆碱。作为一种胆碱能药物,氨甲酰胆碱可增加膀胱肌张力。氨甲酰胆碱的常见不良反应包括脸红、心动过速、腹部绞痛和不适。

良性前列腺增生

良性前列腺增生(benign prostatic hyperplasia,BPH)是老年男性泌尿系统功能障碍的常见病因,由前列腺基质细胞和内皮细胞增生所致[58,59]。前列腺增生有静态和动态两个部分,静态部分是通过前列腺基质平滑肌的增生使前列腺增大,动态部分主要是通过前列腺和膀胱颈部的平滑肌张力而使其增大。"良性前列腺肥大"一词的应用通常是不恰当的,因为前列腺的病理学是增生而不是肥大。40岁以下的男性很少发现前列腺增生,40岁以后,BPH的发病率随年龄增长而增加[60]。70岁男性中,约75%会出现足以严重到需要就医治疗的BPH临床症状,80岁以上男性中,约90%有明确的BPH。从本质上说,如果男性寿命足够长,他们都会经历BPH。在一些西方和发展中国家,BPH的发病率相当稳定[61]。这说明BPH的发生可能不受环境或基因的影响。尽管BPH和前列腺癌经常同时存在,但是没有充分证据证明BPH会发展成前列腺癌[62]。然而,前列腺的非典型增生与潜在的前列腺癌有一定相关性[63]。

BPH的病因不明,然而,大多数假设都是基于荷尔蒙和衰老过程。这是因为完整的、具有正常功能的睾丸对于BPH的发展非常重要[64]。在青春期之前阉割可以防止BPH。前列腺的发育和成熟及男性外形与功能的维持主要依靠雄激素[65]。睾酮是血循环中的主要雄激素,通过前列腺内皮细胞上的 5α 还原酶代谢为双氢睾酮(dihydrotestosterone,DHT)。5α 还原酶的两种同工酶分为1型和2型。2型主要存在于前列腺和其他生殖器组织,1型则见于全身以及前列腺[66]。睾酮要在前列腺中发挥作用,就必须转化为DHT。因此,DHT是负责正常和增生性前列腺生长的专性雄激素。在前列腺内,DHT启动RNA合成,蛋白质合成和细胞复制。睾酮的确切作用可能只是引起广泛的增生,最终导致腺体增大。

前列腺及尿道周围腺体增生是镜下BPH的最早期表现之一[61]。男性随着年龄的增大,血清睾酮浓度降低,外周睾酮转化为雌激素增加。曾认为雌激素能引起基质增生,进而诱导上皮细胞增生。然而,目前研究表明,雌激素对BPH和前列腺癌的发展没有直接影响,但

孕激素在其发病机制中起着重要的作用。已经证实,孕激素受体存在于前列腺基质细胞中,而雌激素受体基本上不存在[67]。

病理生理和临床表现

案例 109-3

问题 1:G.M.是一位72岁的老年男性,下腹部不适4日于急诊室就诊。主诉排尿困难、尿流力明显减弱、尿流偶尔中断、尿液淋漓不尽。体格检查提示除腹部和直肠检查外,余无异常。腹部检查显示腹部膨胀、压痛、下腹部膨大膀胱。直肠检查发现前列腺显著增大、无结节或过硬。夜尿多(每晚4~5次),白天尿频(每日8~10次)。G.M.说当他能排尿时,常有尿不尽感。实验室检查结果如下:

BUN:45mg/dl
SCr:3.2mg/dl
PSA:7.1ng/ml

导尿获尿液900ml。G.M.随后被安排进行泌尿系检查。那么该患者症状的病理生理基础是什么?

BPH的症状可能是梗阻性和刺激性的,对于症状的描述需要一个标准化的参考框架。Boyarsky评分是由9个问题组成的调查问卷,用于量化BPH的严重程度[68]。其中5个问题用于评价梗阻性症状,另外4个问题用于评价刺激性症状。尽管调查问卷(表109-4)的使用受到一定限制,但它是在BPH研究中最常用的量化评价方法,而且与BPH的病理生理机制密切相关[61]。Boyarsky评分的格式旨在让临床医生帮助患者了解梗阻性和刺激性前列腺增生的症状。Boyarsky指数是第一个被开发的定量评估BPH和个体疗效的问卷[65]。这份调查问卷已用于许多临床试验,以衡量干预措施的结果。Boyarsky指数在比较BPH患者的不同治疗方案时并不适用,因为在这方面还没有得到足够的验证;相反,在评估个人对治疗的反应时很有帮助。

美国泌尿外科协会(American Urologic Association,AUA)的多学科治疗委员会也发表了前列腺疾病的泌尿症状指标(表109-4)[69]。该指标对评估前列腺疾病的严重程度、疾病进展和不同治疗方法的有效性非常有帮助。AUA症状指标允许治疗方法之间进行比较,是BPH研究的首选方法。其已经通过内部一致性信度、结构信度、重测信度和判据信度的验证[65]。然而,AUA指标可能不是BPH特异性的[70]。对年龄在55~79岁的101例男性和96例女性进行AUA指标评估后,发现两组的尿路症状和严重程度相似。因此,前列腺疾病的症状可能与年龄和BPH有关。美国国立卫生研究院(National Institutes of Health,NIH)召开了慢性前列腺炎研讨会,就前列腺炎新的诊断和管理体系达成共识[71]。这个小组制订了一种症状指标,来评价男性前列腺炎的治疗效果。该指标量化了与前列腺炎相关的疼痛和不适症状,有助于鉴别前列腺增生和前列腺炎。症状指标是自我管理的。

表 109-4

BPH 症状评分（Boyarsky 评分）[a]

夜间	
0	无症状
1	排尿 1 次/夜
2	排尿 2~3 次/夜
3	排尿≥4 次/夜
白天	
0	排尿 1~4 次/日
1	排尿 5~7 次/日
2	排尿 8~12 次/日
3	排尿≥13 次/日
排尿犹豫（持续≥1min）	
0	偶尔（≤20%的时间）
1	中度（20%~50%的时间）
2	经常（≥50%的时间）
3	总出现
排尿间断（持续≥1min）	
0	偶尔（≤20%的时间）
1	中度（20%~50%的时间）
2	经常（≥50%的时间）
3	总出现
尿淋漓不尽	
0	偶尔（≤20%的时间）
1	中度（20%~50%的时间）
2	经常（≥50%的时间）
3	总出现（可能弄湿衣服）
紧急情况	
0	无
1	偶尔排尿延迟
2	经常出现排尿困难
3	总是出现排尿困难
尿流形状和压力改变	
0	无
1	尿流形状改变
2	大部分时间尿流形状和压力改变
3	排尿阻力，尿流中断
排尿困难	
0	无
1	排尿过程偶尔有烧灼感
2	经常有烧灼感（>50%）
3	经常有烧灼感、疼痛感（>50%）
尿不尽感	
0	无
1	偶尔有感觉
2	经常有感觉（>50%的时间）
3	持续和紧迫感，排尿时不能缓解

[a] 症状评分为临床医生提供了一种工具，以衡量不同干预措施的有效性。具体的分数与特定的干预不直接相关。当没有明显的尿潴留时，症状评分较低，这通常表明在考虑外科手术前，可尝试药物治疗

案例 109-3，问题 2：有哪些客观检查结果与 G.M. 的 BPH 有关？

G.M. 出现了 BPH 相关的阻塞性症状：（a）排尿困难（排尿等待）；（b）尿动力下降；（c）偶尔尿线断续；（d）排尿后，尿不尽；（e）膀胱排空不全。尿流动力和尿流量减少等常见的阻塞性症状是由前列腺增生引起的尿道受压所致。排尿等待，是另一种阻塞性症状，这是由于膀胱逼尿肌需要较长时间来产生足够的压力以克服尿道阻力。尿线断续是由于膀胱逼尿肌不能持续产生排尿的压力。尿不尽和膀胱排空不全可能是同样的原因，也可能是由于前列腺组织梗阻在膀胱颈部，造成"球阀效应"。

G.M. 也有典型的 BPH 刺激症状，如：（a）夜尿大约4~5 次；（b）白天尿频，每日约 8~10 次。膀胱排空不全造成排尿间隔缩短，引起尿频。同时，增大的前列腺会刺激膀胱更频繁的排尿。如果前列腺在膀胱内逐渐增大并影响膀胱容量，尿频情况会更加明显。膀胱逼尿肌因膀胱残余尿量的增加而过度肥大，这又导致膀胱逼尿肌兴奋性增加。临床上，这种兴奋性可能导致膀胱不稳定。由于夜间皮层抑制减弱，膀胱括约肌张力更加松弛，使得夜间尿频的症状更明显。阻塞性症状多与前列腺增大有关，以刺激性症状为主则提示 BPH 伴排尿障碍。

尿失禁不是 BPH 的常见症状。BPH 晚期时，膀胱残余尿量更大，这会使膀胱括约肌张力变弱，当膀胱充盈时就会有少量尿溢出。随着残余尿量增加，输尿管扩张，造成输尿管中尿液潴留。最终的结果可能是由于压力增高传导至肾单位，引起上行性肾积水，进而造成肾脏损伤（图 109-2）。这可以解释排尿时腹部不适、肋腹疼痛和逆行性尿路感染。

BHP 可导致急性尿潴留。药物也可能导致急性尿潴留，如酒精、抗胆碱能药物、α-肾上腺素能激动剂和抗精神病药都与男性 BHP 患者的急性尿潴留有关。一般来说，BPH 晚期时，如果患者没有及时排尿，就会加重急性尿潴留。G.M. 没有服用任何能引起尿潴留的药物。

临床发现

G.M. 表现出典型的 BPH 症状。逐渐加重的症状最终导致急性尿潴留，表现为排尿困难和下腹部不适。与 G.M. BPH 有关的客观症状包括：（a）下腹部压痛，伴腹下部浊音范围增大；（b）膀胱增大；（c）前列腺增大、坚硬、有弹性；（d）导尿获尿液 900ml。血清酸磷酸酶正常、前列腺特异性抗原（prostate-specific antigen，PSA）轻度升高及前列腺直肠指检提示 G.M. 没有前列腺肿瘤（见下文的"前列腺特异性抗原"一节）。BUN 和血肌酐升高可能提示前列腺增生导致肾积水。

案例 109-3，问题 3：G.M 还应做哪些检查？

尿液分析

由于 BPH 患者也可能患有尿路感染，因此对尿液进行显微镜检查是必要的。而且，应该在前列腺直肠指检之前进行，因为前列腺检查可以使内分泌物进入尿道而污染尿

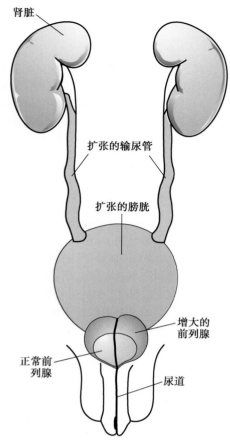

肾脏

扩张的输尿管

扩张的膀胱

增大的前列腺

正常前列腺

尿道

图 109-2　前列腺因体积增大而受压，导致尿液排出受阻。图示由于尿潴留使得膀胱和输尿管扩张

液，从而难以鉴别感染来源。尿液中是否有白细胞和细菌是诊断感染所必需的。同样，出现血尿时应该进行尿道病理检查，以发现除 BPH 外其他的泌尿系统疾病。由于 BPH 可以引起肾积水，应评估肾功能指标和血清电解质。

直肠指检

血清前列腺特异性抗原和直肠指检仍然是评估男性前列腺疾病的基础检查。前列腺检查应包括前列腺的大小、形态、硬度和腺体结节。前列腺增生时可触及增大的前列腺。BPH 患者的前列腺左叶和右叶的界限消失，直肠指检通常发现前列腺不对称，一侧大于另一侧。前列腺增大可能是前后增大或上下增大。因此，在直肠指检时，无法触及前列腺的上段。有时，直肠指检所感觉到的增大程度可能具有误导性，因为相当一部分增大可能是在膀胱内。腺体的软硬程度取决于腺体结节或纤维化结节[72]。硬结节、不规则硬化或是石质硬前列腺提示可能为前列腺癌。这些情况下，前列腺的大小、形状是不确定的，患者应该进行经直肠超声检查（transrectal ultrasound，TRUS）以明确腺体大小。

前列腺特异性抗原

前列腺特异性抗原（prostate-specific antigen，PSA）是一种糖蛋白（分子量 33 000），由前列腺上皮细胞分泌产生。

它可以帮助精液凝块水解液化。尽管有一些病例报道称，在一些非前列腺肿瘤患者中，PSA 会升高，但是很多人仍认为这种酶是前列腺特有的。一般来说，PSA 与 BPH 者的前列腺重量有相关性[73]。然而，前列腺癌患者产生的 PSA 是 BPH 患者的 10 倍[74]。对 50 岁以上男性，建议每年检查血清 PSA 和直肠指检，作为前列腺癌的基本筛选和监测前列腺大小的方法。一些研究者已经提出了年龄调整后的 PSA 参考范围，它可以反映前列腺的大小[75-77]（表 109-5）。研究得出了几个公式，试图调整 BPH 对 PSA 的影响，最著名的预测 PSA 水平（PSA 血清密度）的公式如下[78]：

$$PSA(ng/ml 或 \mu g/ml) = 0.12 \times 腺体体积（TRUS）$$

（公式 109-1）

$$TRUS 腺体体积 = 前列腺高度 \times 宽度 \times 长度 \times 0.523$$

（公式 109-2）

表 109-5

根据年龄校正的 PSA 值

年龄范围	PSA 上限/ng·ml^{-1}	PSA 比重
40~49	2.5	0.08
50~59	3.5	0.10
60~69	4.5	0.11
70~79	6.5	0.13

PSA，前列腺特异性抗原

G.M. 的 PSA 结果轻度高于他所处年龄段正常值的上限，因此，他应该进行 TRUS 检查，以确定前列腺体积，再计算 PSA 血清密度。一旦确定了前列腺体积，就可以明确 G.M. 的 PSA 为 7.1ng/ml 的临床意义。

药物治疗

α_1-肾上腺素能受体拮抗剂

案例 109-3，问题 4：应该使用何种药物治疗 G.M. 的前列腺增生症？

G.M. 很可能需要接受前列腺电切术治疗，因为他表现为急性尿潴留及前列腺中度增大（即：>40g 和<80g）引起的肾积水症状。同时他应该开始服用 α_1-肾上腺素能受体拮抗剂，以减轻膀胱颈部、前列腺腺体以及前列腺囊的张力。同样的，他应该接受 5α-还原酶抑制剂治疗，以促进前列腺萎缩并阻止疾病的进展。

前列腺囊以及 BPH 的腺体上有大量的 α_{1A}-肾上腺素能受体。现在已知有 3 种 α-肾上腺素能受体：α_{1A}、α_{1B} 和 α_{1D}。抑制 α_{1A}-肾上腺素能受体可以减轻尿道前列腺部平滑肌的张力，从而减少功能性的尿道收缩和梗阻。

特拉唑嗪

特拉唑嗪是一种长效的 α_{1A}-肾上腺素能受体拮抗剂，

每日用量 1~5mg 可以明显改善梗阻症状以及尿流率[65,79]。单纯阻断 α_1 受体，并不能解释该药治疗 BPH 症的长期疗效。特拉唑嗪可诱导前列腺平滑肌细胞凋亡，从而改善尿路症状。特拉唑嗪（和多沙唑嗪）结构中的杂氮环可能是产生这个作用的原因。而坦索罗辛缺少这样的结构，因此不能诱导前列腺平滑肌细胞凋亡[80]。

在大多数患者中，为了获得预期的效果，特拉唑嗪的剂量应从每日睡前 1mg 开始，并在数周后滴定至每日 5~10mg。在药物治疗的初期或药物剂量调整期间，可能发生直立性低血压。不论何种原因停用特拉唑嗪 2 日以上的患者，应重新谨慎开始治疗，注意避免"首剂效应"引发的晕厥。

特拉唑嗪可以持续改善 BPH 的症状评分达 30 个月以上。一项长期研究显示，仅 10% 的患者治疗失败[65]，血压正常者以及高血压患者其收缩压分别下降为 4mmHg 和 18mmHg。显然，特拉唑嗪只能显著降低高血压患者的血压。

多沙唑嗪

多沙唑嗪是另外一种喹唑啉衍生物，是长效选择性 α_{1A}-肾上腺素能受体拮抗剂，其结构与哌唑嗪和特拉唑嗪相似（表 109-3）。哌唑嗪的半衰期相对较短，不推荐用于 BPH。多沙唑嗪最初主要用于高血压的治疗，目前不是一线用药（关于目前在高血压中使用 α 受体阻滞剂的讨论，参见第 14 章）。高血压和 BPH 均与交感神经系统有关。与特拉唑嗪相同，多沙唑嗪可以改善 BPH 患者的尿流率和症状。这些疗效已经在为期数周和长期的对照临床研究中得以证实。多沙唑嗪的初始剂量为每日 1mg。用药 1~2 周后，剂量可在数周内逐渐增加至每日 8mg。同其他长效选择性 α-肾上腺素能受体拮抗剂相同，应在睡前服用第 1 剂，以减少头昏、晕厥（首剂效应）的发生，在治疗期间应该定期监测血压。为使 BPH 患者尿路症状得到有效的控制，大多数患者需要每日用药 4~8mg。剂量>每日 4mg 时更易发生头晕、直立性低血压及晕厥[79,81]。

坦索罗辛

坦索罗辛是一种非喹唑啉类长效 α_{1A}-肾上腺素能受体拮抗剂。坦索罗辛及其代谢产物对前列腺的 α_{1A}-肾上腺素能受体特异性更高[85]，对血管的 α_{1A}-肾上腺素能受体特异性较低。同其他 α_{1A}-肾上腺素能受体拮抗剂相比，较少引起直立性低血压。因此，在 0.4~0.8mg 的推荐剂量时不需要剂量滴定。在联合降压药时，不需要调整降压药的剂量。坦索罗辛对于治疗因 BPH 引起的膀胱流出道梗阻非常有效[82,83]。

空腹口服坦索罗辛 0.4mg，90% 以上可被吸收。与食物同服，坦索罗辛的生物活性会下降 30%，而且达峰时间会延长。坦索罗辛由肝脏 CYP3A4 和 CYP2D6 代谢[84]。肾功能不全会使稳态坦索罗辛血浆总浓度升高近 100%。然而，游离药物水平不受影响。因此，肾功能不全患者不需要调整剂量[85]。在 90% 的患者中，坦索罗辛似乎降低了平均射精量[86]。同所有 α_{1A}-肾上腺素能受体拮抗剂相同，坦索罗辛不影响 PSA，而且应该长期用药以维持其治疗效果[87]。

阿夫唑嗪

阿夫唑嗪是另一种喹唑啉 α_1-肾上腺素能受体拮抗剂。比多沙唑嗪和特拉唑嗪的降压效果差。阿夫唑嗪不能透过血-脑屏障，因而中枢神经系统不良反应较少（如嗜睡）。与坦索罗辛不同，阿夫唑嗪不会引起射精功能障碍[86]。阿夫唑嗪缓释片，每日 10mg，餐后口服。

西洛多辛

西洛多辛是另一种 α_1-肾上腺素能受体拮抗剂，对位于下尿路的 α_{1A}-受体有选择性。西洛多辛对前列腺组织有很强的亲和力，比坦索罗辛高 20 倍[88]。然而，唯一的一项比较西洛多辛与坦索罗辛的研究是非劣效性试验，该研究发现西洛多辛在控制男性 BPH 患者的下尿路症状方面与坦索罗辛相似[89]。一项开放性的临床研究显示，西洛多辛最常见的不良反应为逆行射精（发生率 21%）[90]。西洛多辛胶囊有 4mg 和 8mg 两种规格，其推荐剂量是 8mg，每日 1 次。肌酐清除率<50ml/min 的患者，剂量应减至 4mg，每日 1 次。

磷酸二酯酶-5 抑制剂

他达拉非

他达拉非是磷酸二酯酶-5 的选择性抑制剂，适用于治疗 ED，可用作 BPH 的单药或联合治疗。其在 BPH 中的作用机制尚不清楚，然而，与安慰剂相比，每日服用他达拉非 5mg 可改善 BPH 症状。不建议将他达拉非与 α-肾上腺素能受体拮抗剂联合使用，因为尚未得到充分研究，且可能会增加低血压的风险。同样，服用抗高血压药、硝酸盐类或饮用 5 个以上单位酒精的患者，也会因同服他达拉非而增加低血压风险。他达拉非应该每日在同一时间服用，进食对其无影响。关于他达拉非的更多信息可以在本章后面的 ED 药物治疗中找到。

雄激素抑制

成年人前列腺形态和功能的维持是由雄激素控制，并依赖于雄激素。雄激素剥夺后，前列腺的退行性改变是一个需要合成大分子的过程[91]。雄激素剥夺后，基质和上皮前列腺细胞的损失是不成比例的，上皮细胞可能比基质细胞损失多 4 倍。睾酮是两种活性代谢物 DHT 和 17-β-雌二醇的激素原。睾酮通过 5α-还原酶（1 型和 2 型）代谢为 DHT。睾酮转化为 DHT 后阻止了它通过芳香化酶转化为雌激素的可能，这两种酶的相对活性对于保持前列腺稳定至关重要[92]。

尽管男性血浆睾酮水平在 60 岁以后开始下降，但是 BPH 患者组与年龄匹配对照组相比，睾酮水平并没有差别[93]。此外，BPH 的发病常在血浆睾酮水平下降前的 10~20 年左右就已经开始。然而，BPH 患者体内的 DHT 浓度却是升高的[91,94,95]。DHT 升高的机制目前仍不明确，但发现 DHT 合成所需的 5α-还原酶显著增加[96,97]。

另一个与衰老相关的激素变化是睾丸和外周脂肪组织

中雌激素（循环雄激素转化而成）的含量在逐渐增加。男性从30岁左右，体内的雄激素开始通过芳香酶转化为雌激素，并随年龄逐渐增加[98]。BPH组与同年龄段无BPH的对照组雌激素水平相同[94]。基质细胞上的雌激素受体很丰富[99,100]，前列腺癌患者的雌激素受体较BPH患者更多[101]。雌激素对基质组织的刺激曾被认为是前列腺随年龄不断生长的原因，尽管睾丸产生的睾酮有所减少。然而，在BPH患者前列腺组织的间质细胞和上皮细胞中，孕酮受体似乎比雌激素受体更为丰富。因此，孕激素在BPH的发病机制中，可能比雌激素发挥更重要的作用。DHT在BPH最初过程中的作用可被雌激素增强[102]。雌激素可增加前列腺雄激素受体的数量，而应用抗雌激素则相反[93]。尽管老年人产生睾酮减少，但雌激素诱导的雄激素受体增加，使雄激素介导的前列腺生长得以继续。

5α-还原酶抑制剂

非那雄胺

非那雄胺是5α-还原酶竞争性抑制剂（2型），可以减少睾酮转化为DHT，DHT是刺激前列腺增生的主要雄激素。使用各种剂量的非那雄胺治疗7日后，前列腺组织中的DHT降至基线水平的15%或更低，相反，睾酮浓度会增加[103]。应用非那雄胺1mg和5mg治疗BPH12个月，症状评分以及尿流率明显改善。非那雄胺每日5mg，可使前列腺中位体积减少24%，最大尿流率提高2.9ml/s[104]。非那雄胺不良反应发生率低于5%，且不良反应（如性欲降低及射精障碍）呈剂量依赖性[105]。研究人员对298例应用非那雄胺（每日5mg）的男性进行了为期24个月的疗效评估，结果发现：与12个月时的结果相比，疗效略有改善[106]。治疗24个月时中位DHT浓度下降74.5%，而12个月时则下降69.3%；治疗24个月时前列腺体积缩小25.2%，而12个月时则缩小21.2%。与治疗12个月时相比，治疗24个月时患者症状评分略有改善。阻塞性症状得分是大多数症状改善的原因。治疗24个月时，性欲降低的发生率与治疗12个月时相似。使用非那雄胺引起的性功能障碍，在停止服药后，50%得以恢复[107]。通过5α-还原酶抑制剂抑制DHT并不影响睾酮所介导的肌肉质量、性欲或精子形成。因此，非那雄胺用于治疗中度BPH（即前列腺增大伴尿道梗阻症状，但不伴急性尿潴留），安全性良好，在阻止疾病进展的同时，还可改善患者的生活质量。非那雄胺治疗1年后，可改善客观压力流量参数，对前列腺体积大的患者（>40g）疗效更好[108]。治疗有效的患者，非那雄胺应长期服用，因为停药后，血清DHT浓度在14日内恢复至治疗前水平，前列腺体积在4个月内恢复至治疗前大小[109,110]。

与亮丙瑞林不同，非那雄胺不影响BPH和前列腺癌的组织学特征[111]。经非那雄胺治疗的症状性BPH患者接受腺体切除后，形态学评估显示前列腺体积缩小，同时间质上皮和间质内腔的比率增加[112]。

度他雄胺

度他雄胺是5α-还原酶1型和2型同工酶的特异性竞

争抑制剂。与非那雄胺相比，它还可以抑制外周组织中的1型5α-还原酶，从而使血清中DHT的水平进一步降低。在一项对2951例中度到重度BPH患者的前瞻性研究中，每日服用度他雄胺0.5mg1个月后，58%的患者血清DHT水平降低90%。服用24个月后，多达85%的患者血清DHT水平降低90%[113]。同时，治疗3个月后，患者的尿路症状有所改善，6个月后，与安慰剂组比较，症状显著改善（$P<0.001$）。常见的不良反应与非那雄胺相似：阳痿（4.7%）、性欲降低（3.0%）、射精障碍（1.4%）、男性乳房发育（1.0%）。

联合治疗

由于作用机制不同，将α₁-肾上腺素能受体拮抗剂与5α-还原酶抑制剂联合使用是一种合理的策略。α₁-肾上腺素能受体拮抗剂能快速有效缓解症状，5α-还原酶抑制剂可在6~12个月内缩小前列腺的体积。

这一策略得到了MTOPS（Medical Therapy of Prostate Symptoms）试验与CombAT（Combination of Avodart and Tamsulosin）试验的支持。MTOPS试验纳入了3047例中度到重度的BPH患者，结果显示，联合治疗在改善症状和改善尿流率方面优于单独使用α₁受体阻滞剂或5α-还原酶抑制剂。单用多沙唑嗪治疗的患者，BPH临床进展风险降低了39%，单用非那雄胺治疗时降低了34%，而联用两种药物时则降低了66%[114]。CombAT研究入选了4844例有BPH进展高危因素的男性，如前列腺较大（>30g）或血清PSA浓度较高（1.5~10μg/L）。联合治疗降低了急性尿潴留或BPH相关手术的相对风险，与度他雄胺相比，联合治疗相对风险降低了65.8%，与坦索罗辛相比，联合治疗组相对风险降低了19.6%。此外，对所有完成本研究的患者进行的国际前列腺症状评分（International Prostate Symptom Scor, IPSS）结果显示，联合治疗组基线到第4年的IPSS评分平均变化，显著高于单独使用坦索罗辛或度他雄胺组[115]。联合治疗组不良反应更常见，但退出率不足5%，与单独使用坦索罗辛或度他雄胺组相似。已有度他雄胺/盐酸坦索罗辛（0.5mg/0.4mg）复方制剂上市。

雄激素抑制对PSA的影响

> 案例109-3，问题5：G. M. 每年都做PSA检查。雄激素抑制会改变他的结果吗？

抗雄激素治疗BPH可能会对前列腺癌PSA筛查试验的结果产生不利影响。例如，亮丙瑞林乙酸盐抑制雄激素致前列腺体积缩小，主要是通过诱导前列腺上皮细胞退化[116]。由于PSA主要是通过前列腺上皮细胞产生，因此这类药物可以改变血清和前列腺内PSA的浓度[117]。非那雄胺（每日5mg）同样可使血清PSA水平下降50%[118]。度他雄胺治疗3个月后总血清PSA下降约40%，治疗24个月后下降约50%[119]。实际上，血清PSA水平的下降是可预测的，且在激素治疗BPH期间可以对血清PSA水平重新计算。无论如何，接受5α-还原酶抑制剂应做到以下几点：

（a）定期进行直肠指诊；（b）检测 PSA 水平；（c）有任何可疑症状立即去就诊[106]。仅从对血清 PSA 水平的影响的角度看，雄激素抑制治疗 BPH 并非禁忌[65]。

> 案例 109-3，问题 6：G. M. 询问，是否有非处方药对 BPH 有效？有哪些非处方药可用于治疗前列腺疾病？

锯棕榈（saw palmetto）和臀果木（pygeum）已被用于治疗前列腺增生症。锯棕榈是一种草药，来源于锯棕榈树的果实，具有抗雄激素作用。它的活性成分是植物甾醇，其中 β-谷甾醇和 β-谷甾醇-3-O-葡萄糖苷含量最高。几项试验表明，锯棕榈可显著改善 BPH 症状[119-122]，在一定程度上类似于非那雄胺[123]。然而，2012 年，一项对 32 项随机试验进行的 meta 分析结果表明，与安慰剂相比，锯棕榈组未能改善尿路症状，尽管锯棕榈使用了常用剂量的 3 倍[124]。它的常用剂量是每日 320mg，分 1 次或 2 次服用。每日给予臀果木（非洲臀果木树皮提取物）75~200mg，可在一定程度上减轻与前列腺肿大有关的泌尿症状[125]。臀果木良好的耐受性已在多数研究中得到证实，然而，安全性尚未得到广泛或系统的研究。有轻微症状的男性患者可以尝试这两种草药，但 AUA 指南并不推荐这两种草药做为 BPH 的补充和替代治疗[126]。

非药物治疗

经尿道前列腺切除术

> 案例 109-3，问题 7：如果药物治疗对 G. M. 不起作用，还有什么选择？一般什么时候考虑进行前列腺外科手术？

依据 G. M. 的主观和客观情况，尤其是急性尿潴留和肾积水，他需要进行经尿道前列腺切除术（transurethral resection of the prostate，TURP）治疗。鉴于 G. M. 严重的临床表现（如前列腺增大伴急性尿潴留），泌尿科医生已建议 G. M. 接受 TURP 治疗，这可以缓解临床症状，使他能够相对正常的生活，并避免长期梗阻所致的并发症。

TURP 可以明显缓解患者的 BPH 症状，在治疗 3 个月、1 年、3 年和 7 年时其缓解率分别为 86%、83%、75% 和 75%[128]。在伴有严重 BPH 的患者中，经 TURP 治疗 1 年后其症状缓解率可达到 93%[127]。TURP 被认为是 BPH 治疗的"金标准"，90% 伴有残余尿或急性尿潴留症状的患者都会接受 TURP[61]。因此，其他的手术方式常与 TURP 进行对比。

针对 G. M. 的情况，TURP 的指征是相当明确的。然而，在大多数情况下，是否需要进行 TURP 并不太明确，因为患者症状未必恶化，且男性通常愿意忍受这些症状，因此，临床医生应该与患者进行交流，并帮助他们权衡手术对于症状改善带来的获益是否超过术后风险，如恢复期的不适感、危险性及相关问题。

性功能障碍

随着寿命的延长，人们对保持晚年性健康的兴趣也越

来越浓厚。2010 年发表的一项横断面研究结果显示，75~85 岁的人群中有将近 39% 的男性和 17% 的女性仍有性活动[129]。一项有代表性的大型研究称，大多数老年人仍有性活动并认为性活动是生活的一个重要组成部分[130]。健康状况不佳常常是老年女性无法进行性活动的原因，而在男性中，勃起功能障碍（erectile dysfunction，ED）是性活动减少的主要原因[131,132]。与性活动减少相关的主要因素包括配偶年龄较大、精神或身体健康状况不佳、婚姻困难、之前的负面性经历以及对待老年人性行为的消极态度[133]。女性绝经后，体内会经历很多生理变化（参见第 51 章）。

女性自然绝经的生理事件主要是雌激素生成减少。毫无疑问，雌激素生成的下降与许多生理变化有关，这些变化导致老年妇女对性活动的兴趣不高。医学文献中关于老年男性性功能障碍的研究和数据非常多，但是关于女性性功能障碍的研究和数据却很少。

男性性功能障碍

老年男性可能会经历男性更年期，这是以虚弱、疲劳、肌肉和骨量减少、造血障碍、精子减少、性功能障碍及精神症状为特征的临床综合征[134]。睾丸水平降低和男性更年期的关系并不明确。40 岁以后，游离睾酮水平开始以每年 1% 的速度下降。到 40 岁时，20% 的男性睾酮水平低于正常值下限[135]。激素水平降低对男性生理和心理的影响远少于女性。

性功能被认为是动机、动力、欲望、思想、幻想、愉悦、体验（俗称性冲动）、阴茎充血、阴茎勃起、器官收缩及射精（俗称性交）之间的相互作用[136,137]。睾酮在男性性欲和性行为维持中发挥着重要作用，对阴茎勃起也可能有部分作用。对于老年男性，年龄的增长与血清中有生物活性的睾酮水平下降有着密切的关系[138]。70 岁以后睾酮水平逐渐下降，部分原因是睾丸和下丘脑-垂体功能障碍[139]。

男性性功能障碍，指无法达到满意的性生活，可能涉及勃起不足或射精、性高潮问题。ED 是阴茎不能维持坚挺以完成性交过程[140]。早泄是指进入阴道之前或之后不能控制射精。射精迟缓通常是指延迟射精。逆行射精是指射精过程中，膀胱颈功能不全导致精液逆流进入膀胱。

性功能障碍曾被视为心理障碍，目前认为医学、心理和生活方式等因素均可引起 ED。它是一种与年龄相关的疾病。2011 年，年龄超过 40 岁的美国男性中，约有 30% 报告自己患有某种程度的性功能障碍[141]。据估计，随着人口老龄化，至 2025 年，世界范围内性功能障碍约为 3.22 亿[142]。

目前，大约 80% 的 ED 病例被认为与器质性病变有关，并受许多因素影响[136,143-145]。一项研究表明，神经和血管疾病是老年 ED 的主要病因，而心理性因素的比例不足 10%[138]。老年男性 ED 最常见的病因是严重动脉粥样硬化（如血管疾病和糖尿病）[138]。心血管疾病、高血压、糖尿病、低密度脂蛋白和胆固醇升高及吸烟与男性的 ED 有很大的关系[146]。因此，预防心血管疾病的干预措施，如低脂肪和低胆固醇饮食、戒烟等可延缓 ED 的进展。

因为 ED 最常见于患有冠心病的男性，所以了解性活动有关的心血管影响有助于对患者的管理。在性交过程中，心脏和代谢消耗情况取决于性活动的形式。一般而言，健康男性在和他们的普通女性伴侣性交时，若女性位于上方，他们的心率最高可达 110 次/min，若男性位于上方，他们的心率最高可达 127 次/min[147]。男性位于上方时，心血管反应有显著的个体变异，如氧摄取和代谢消耗。

在一项研究中，纳入纽约心脏协会功能评级为Ⅰ类或Ⅱ类的没有服药治疗的冠心病患者，对他们的性活动与运动平板试验的最大活动量进行了对比[148]。1/3 的人在性交过程中，心电图显示缺血性改变；但是，2/3 的人无症状。所有在性交过程中出现缺血症状的患者在运动平板试验中也出现了缺血性改变。性交时的平均心率为 118 次/min，一些患者在性高潮时心率可达 185 次/min。冠心病患者性交时可能引发心室异位活动增加，而这不一定是由其他刺激引起[149]。β 受体阻滞剂可以消除这些心电图的改变和相关症状[150]。性生活引起的心肌梗死发病率仅为 0.9%[151]。性交引起的死亡非常罕见，占突发性死亡的 0.6%[152]。与不熟悉的性伴侣、在陌生的环境中以及在过度饮食和饮酒后进行的性活动，会引起血流动力学更明显的变化。

勃起功能障碍

发病机制

勃起涉及神经系统、心理系统、激素系统、动脉和静脉系统。有证据表明，超过 80% 的 ED 病例是器质性的，其中以血管疾病最常见[153]。大多数老年男性的 ED 研究表明，其中 50% 与血管问题相关，30% 与糖尿病相关[154]。

神经性疾病

脑、脊髓、海绵状或阴部神经、末梢神经和受体的损伤都可能造成 ED。因脊髓损伤致上运动神经元损伤的患者中，大约 95% 可通过反射机制勃起[155]，而只有 25% 的下运动神经元完全损伤的患者通过心理机制产生勃起[155]。不完全损伤时，大于 90% 的患者仍能勃起。患有脑血管意外、痴呆、癫痫、帕金森病或脑瘤的患者最可能由于丧失兴趣和脊髓勃起中心过度抑制而发生勃起障碍[156]。

激素水平紊乱

根据研究发现，由于激素水平紊乱造成的 ED 发生率为 5%~35%[157]。老年人 ED 最常见的激素紊乱原因是糖尿病。根据糖尿病的严重程度和持续时间，ED 的患病率范围为 20%~85%[158]。

其他激素紊乱疾病，如甲状腺功能低下、甲状腺功能亢进、阿迪森氏病、库欣综合征也与 ED 有关。由于垂体或下丘脑瘤引起的垂体功能低下、抗雄激素治疗或睾丸切除术的患者也可能出现 ED。但是，这些患者通过视觉刺激可以有正常的勃起，提示勃起机制完好[159]。

血管病变

动脉粥样硬化是引起男性 ED 的主要血管性疾病。

冠心病发病年龄与 ED 发病年龄相仿，这提示动脉粥样硬化是 ED 的一个常见病因[160]。但是，动脉狭窄程度与患者临床表现因人而异。一些患者虽然冠状动脉严重狭窄，但仍有完全的勃起功能。只要进入阴茎的动脉流量超过静脉流出量，患者就可以勃起。动脉管狭窄降低了海绵体动脉的压力，动脉血只能部分填充窦状隙。总的来说，窦状隙的部分血流填充引起窦腔壁的不充分扩张，造成静脉部分受压。其结果是部分勃起，不能维持，或较早消失。

症状和体征

案例 109-4

问题 1：F. M. 是一位 66 岁的男性，因对性生活失去兴趣，被转诊至泌尿科医生。他主诉，近 6 个月来在超过 75% 的性生活中不能维持完全勃起。体格检查显示，除了前列腺肥大、阴部和腋下脱毛外，无其他异常。重要的体征如下：

血压：160/95mmHg

脉搏：88 次/min

呼吸频率：14 次/min

体温：37℃

目前的治疗药物包括：雷米普利（每日 5mg，每日 1 次）与格列本脲（每日 5mg，每日 1 次）。既往史包括吸烟、高血压、糖尿病。重要的实验室检查异常包括：

随机血糖：200mg/dl

血肌酐：1.5mg/dl

血尿素氮：22mg/dl

游离睾酮：30pg/ml（正常 52~280pg/ml）

黄体生成素（luteinizing hormone，LH）：4MU/ml（正常 1~8MU/ml）

促卵泡激素（follicle-stimulating hormone，FSH）：40mIU/ml（正常 4~25mIU/ml）

血清泌乳刺激素：28ng/ml（正常<20ng/ml）

F. M. 有哪些体征和症状表明他需要进行全面的 ED 检查？

F. M. 主诉对性生活失去兴趣，并在超过 75% 的性生活中不能维持完全勃起。体格检查发现，他的阴毛和腋毛有明显脱落。由于雄激素长期缺乏，在身体依赖雄激素的部位可能出现毛发脱落、口周和眼睛周围皮肤褶皱、肌肉质量和强度明显下降、体脂分布改变以及骨质疏松。明显的性腺功能减退导致阴毛的形状改变，由菱形变为女性倒三角形。由此可以说明，阴毛和腋毛的脱落是由于男性激素缺乏造成的，原因尚不清楚。性腺功能的实验室检查结果与老年 ED 的预期结果一致（参见案例 109-4，问题 4）。

泌尿系统检查

案例 109-4，问题 2：在判断 F. M. 的 ED 病因时，应该包括什么样的临床评价和实验室检查？

详细的病史、性生活史及全面的体格检查对评价性功能障碍是非常重要的。一般病史和体格检查应包括可能的药物性诱因(表 109-6)[161-178]。

尽管可使用基于实验室检查的性功能诊断流程,但是在现实场景中运用患者自我报告技术可能是更好的评价方法。其中之一就是国际勃起功能指数(International Index of Erectile Function, IIEF),它涉及男性性功能(勃起功能、性高潮功能、性欲、性交满意度和总体满意度)的相关领域,并已通过 10 种语言的认证[179]。一个简单的版本,即 IIEF-5,是一个包含五项内容的调查问卷,运用也很广泛[180]。

表 109-6
引起性反应变化的常见药物

药物	临床考虑
抗高血压药物	
噻嗪类利尿剂	与性功能障碍有关。报告的发病率介于 0~32%[161-164];然而,一般来说,勃起无力(阳痿)不常发生。其机制被认为是一种"盗血综合征",即血液从勃起组织流向骨骼肌[165]
螺内酯	与性欲下降、勃起无力和男性乳房发育有关。发生机制与激素有关,发生率呈剂量相关性,大约 5%~67%[165],比噻嗪类药物更常见,可能是由于药物的抗雄激素作用
拟交感神经药物	
甲基多巴	中枢作用介导的血管扩张导致 ED。报道发生率为 10%[146,165]。性欲降低
可乐定	引起 ED。发生机制与甲基多巴和其他中枢 α_2 受体拮抗剂类似,报道的发生率为 4%~70%,呈剂量依赖性[166-168]。也可引起性欲降低
胍那苄,胍法新	发生率和发生机制可能与其他中枢 α_2 受体拮抗剂类似
非选择性 β 受体阻滞剂	
普萘洛尔	引起 ED 和性欲减低。发生机制与血管阻力下降和中枢作用有关,据报道,ED 在每日 120mg 时开始出现,在大剂量使用时,发生率可达到 100%[146,169,170]
选择性 β 受体阻滞剂	
阿替洛尔,美托洛尔,吲哚洛尔,噻吗洛尔	ED 发病率显著低于非选择性 β 受体阻滞剂[171]
α 受体阻滞剂	
多沙唑嗪,哌唑嗪,特拉唑嗪	引起 ED 和阴茎异常勃起[146,167]。发病率为 0.6%~4%[146]。发生机制为局部的 α_1 受体阻滞引起血管扩张。ED 和阴茎异常勃起是非特异性 α_1 受体拮抗剂的特有表现
盐酸酚苄明	引起阴茎异常勃起、逆行性射精和勃起过程中抑制精液分泌。作用呈剂量依赖性[172,173]
直接血管扩张剂	
肼屈嗪	引起 ED。机制是血管平滑肌舒张。发生率尚未报道[172]
钙通道阻滞剂	
硝苯地平	引起 ED。机制可能是血管扩张和肌肉松弛。报道发病率:<2%[174]
地尔硫䓬,维拉帕米	类似硝苯地平。报道的发病率:<1%
抗心律失常药	
1A 类丙吡胺	在室性心律失常患者中出现 ED。发生率尚未报道。机制是较强的抗胆碱能作用[165,172]
抗惊厥药	
卡马西平,苯妥英钠	可能通过降低 DHEA 导致性功能障碍,DHEA 是睾酮、雌激素和信息素的前体[19]

表 109-6

引起性反应变化的常见药物（续）

药物	临床考虑
抗抑郁药	
选择性 5-羟色胺再摄取抑制剂	具有显著 5-羟色胺激动效应的药物常常导致射精延迟和性高潮障碍。男性射精延迟发生率为 2%～12%；女性性高潮障碍的发生率<3%。副作用呈剂量依赖性[19]
TCA，单胺氧化酶抑制剂	引起男性和女性患者性功能障碍：性欲下降、性高潮障碍、逆行射精及 ED。发生机制为抗胆碱能和血清素作用，发生率尚未报道；仅有几个病例报道[165]
曲唑酮	引起男性阴茎异常勃起，女性性欲增强。发生机制与 TCA 相似，发生率尚未报道，呈剂量依赖性[165]（注意：文献报道地昔帕明比其他抗抑郁药较少引起性功能障碍）
抗精神病药	
吩噻嗪类	常与性功能障碍有关。通常是性欲降低。机制是继发于中枢多巴胺拮抗的高泌乳素血症。硫利达嗪是报道最多的药物。勃起和射精痛在这类药物中很常见；与拮抗作用和抗胆碱作用有关；阴茎异常勃起也很常见，与外周 α 阻断作用有关。这类药物的性功能障碍的发生率约为 50%[165]
抗焦虑药	
短效：巴比妥	双相作用：小剂量，性欲增加，与酒精相似；大剂量，中枢抑制使性欲和性活动减少[165]
苯二氮䓬	双相作用：小剂量，性欲增加；大剂量，中枢抑制使性活动失败。还有一些关于性高潮障碍和射精失败的报道[165]
滥用的物质	
酒精	酒精可能通过对神经系统的慢性影响而损害性功能。短期饮酒可以通过它的镇静作用诱发 ED。酒精超过每周 600ml，则会增加 ED 的可能性[175] 低剂量可以增强性欲。饮酒与性功能障碍呈剂量相关性，主要是由于 CNS 抑制作用所致[146,165]
可卡因	双相作用：低剂量时，有增强性欲的（类似于安非他命）作用。在较高剂量时，有可能引起唤醒功能障碍、射精功能障碍、性高潮障碍。吸用可卡因可引起自发的性快感，持续使用引起性趣和性活动能力丧失；长期使用引起高泌乳素血症而使性欲下降[165]
致幻剂	这类药物大多数是双相作用。小剂量可以提高性欲，大剂量严重降低性欲。没有慢性使用的报道[165]
大麻	双相作用与酒精类似。慢性使用者性欲降低，机制可能是由于睾酮降低。发生率尚未报道[165]
阿片类药物	引起性功能障碍（勃起、性高潮、射精），慢性使用引起性欲减低。发生机制可能是由于 α 拮抗作用、睾酮改变和毒性作用。发生率尚未报道[146,176,177]
其他	
硝酸戊酯	引起男性和女性强烈、持久的性快感，有病例报道因其血管扩张引起勃起无力[165]
西咪替丁，雷尼替丁	伴有性欲降低和 ED。机制是由于抗雄激素作用和药物诱导的催乳素升高。可能与剂量有关[146,178]
甲氧氯普胺	伴有性欲降低和 ED。机制是通过中枢多巴胺拮抗的高泌乳素血症引起。发生率尚未报道[146]

CNS，中枢神经系统；DHEA，脱氢异雄酮；ED，勃起功能障碍；TCA，三环类抗抑郁药

F. M. 的内分泌状况评估应该包括糖尿病、甲状腺功能、血脂水平。神经病变和动脉粥样硬化是男性糖尿病患者常见的表现,都是 ED 的潜在病因。甲状腺功能减退患者的性欲可能下降,甲状腺功能减退与高泌乳素血症有关,可导致睾酮释放受到抑制。血脂增高(如总胆固醇、甘油三酯)可能与导致 ED 的严重血管损伤有关。HbA_{1C} 和空腹血糖测试是评价糖尿病的最佳方法[181]。

应测定血清游离睾酮、泌乳素和黄体生成素。睾酮和血浆中分泌的所有其他激素一样,只能以游离形式(如不与血清蛋白结合,特别是性激素结合球蛋白)供组织利用。仅 1%~2% 的睾酮是游离的,有生理活性。因此,未结合血清睾酮的测定提供了生物学上可用睾酮的最佳估计值。低睾酮血清浓度与原发性和继发性性腺功能减退有关。原发性性腺功能减退与睾丸疾病(如间质细胞瘤)相关,而继发性性腺功能减退源于垂体或下丘脑疾病。

应测定血清泌乳素浓度,因为高浓度的血清泌乳素可抑制睾酮从睾丸的释放。因此,血清睾酮浓度降低可能是高泌乳素血症所致。高泌乳素血症可能由催乳素腺瘤、糖尿病或药物治疗(如抗精神病药、甲氧氯普胺)引起。

黄体生成素刺激睾丸激素的生成和分泌,能增加胆固醇转化为孕烯醇酮(睾酮的前体)。促卵泡激素在青春期早期是精子生成所必需的,但在成年男性中不是维持精子产生必需的促性腺激素。正常睾丸功能依赖于促性腺激素的刺激,促性腺激素是由垂体前叶分泌的。因此,血清黄体生成素浓度降低与继发性性腺功能减退有关。

对于有前列腺疾病症状的患者,应检查前列腺液(expressed prostatic secretions,EPS),因为前列腺的炎症与射精功能障碍有关。前列腺炎症时,EPS 中含有白细胞和巨噬细胞,通过对 EPS 的镜检可确定前列腺炎症的程度。在高倍显微镜视野下出现超过 20 个白细胞是前列腺炎的异常表现。其中,约 5% 前列腺炎是由于细菌感染,其余 95% 病因不明。

理想情况下,ED 的评估应尽可能包括泌尿系统、内分泌系统、精神及神经系统。医生需认真聆听患者的主诉,如果患者主诉超过 6 个月或在超过 50% 的尝试中出现 ED,就需进行医疗干预[144]。详细询问病史以确认 ED 是否与性伴侣、性环境、体位、手淫以及早晨和夜间勃起障碍有关。

病史和 ED 的关系

案例 109-4,问题 3:高血压、吸烟、糖尿病和 F. M. 的 ED 之间有什么关系?

高血压

在马萨诸塞州男性老龄化研究(Massachusetts Male Aging Study,MMAS)中,伴高血压及高密度脂蛋白过低的心脏疾病与 ED 有关[136]。有心肌梗死、冠状动脉搭桥手术、脑血管意外和外周血管疾病的患者,阴茎勃起的血流动力学可能受到损害[182-185]。在几项对阳痿男性的研究中,伴高血压和吸烟的患者,阴茎血管异常数量明显增多。控制高

血压并不一定能改善勃起障碍,而抗高血压药物治疗对 ED 和性行为有显著影响(表 109-6)[186-188]。

吸烟

吸烟的男性中 ED 的发病率比一般人群高[189-191]。一项关于吸烟与勃起功能关系的研究,入选了 314 例患有 ED 的男性[192],结果发现吸烟会进一步损害阴茎的生理功能,使患者较难维持足够长的勃起时间以获得满意的性交。一些研究报告显示,阴茎血压较低、阴茎动脉供血不足及异常血流灌注都与吸烟有关[189,193]。显然,戒烟可能对 ED 患者有益。

糖尿病

糖尿病与 ED 有关。MMAS 研究中,男性糖尿病患者的 ED 发病率是非糖尿病患者的 3 倍[136]。其他研究人员仅对糖尿病人群进行研究,发现其 ED 患病率高达 75%[194,195]。与一般人群相比,糖尿病患者 ED 的发病年龄更早。在一些病例中,ED 可能是糖尿病的主要症状,并且,在大多数情况下,ED 在糖尿病确诊后 10 年内出现,与胰岛素依赖状态无关[196,197]。有关糖尿病对 ED 的确切影响,研究人员意见不一,但大多数文献都支持动脉粥样硬化这个病因学[198,199]。其他可能的原因还包括自主神经病变和性腺功能障碍[198]。

ED 中的性腺功能

案例 109-4,问题 4:F. M. 性腺功能结果的意义是什么?

促性腺激素

必须排除原发性或继发性性腺功能减退,尤其是对那些性欲减低伴或不伴 ED 的患者。F. M. 的性腺功能检查结果基本正常。由于下丘脑-垂体改变或间质细胞功能障碍,血清睾酮水平随年龄增长而下降。对于下丘脑-垂体水平随年龄增长发生变化的理解在不断更新。一段时间以来,大多数研究关注于男性促性腺激素(LH,FSH)血清浓度的升高,认为所有老年男性都有一定程度的性腺功能降低[200]。然而,其他研究显示,老年男性的 LH 水平低于年轻患者的中位水平[174]。这些结果表明,在老年男性中,血清黄体生成素水平并不随着血清睾酮浓度的降低而升高,提示下丘脑-垂体轴功能不足[201]。垂体黄体生成素释放失调时引起继发性性腺功能减退,导致血清睾酮水平降低[156]。

睾丸的大小和老化

睾丸大小随着年龄增加而减小,然而,睾丸的退化是散发的,大多数老年男性的精子量保持正常或轻度减少[200]。总体来看,精子生成减少伴血清中促卵泡激素浓度增加。促卵泡激素升高与分泌抑制素的睾丸支持细胞(Sertoli 细胞)数量减少密切相关。抑制素通常使促卵泡激素减少[202]。

睾酮

由于老年男性原发性或继发性性腺功能减退,使得可

用睾酮减少。血循环中约 60%~75% 的睾酮与 β 球蛋白结合,β 球蛋白被称为性激素结合球蛋白或睾酮结合球蛋白。大约 20%~40% 的睾酮与血清白蛋白结合,1%~2% 的睾酮不结合,或游离。没有结合的睾酮是血清睾酮中唯一具有活性的部分。清晨血清睾酮浓度比夜间高 20%,因此在评价实验室检查结果时应予以考虑。实际上,所有 ED 患者应该在清晨测定血清睾酮水平。

睾酮的产生受下丘脑和垂体的反馈调节。睾酮水平降低使下丘脑产生促性腺激素释放激素(gonadotropin-releasing hormone,GnRH)。促性腺激素释放激素诱导垂体分泌黄体生成素和促卵泡激素,反过来,刺激睾丸间质细胞(Leydig 细胞)分泌睾酮。在 ED 研究中,只有不到 10% 的病例,严格地讲,是由于性腺功能低下引起的[138,203]。睾酮在男性 ED 中的作用很复杂。睾酮分泌减少后,性欲最终会降低,但先于勃起频率的下降[204]。抗雄激素治疗可维持勃起,但性欲减退[205]。另一方面,给予性腺功能减退的男性高剂量的雄激素可增加勃起频率及提高性欲[206]。因此,假设在生理水平上调节睾酮的水平,对性唤起有关的认知过程的影响多于它对勃起功能的影响,这似乎是合理的。

内分泌紊乱

内分泌紊乱可以引起 ED。泌乳素瘤患者常患有 ED,但泌乳素瘤在 ED 患者中所占比例不到 1%[169]。泌乳素能够抑制睾酮的释放,导致继发性性腺功能减退。高泌乳素血症可能在糖尿病患者中更为常见[207]。然而,在老年人中,高泌乳素血症经常继发于药物的使用。F. M. 的泌乳素水平升高,很有可能是糖尿病引起的。

综上所述,由于睾丸和下丘脑-垂体功能不足,使老年男性睾酮水平降低。继发性性腺功能减退在老年男性中很常见,其发病时间尚未确定。相应的,激素治疗继发性生理性性腺功能减退存在很大争议。因此,F. M. 的性腺功能检查结果是正常的,这并不能解释他的 ED。

引起 ED 的药物

案例 109-4,问题 5:F. M. 的 ED 是药物引起的吗?

有一些关于性功能和药物治疗的相关研究。影响性欲的药物一般具有对中枢的作用。例如,阻断多巴胺传递的药物能够降低性欲,阿片类具有抗雄激素的作用[176]。改变血流动力学的药物可以影响勃起,过度的交感神经张力被认为可以是导致"盗血综合征"的原因,它将血液从勃起组织流向肌肉[165]。阻断外周交感神经的药物可导致逆行射精或者不射精。有许多药物与性功能改变有关(表 109-6)[208]。

有关药物诱导 ED 或性功能障碍的报道文献很少[187,188]。但是,一些研究和相关文章将药物列为引起男性 ED 的许多潜在原因之一[19,136,156,169,209]。

大多数有关药物诱导 ED 的文献都比较主观,多是基于病历报告、非对照研究以及临床印象。MMAS 研究结果表明,ED 与抗高血压药、血管扩张药、心脏治疗药物和降糖药物在统计学上有相关性。血管扩张药引起中度和完全

ED 的可能性很高[136]。尽管 MMAS 是迄今为止设计最全面的研究之一,但是其所报道的药物仍不能涵盖所有与 ED 有关的药物。诊断药源性性功能障碍应严格局限于是否可重复、是否有量效关系、停药后症状是否消失[146]。尚需要开展一项更大规模的对照研究,来证实这些药物确实是引起 ED 的原因。

F. M. 的性功能障碍(如对性生活失去兴趣和 ED)不是由他目前的治疗药物雷米普利和格列本脲引起的。虽然MMAS[136] 报道了抗高血压药物和降糖药与 ED 有关,但是临床医师必须综合判断。雷米普利或其他 ACEI 及降糖药格列本脲不太可能导致性功能障碍。虽然雷米普利是一种降压药,但是它的药理作用不会引起性欲降低和 ED(与其他降压药相比,这是 ACEI 的优点)。同样的,格列本脲的药理作用也不会导致 F. M. 的性欲减退及 ED。在许多性功能障碍的患者中,药物不太可能是问题的直接原因;相反,可能是与药物治疗相关的病情有关。药物引起的 ED 仅仅是其药理作用的一种延伸。一般来讲,控制交感神经或副交感神经系统的药物,无论是中枢还是外周,都与性功能障碍有关。

案例 109-4,问题 6:什么因素最有可能导致 F. M. 的性功能障碍?

F. M. 是一个患有高血压和糖尿病的吸烟患者。这 3 个因素(高血压、糖尿病、吸烟)更有可能是引起性功能障碍的原因,而不是药物。糖尿病是老年人群中与 ED 有关的最常见的激素紊乱因素[195]。病例中患者持续对性生活失去兴趣很可能是在过去和现在的性活动中经历过 ED。

对于 F. M. 主观和客观表现在老年男性中很常见。他的性功能障碍是由动脉粥样硬化和可能继发于糖尿病的神经病变所致。毫无疑问,吸烟与他的性功能障碍有关,应该立刻戒烟,戒烟在某种程度上可以改善病情[165]。没有必要改变他的药物治疗方案。

治疗

案例 109-4,问题 7:F. M. 的治疗需要考虑哪些方面?

从本质上讲,ED 的治疗分 3 级。一级治疗为生活方式和药物治疗调整。具体地说,应该指导患者戒酒和戒烟,定期检查患者的药物治疗方案,以确保没有使用可能与 ED 有关的药物。如果需要,应提供心理咨询。仔细评估后,给予口服药物治疗。如果一级治疗失败或者患者不能接受,可以制订二级治疗方案。干预措施包括使用一个真空装置引导勃起,海绵体内注射,或经尿道药物置入。三级治疗主要是放置阴茎假体。

药物治疗

任何针对男性性功能障碍的治疗必须包括消除导致不良性影响的药物。药物治疗主要是针对 ED 的治疗,包括激素治疗、溴隐亭、前列腺素 E_1、西地那非、他达拉非、伐地

那非、阿伐那非和阿扑吗啡。

磷酸二酯酶-5 抑制剂

案例 109-4,问题 8:磷酸二酯酶-5 抑制剂的治疗适合 F. M. 吗?它的不良反应和禁忌证是什么?与其他药物有相互作用吗?

F. M. 患有糖尿病和动脉粥样硬化,因此他可以使用磷酸二酯酶-5(phosphodiesterase-5,PDE-5) 抑制剂治疗[210]。这类口服药物是选择性环鸟苷磷酸-特异性 PDE-5 抑制剂,PDE-5 是在海绵体中,代谢环磷酸鸟苷的主要磷酸二酯酶同工酶。这些药物通过增强一氧化氮诱导的海绵体平滑肌松弛促进勃起。一项针对各种原因引起男性 ED 的双盲、安慰剂对照临床试验结果显示,PDE-5 抑制剂可显著改善勃起功能和性交成功率,治疗效果接近同龄正常男性[211-213]。

治疗前,应该告知 F. M. 有关 PDE-5 抑制剂的不良反应。PDE-5 抑制剂的血管扩张作用会同时影响动脉和静脉,所以最常见的不良反应是头痛和面部潮红[214]。PDE-5 抑制剂引起收缩压和舒张压轻微降低,但临床上罕见显著性低血压。研究显示,PDE-5 抑制剂和硝酸盐联用可以使血压显著降低。因此,服用长效或短效硝酸盐药物的患者禁用 PDE-5 抑制剂[143]。在 FDA 批准之前的 Ⅱ/Ⅲ 期双盲和开放标签的研究中,超过 3 700 例患者接受西地那非治疗,近 2 000 人给予安慰剂。这些受试者中,大约 25% 患有高血压并服用降压药,17% 患有糖尿病。结果表明,严重心血管不良反应发生率在双盲西地那非组、双盲安慰剂组和开放组中是相似的。28 例出现心肌梗死。经校正后,西地那非组和安慰剂组心肌梗死率没有显著差异,而且未出现西地那非引起死亡的病例[215,216]。在对 67 项西地那非双盲、安慰剂对照试验的研究中,西地那非治疗组和安慰剂组之间的整体死亡率分别为 0.15% 和 0.11%(13/8 691 和 7/6 602)[217]。尽管如此,由心肌梗死或心律不齐引起的死亡还是与西地那非的使用有关[218]。与西地那非(或其他 PDE-5 抑制剂)相关的死亡最有可能是不稳定心绞痛患者心脏负荷增加[219]。

已有报告,服用 PDE-5 抑制剂的患者可出现短暂视觉异常[主要是色盲(蓝绿)、光感增强、视力模糊],特别是服用剂量较大时。这些视觉影响似乎与 PDE-5 抑制剂对调节视网膜感光细胞信号转导通路的 PDE-6 有较弱的抑制作用有关。患有视网膜 PDE-6 遗传性疾病时,如视网膜色素变性,应慎用 PDE-5 抑制剂。2005 年,FDA 建议所有 PDE-5 抑制剂应在其说明书中标注非动脉炎性前部缺血性视神经病变导致视力下降(包括永久性视力丧失)的风险。在上市后的监测中,出现非动脉炎性前部缺血性视神经病变的报道很少,而且大部分患者有潜在的风险因素[220]。临床医师应建议患者,一旦出现 1 只或 2 只眼睛突发视力下降,应立即停止使用所有 PDE-5 抑制剂。

当联用 PDE-5 抑制剂时,硝酸盐的血管扩张作用被显著增强。所有硝酸盐和一氧化氮供体都会发生这种相互作用。PDE-5 抑制剂对吸入性硝酸盐也可能有影响,如亚硝酸异戊酯,因此使用这类产品的患者禁用 PDE-5 抑制剂。膳食中的硝酸盐、亚硝酸盐和 L-精氨酸(一氧化氮合成的底物)不会产生循环一氧化氮,因此不太可能与 PDE-5 抑制剂发生相互作用。麻醉剂一氧化二氮(笑气),在体内以原型消除,在吸入几分钟内,大部分通过肺部从体内直接排出。它不会在人体内形成一氧化氮,本身也不会激活鸟苷酸环化酶,因此,与 PDE-5 抑制剂联用不存在任何禁忌。尽管根据 PDE-5 抑制剂的药代动力学特点,在无硝酸盐时确实存在一些差异,但硝酸盐和 PDE-5 抑制剂联用仍是禁忌。使用伐地那非和西地那非的患者应在停药 24 小时后考虑应用硝酸盐类药物。使用他达拉非的患者应将停药间隔延长至 48 小时。使用阿伐那非的患者可缩短至 12 小时。

案例 109-4,问题 9:应建议 F. M. 使用哪种 PDE-5 抑制剂?

西地那非

西地那非推荐剂量为 50mg,性活动前 1 小时口服。实际,在性生活之前的 4 小时~30 分钟都可以服用。建议的最大给药频率为每日 1 次。下列因素与血浆西地那非浓度升高有关:年龄 65 岁以上(曲线下面积增加 40%),肝功能损害(如肝硬化,增加 80%),严重肾功能损害(肌酐清除率 <30ml/min,增加 100%),以及同时使用强 CYP3A4 抑制剂(如红霉素、酮康唑、伊曲康唑,增加 200%)。由于较高的血浆浓度会提高疗效和不良事件的发生率,因此,这些患者的起始剂量应为 25mg。剂量可增加到 100mg。因为 F. M. 年龄超过 65 岁,他应该服用西地那非,从 25mg 开始,在严格监测下逐渐加量。

西地那非通过 CYP2C9 和 CYP3A4 代谢。因此,CYP3A4 抑制剂,如红霉素或西咪替丁,可能导致对其代谢的竞争性抑制。然而,红霉素或西咪替丁对西地那非的半衰期和生理效应的影响尚不明确,但临床医生仍应注意潜在的相互作用。

在使用任何 PDE-5 抑制剂治疗时,如果性刺激不足,可导致药物治疗失败。充分的性刺激是诱发勃起的必要条件[221]。PDE-5 抑制剂不会启动勃起,在性交过程中仅起辅助作用。有些患者在成功性交前可能需要多次性刺激。

他达拉非

与西地那非相似,他达拉非也是一种选择性 PDE-5 抑制剂,对 PDE-5 的亲和力比西地那非强数倍[222]。然而,他达拉非和伐地那非几乎没有或者很少引起视觉异常(损伤蓝/绿辨色能力),这是西地那非公认的副作用[223]。他达拉非的生物半衰期长达 17.5 小时,不适合于心绞痛和高血压病患者。他达拉非经过肝脏 CYP3A4 代谢。与西地那非相比,食物不影响它的吸收(生物利用度下降 29%)。他达拉非起效快(16 分钟),维持时间长(24 小时),这可能对部分患者有利[224]。具体来说,精神或神经源性 ED 患者和稳定控制的心血管患者可能更适合他达拉非,因为它提供了每日单次剂量进行多次性交的可能。

伐地那非

伐地那非是由 FDA 批准用于治疗 ED 的第三代口服 PDE-5 抑制剂。服用伐地那非时,有关硝酸盐使用的警告与西地那非相似。服用伐地那非的患者可能出现头痛、面红或关节炎,这些副作用的发生与剂量相关[225]。伐地那非经肝脏 CYP3A4 代谢,生物半衰期为 5 小时[226]。因此,抑制 CYP3A4 的药物可能延长它的半衰期。伐地那非 10mg 不会影响稳定型冠状动脉疾病患者的运动能力,其运动水平相当于或大于性交过程中所达到的水平[227]。

阿伐那非

阿伐那非是一种新的 PDE-5 抑制剂,具有更强的 PDE-5 选择性,由于其对心脏、视网膜和骨骼肌中发现的非 PDE-5 同工酶的选择性较低,因此可能有较少的副作用。起始剂量为 50mg,应在性活动前 30 分钟服用,而服用 100~200mg 时可在性活动 15 分钟前服用。其半衰期与西地那非和伐地那非相似,并且在给药后迅速吸收。阿伐那非的副作用和禁忌证与其他 PDE-5 抑制剂相似[228]。

F. M. 有高血压,最有可能受到他达拉非的影响,因此,建议谨慎使用。较短效的西地那非,伐地那非或阿伐那非是 F. M. 首选的 PDE-5 抑制剂药物。

睾酮

案例 109-4,问题 10:F. M. 应给予睾酮治疗吗?

血清中生物活性睾酮水平严重不足所致的原发性性腺功能减退是应用雄激素疗法的唯一指征[169]。雄激素替代疗法的目的是通过维持血清中正常的睾酮水平来恢复勃起功能和性欲[229]。睾酮对性腺功能正常或性腺功能轻度低下的老年男性没有益处,还有可能引起未确诊的前列腺癌生长或进一步引起 ED[143]。在正常男性中,睾酮可提高正常男性的勃起硬度,但不改变阴茎周长[230]。F. M. 不宜进行睾酮治疗。

案例 109-4,问题 11:哪种类型的患者适合睾酮治疗?

除非睾酮严重缺乏,或血清睾酮水平低于 7~8pg/ml,否则睾酮治疗不能改善性交的成功率[231]。睾酮治疗原发性性腺功能低下时,可以使性功能和性欲恢复。而对于由下丘脑-垂体功能紊乱引起的继发性性腺功能低下患者,GnRH 类似物可以鉴别下丘脑和垂体的异常,并且纠正睾酮的缺乏[229],促使性欲和性能力恢复。

案例 109-4,问题 12:怎样使用睾酮治疗性功能障碍?

睾酮替代疗法有多种药物剂型可用,包括凝胶剂、透皮贴剂和肌内注射剂。因为睾酮生物利用度低,因此,口服给药不如肠道外给药效果好,且肝毒性和脂质代谢紊乱的发生率高[143,174]。长效肌注睾酮制剂,如睾酮庚酸酯或环戊丙酸酯,仍被认为是治疗原发性性腺功能减退症的首选方案。推荐剂量为每 2~4 周肌内注射 50~400mg。睾酮治疗的不良反应包括男性乳房发育、红细胞比容增高(有时为红细胞增多)和液体潴留(可加重高血压或心力衰竭)。

一些研究结果证实,经皮给予睾酮可以使血清睾酮恢复正常[175,232-234]。经皮给药后,使得脱氢睾酮与睾酮的比例正常,并将黄体生成素降至正常范围。经皮给药耐受性良好,最常见的给药部位不良反应有瘙痒、水疱和红斑。有黏性的一面应贴在背部、腹部、上臂或大腿部位清洁和干燥的皮肤上,指导患者避开骨性突起或在睡眠及坐着时容易长时间受压的部位(如上臂三角肌区域、股骨转子、坐骨粗隆),不要用在阴囊。用药部位应该经常变换,同一部位相隔 7 日,选择的部位不应是油性的、受损的或刺激的。

外用睾酮凝胶应每日清晨使用 1 次,涂于清洁干燥的皮肤上。根据具体的药品情况,可以应用在上臂、肩膀、大腿或腹部。还有用在腋窝局部的外用制剂。每 24 小时的用药剂量可高达 100mg。如果局部的凝胶或溶液已经变干,应该遮盖好衣服,避免转移到未使用者的皮肤上。患者应该在涂药后洗手。

在长期使用者中,常见的不良反应包括痤疮、水肿、男性乳房发育及注射或经皮给药部位的皮肤反应。虽然高水平睾酮与前列腺癌的风险关系一直存在争议,但长期使用睾酮最严重的不良反应就是发生前列腺癌[235-237]。有 3 项研究表明,睾酮替代治疗对于性腺功能减退症是相对安全的[238-240]。在开始睾酮替代治疗之前,应对前列腺进行基线评估,包括 TRUS、触诊、PSA、血红蛋白和血细胞压积水平测定。

溴隐亭

案例 109-4,问题 13:F. M. 的血清泌乳素浓度是 28ng/ml。是否应该给予溴隐亭以减轻高泌乳素血症来治疗 ED?

高泌乳素血症可以用麦角生物碱溴隐亭治疗,溴隐亭作为多巴胺激动剂可抑制泌乳素的分泌。即使泌乳素水平正常,也有约 50% 的老年男性患者无法实现勃起[174,229]。溴隐亭治疗的初始剂量是 1.25mg,每日 2 次,随餐服用,以减少肠胃不适。此后,按周来增加剂量,每日剂量不超过 2.5mg。溴隐亭相关的不良事件有头晕、倦怠、低血压和脑血管意外[143,229]。对于那些不能使用溴隐亭的患者来说,卡麦角林是一种合理的替代方案,每周服用 1 次或 2 次,疗效好且用药后恶心的发生率低[241]。

F. M. 不宜使用溴隐亭治疗,因为他没有继发性性腺功能减退,他的 ED 可能继发于动脉粥样硬化、高血压、糖尿病和吸烟。此外,血清泌乳素水平升高不是药物治疗的明确指征。药物诱导的高催乳素血症通常使泌乳素水平处于 25~100μg/L 的水平,但甲氧氯普胺、利培酮和吩噻嗪类可通过多巴胺拮抗作用导致催乳素水平超过 200μg/L[241]。维拉帕米可通过阻断下丘脑多巴胺引起高催乳素血症,阿片类药物和可卡因可通过 μ-受体诱导高泌乳素血症[241]。通常,在停用相关药物 3 日后,催乳素会恢复正常。然而,该患者未服用任何可以诱发高催乳素血症的药物。由于老年人对溴隐亭的响应率仅有 50%(或更少),因此相关不良反应(如运动障碍、头晕、幻觉、肌张力障碍、精神错乱和脑血管意外)风险大于获益。

案例 109-4,问题 14:F. M. 还可选用其他哪些药物?

在 PDE-5 抑制剂问世以前,海绵体内和尿道内给予前列腺素 E_1(前列地尔)是 ED 的唯一非手术治疗选择。前列地尔会导致血管平滑肌松弛,使血液在阴茎内流动和停留。与海绵体内注射相比,前列地尔尿道内给药创伤更小。尿道内微丸呈半固体凝胶状,在性交前 5~10 分钟放入阴茎的尿道口,可维持 1 小时。然而,不推荐用于怀孕的伴侣,且效果较差[242]。一项临床研究表明,在性交前 10~20 分钟在阴茎根部进行海绵体注射,87%的病例有效[243]。酚妥拉明、罂粟碱和血管活性肠肽也可用于海绵体内注射,但未经 FDA 批准。海绵体内注射治疗的不良事件包括阴茎异常勃起、注射部位疼痛和长期使用后阴茎纤维化。局部使用前列地尔霜剂在 74%的患者中也显示出疗效[244]。

(徐磊 译,雷静、刘一、施红 校,封宇飞、胡欣 审)

参考文献

1. Gosling JA, Chilton CP. The anatomy of the bladder, urethra, and pelvic floor. In: Mundy AR et al, eds. *Urodynamics: Principles, Practice, and Application*. 1st ed. New York, NY: Churchill Livingstone; 1984:3.
2. Resnick NM, Yalla SV. Management of urinary incontinence in the elderly. *N Engl J Med*. 1985;313:800.
3. Rud T. Urethral pressure profile in continent women from childhood to old age. *Acta Obstet Gynecol Scand*. 1980;59:331.
4. Jones KW, Schoenberg HW. Comparison of the incidence of bladder hyperreflexia in patients with benign prostatic hypertrophy and age-matched female controls. *J Urol*. 1985;133:425.
5. Ouslander JG et al. Genitourinary dysfunction in a geriatric outpatient population. *J Am Geriatr Soc*. 1986;34:507.
6. Castleden CM et al. Clinical and urodynamic studies in 100 elderly incontinent patients. *Br Med J (Clin Res Ed)*. 1981;282:1103.
7. Overstall PW et al. Experience with an incontinence clinic. *J Am Geriatr Soc*. 1980;28:535.
8. Resnick NM. Voiding dysfunction in the elderly. In: Yalla SV et al, eds. *Neurology and Urodynamics: Principles and Practice*. New York, NY: Macmillan; 1988:303.
9. Wagg A et al. Urinary incontinence in frail elderly persons: report from the 5th International Consultation on Incontinence. *Neurourol Urodyn*. 2015;34:398–406.
10. Gorina Y et al. Prevalence of incontinence among older americans. *Vital Health Stat 3*. 2014;36:1–33.
11. Marron KR et al. The nonuse of urethral catheterization in the management of urinary incontinence in the teaching nursing home. *J Am Geriatr Soc*. 1983;31:278.
12. Colling J et al. The effects of patterned urge-response toileting (PURT) on urinary incontinence among nursing home residents. *J Am Geriatr Soc*. 1992;40:135.
13. Mandel FP et al. Biological effects of various doses of vaginally administered conjugated equine estrogens in postmenopausal women. *J Clin Endocrinol Metab*. 1983;57:133.
14. Rossouw JE et al. Risks and benefits of estrogen plus progestin in healthy postmenopausal women: principal results from the Women's Health Initiative randomized controlled trial. *JAMA*. 2002;288:321.
15. Marshall HJ, Beevers DG. Alpha-adrenoceptor blocking drugs and female urinary incontinence: prevalence and reversibility. *Br J Clin Pharmacol*. 1996;42:507.
16. Menefee SA et al. Stress urinary incontinence due to prescription medications: alpha-blockers and angiotensin converting enzyme inhibitors. *Obstet Gynecol*. 1998;91(5, pt 2):853.
17. Dwyer PL, Teele JS. Prazosin: a neglected cause of genuine stress incontinence. *Obstet Gynecol*. 1992;79:117.
18. Montejo-Gonzales AL et al. SSRI-induced sexual dysfunction: fluoxetine, paroxetine, sertraline and fluvoxamine in a prospective, multicenter, and descriptive clinical study of 344 patients. *J Sex Marital Ther*. 1997;23:176.
19. Crenshaw TL, Goldberg JP. ACE inhibitors and calcium channel blockers. In: Crenshaw TL, Goldberg JP, eds. *Sexual Pharmacology: Drugs That Affect Sexual Function*. New York, NY: WW Norton; 1996:239.
20. Mushkat Y et al. Female urinary stress incontinence—does it have familial prevalence? *Am J Obstet Gynecol*. 1996;174:617.
21. Blaivas JG et al. The bulbocavernous reflex in urology: a prospective study of 299 patients. *J Urol*. 1981;126:197.
22. Goode PS et al. Incontinence in older women. *JAMA*. 2010;303:2172.
23. Brown JH, Taylor P. Muscarinic receptor agonists and antagonists. In: Brunton LL et al, eds. *Goodman & Gilman's the Pharmacological Basis of Therapeutics*. 11th ed. New York, NY: McGraw-Hill; 2006:183.
24. Morrison J et al. Neurophysiology and neuropharmacology. In: Abrams P et al, eds. *Incontinence*. 2nd ed. Plymouth, UK: Health Publications; 2002:86.
25. Wein AJ. Pharmacologic treatment of incontinence. *J Am Geriatr Soc*. 1990;38:317.
26. Moisey CU et al. The urodynamic and subjective results of the treatment of detrusor instability with oxybutynin chloride. *Br J Urol*. 1980;52:472.
27. Hehir M, Fitzpatrick JM. Oxybutynin and the prevention of urinary incontinence in spina bifida. *Eur Urol*. 1985;11:254.
28. Gajewski JB, Awad SA. Oxybutynin versus propantheline in patients with multiple sclerosis and detrusor hyperreflexia. *J Urol*. 1986;135:966.
29. Shrom SH et al. Clinical profile of experience with 130 consecutive cases of impotent men. *Urology*. 1979;13:511.
30. Goldenberg MM. An extended-release formulation of oxybutynin chloride for the treatment of overactive urinary bladder. *Clin Ther*. 1999;21:634.
31. Gleason DM et al. Evaluation of a new once-daily formulation of oxybutynin for the treatment of urinary urge incontinence. Ditropan XL Study Group. *Urology*. 1999;54:420.
32. Oxytrol [product information]. Corona, CA: Watson Pharmaceuticals; 2011.
33. Davila GW et al. A short-term, multicenter, randomized double-blind dose titration study of the efficacy and anti-cholinergic side effects of transdermal compared to immediate release oral oxybutynin treatment of patients with urge urinary incontinence. *J Urol*. 2001;166:140.
34. Gelnique [productinformation]. Parsippany, NJ: Watson Pharmaceuticals; 2013.
35. Millard R et al. Clinical efficacy and safety of tolterodine compared to placebo in detrusor overactivity. *J Urol*. 1999;161:1551.
36. Detrol LA [product information]. New York, NY: Pfizer; 2012.
37. Guay DR. Tolterodine, a new antimuscarinic drug for treatment of bladder overactivity. *Pharmacotherapy*. 1999;19:267.
38. Tzefos M. Fesoterodine for the treatment of overactive bladder. *Ann Pharmacother*. 2009;43:1992.
39. Zinner N et al. Trospium chloride improves overactive bladder symptoms: a multicenter phase II trial. *J Urol*. 2004;171(6, pt 1):2311.
40. Halaska M et al. Controlled, double-blind, multicentre clincial trial to investigate long-term tolerability and efficacy of trospium chloride in patients with detrusor instability. *World J Urol*. 2003;20:392.
41. Chapple C et al. A pooled analysis of three phase III studies to investigate the efficacy, tolerability and safety of darifenacin, a muscarinic M3 selective receptor antagonist, in the treatment of overactive bladder. *BJU Int*. 2005;95:993.
42. Cardozo L et al. Randomized, double-blind placebo controlled trial of once daily antimuscarinic agent solifenacin succinate in patients with overactive bladder. *J Urol*. 2004;172(5, pt 1):1919.
43. Chapple CR et al. Randomized, double-blind placebo and tolterodine controlled trial of once daily antimuscarinic agent solifenacin in patients with symptomatic overactive bladder. *BJU Int*. 2004;93:303.
44. Takeda M et al. Evidence for beta3-adrenoceptor subtypes in relaxation of the human urinary bladder detrusor: analysis by molecular biological and pharmacological methods. *J Pharmacol Exp Ther*. 1999;288:1367–1373.
45. Cui Y et al. The efficacy and safety of mirabegron in treating OAB: a systematic review and meta-analysis of phase III trials. *Int Urol Nephrol*. 2014;46(1):275–284.
46. Chapple CR et al. Mirabegron 50 mg once-daily for the treatment of symptoms of overactive bladder: an overview of efficacy and tolerability over 12 weeks and 1 year. *Int J Urol*. 2014;21(10):960–967.
47. Myrbetriq [product information]. Northbrook, IL; Astellas Pharma; 2014.
48. Sink KM et al. Dual use of bladder anticholinergics and cholinesterase inhibitors: long-term functional and cognitive outcomes. *J Am Geriatr Soc*. 2008;56:847.
49. Castleden CM et al. Imipramine—a possible alternative to current therapy for urinary incontinence in the elderly. *J Urol*. 1981;125:318.
50. Hollister LE. Current antidepressants. *Annu Rev Pharmacol Toxicol*. 1986;26:23.
51. Levin RM et al. Analysis of the anticholinergic and musculotropic effects of desmethylimipramine on the rabbit urinary bladder. *Urol Res*. 1983;11:259.
52. Wein AJ, Barrett DM. Peripheral innervation of the lower urinary tract. In: Marshall DK, ed. *Voiding Function and Dysfunction: A Logical and Practical*

Approach. Chicago, IL: Year Book Medical Publishers; 1988.

53. Mariappan P et al. Duloxetine, a serotonin and noradrenaline reuptake inhibitor (SNRI) for the treatment of stress urinary incontinence: a systematic review. *Eur Urol.* 2007;51:67.

54. Gibson A. The influence of endocrine hormones on the autonomic nervous system. *J Auton Pharmacol.* 1981;1:331.

55. Batra SC, Iosif CS. Female urethra: a target for estrogen action. *J Urol.* 1983;129:418.

56. Lepor H, Theune C. Randomized double-blind study comparing the efficacy of terazosin versus placebo in women with prostatism-like symptoms. *J Urol.* 1995;154:116.

57. Hajebrahimi S et al. Effect of tamsulosin versus prazosin on clinical and urodynamic parameters in women with voiding difficulty: a randomized clinical trial. *Int J Gen Med.* 2011;4:35.

58. Walsh PC. Benign prostatic hyperplasia. In: Walsh PC et al, eds. *Campbell's Textbook of Urology.* 5th ed. Vol. 2. Philadelphia, PA: WB Saunders; 1986:1248.

59. Strandberg JD. Comparative pathology of benign prostatic hypertrophy. In: Lepor H, Lawson RK, eds. *Prostatic Diseases.* Philadelphia, PA: WB Saunders; 1993:399.

60. Berry SJ et al. The development of human benign prostatic hyperplasia with age. *J Urol.* 1984;132:474.

61. Narayan P. Neoplasms of the prostate. In: Tanagho E, McAninch J, eds. *Smith's General Urology.* 13th ed. East Norwalk, CT: Appleton & Lange; 1992:165.

62. Greenwald P et al. Cancer of the prostate among men with benign prostatic hyperplasia. *J Natl Cancer Inst.* 1974;53:335.

63. Takahashi S et al. Latent prostatic carcinomas found at autopsy in men over 90 years old. *Jpn J Clin Oncol.* 1992;22:117.

64. Issacs JT, Coffey DS. Etiology and disease process of benign prostatic hyperplasia. *Prostate Suppl.* 1989;2:33.

65. Lepor H. Medical therapy for benign prostatic hyperplasia. *Urology.* 1993;42:483.

66. Bartsch G et al. Dihydrotestosterone and the concept of 5α-reductase inhibition in human benign hyperplasia. *Eur Urol.* 2000;37:367.

67. Hiramatsu M et al. Immunolocalization of oestrogen and progesterone receptors in prostatic hyperplasia and carcinoma. *Histopathology.* 1996;28:163.

68. Boyarsky S et al. A new look at bladder neck obstruction by the Food and Drug Administration regulators: guidelines for the investigation of benign prostatic hypertrophy. *Trans Am Assoc Genitourin Surg.* 1977;68:29.

69. Barry MJ et al. The American Urological Association symptom index for benign prostatic hyperplasia. The Measurement Committee of the American Urological Association. *J Urol.* 1992;148:1549.

70. Lepor H, Machi G. Comparison of AUA symptom index in unselected males and females between fifty-five and seventy-nine years of age. *Urology.* 1993;42:36.

71. Litwin MS et al. The National Institutes of Health chronic prostatitis symptom index: development and validation of a new outcome measure. Chronic Prostatitis Collaborative Research Network. *J Urol.* 1999;162:369.

72. DuBeau CE, Resnick NM. Controversies in the diagnosis and management of benign prostatic hypertrophy. *Adv Intern Med.* 1992;37:55.

73. Dalkin BL et al. Prostate specific antigen levels in men older than 50 years without clinical evidence of prostatic carcinoma. *J Urol.* 1993;150:1837.

74. Reissigl A et al. Comparison of different prostate-specific antigen cutpoints for early detection of prostate cancer: results of a large screening study. *Urology.* 1995;46:662.

75. Borer JG et al. Age specific prostate-specific antigen reference ranges: population specific. *J Urol.* 1998;159:444.

76. Slovacek KJ et al. Use of age-specific normal ranges for serum prostate-specific antigen. *Arch Pathol Lab Med.* 1998;122:330.

77. Richardson TD, Oesterling JE. Age-specific reference ranges for serum prostate-specific antigen. *Urol Clin North Am.* 1997;24:339.

78. Ravel R. Laboratory aspects of cancer. In: Ravel R, ed. *Clinical Laboratory Medicine: Clinical Applications of Laboratory Data.* 6th ed. St Louis, MO: CV Mosby; 1995:555.

79. Fulton B et al. Doxazosin: an update of its clinical pharmacology and therapeutic applications in hypertension and benign hyperplasia [published corrections appear in Drugs. 1995;49:554; Drugs. 1995;50:559]. *Drugs.* 1995;49:295.

80. Kyprianou N. Doxazosin and terazosin suppress prostate growth by inducing apoptosis: clinical significance. *J Urol.* 2003;169:1520.

81. Pool JL. Doxazosin: a new approach to hypertension and benign prostatic hyperplasia. *Br J Clin Pract.* 1996;50:154.

82. Chapple CR et al. Tamsulosin, the first prostate-selective alpha-1A-adrenoceptor antagonist. A meta-analysis of two randomized, placebo-controlled, multicentre studies inpatients with benign prostatic obstruction (symptomatic BPH). European Tamsulosin Study Group. *Eur Urol.* 1996;29:155.

83. Murayama K et al. Clinical evaluation of tamsulosin hydrochloride on bladder outlet obstruction associated with benign prostatic hyperplasia; effect on urethral pressure profile and cystometrogram [in Japanese]. *Hinyokika Kiyo.* 1997;43:799.

84. Kamimura H et al. Identification of cytochrome P450 involved in metabolism of the alpha1-adrenoceptor blocker tamsulosin in human liver microsomes. *Xenobiotica.* 1998;28:909.

85. Wolzt M et al. Pharmacokinetics of tamsulosin in subjects with normal and varying degrees of impaired renal function: an open-label single-dose and multiple-dose study. *Eur J Clin Pharmacol.* 1998;54:367.

86. Hellstrom WJ, Sikka SC. Effects of acute treatment with tamsulosin versus alfuzosin on ejaculatory function in normal volunteers. *J Urol.* 2006;176(4, pt 1):1529–1533.

87. Narayan P. Tamsulosin: the United States trials. *Geriatrics.* 1998;53(Suppl 2):S29.

88. Murata S et al. Tissue selectivity of KMD-3213, an alpha(1)adrenoreceptor antagonist, in human prostate and vasculature. *J Urol.* 2000;164:578.

89. Yu HJ et al. Non-inferiority of silodosin to tamsulosin in treating patients with lower urinary tract symptoms (LUTS) associated with benign prostatic hyperplasia (BPH). *BJU Int.* 2011;108(11):1843–1848.

90. Marks LS et al. Rapid efficacy of the highly selective alpha1A-adrenoceptor antagonist silodosin in men with signs and symptoms of benign prostatic hyperplasia: pooled results of 2 phase 3 studies. *J Urol.* 2009;181(6):2634.

91. Isaacs JT et al. Changes in the metabolism of dihydrotestosterone in the hyperplastic human prostate. *J Clin Endocrinol Metab.* 1983;56:139.

92. Matzkin H, Braf Z. Endocrine treatment of benign prostatic hypertrophy: current concepts. *Urology.* 1991;37:1.

93. Wilson JP. The pathogenesis of benignprostatichyperplasia. *Am J Med.* 1980;68:745.

94. Bartsh W et al. Hormone blood levels and their interrelationships in normal men and men with benign prostatic hypertrophy (BPH). *Acta Endocrinol (Copenh).* 1979;90:727.

95. Ghanadian R et al. Serum dihydrotestosterone in patients with benign prostatic hypertrophy. *Br J Urol.* 1977;49:541.

96. Siiteri PK, Wilson JD. Dihydrotestosterone in prostatic hypertrophy. I. The formation and content of dihydrotestosterone in the hypertrophic prostate of man. *J Clin Invest.* 1970;49:1737.

97. Bruchovsky N, Lieskovsky G. Increased ration of 5 alphareductase: 3 alpha (beta)-hydroxysteroid dehydrogenase activities in the hyperplastic human prostate. *J Endocrinol.* 1979;80:289.

98. Habenicht UF et al. Development of a model for the induction of estrogen-related prostatic hyperplasia in the dog and its response to the aromatase inhibitor 4-hydroxy-4-androstene-3,17-dione: preliminary results. *Prostate.* 1986;8:181.

99. Geller J, Albert JD. BPH and prostate cancer: results of hormonal manipulation. In: Bruchovsky N et al, eds. *Regulation of Androgen Action.* Berlin, Germany: Conrgessdruck R. Bruckner; 1985:37.

100. Charisiri N, Pierrepoint CG. Examination of the distribution of oestrogen receptor between the stromal and epithelial compartments of the canine prostate. *Prostate.* 1980;1:357.

101. Feldman HA et al. Impotence and its psychosocial correlates: results of the Massachusetts Male Aging Study. *J Urol.* 1994;151:54.

102. DeKlerk DP et al. Comparison of spontaneous and experimentally induced canine prostatic hypertrophy. *J Clin Invest.* 1979;64:842.

103. McConnell JD et al. Finasteride, an inhibitor of 5 alpha-reductase, suppresses prostatic dihydrotestosterone in men 3 with benign prostatic hyperplasia. *J Clin Endocrinol Metab.* 1992;74:505.

104. Lowe FC et al. Long-term 6-year experience with finasteride in patients with benign prostatic hyperplasia. *Urology.* 2003;61:791.

105. Gormley GJ et al. The effect of finasteride in men with benign prostatic hyperplasia. The Finasteride Study Group. *N Engl J Med.* 1992;327:1185.

106. Stoner E et al. Maintenance of clinical efficacy with finasteride therapy for 24 months in patients with benign prostatic hyperplasia. The Finasteride Study Group. *Arch Intern Med.* 1994;154:83.

107. Weesls H et al. Incidence and severity of sexual adverse prostatic hyperplasia. *Urology.* 2003;61:579.

108. Abrams P et al. Improvement of pressure flow parameters with finasteride is greater in men with large prostates. Finasteride Urodynamics Study Group. *Urology.* 1999;161:1513.

109. [No authors listed]. Finasteride for benign prostatic hypertrophy. *Med Lett Drugs Ther.* 1992;34:83.

110. [No authors listed]. One year experience in the treatment of benign prostatic hyperplasia with finasteride. The MK-906 (Finasteride) Study Group. *J Androl.* 1991;12:372.

111. Yang XJ et al. Does long-term finasteride therapy affect the histological features of benign prostatic tissue and prostate cancer on needle biopsy? PLESS Study Group. Proscar Long-Term Efficacy and Safety Study. *Urology.* 1999;53:696.

112. Montironi R et al. Treatment of benign prostatic hyperplasia with

5-alpha-reductase inhibitor: morphological changes in patients who fail to respond. *J Clin Pathol.* 1996;49:324.

113. Roehrborn CG et al. Efficacy and safety of a dual inhibitor of 5-alpha-reductase types 1 and 2 (dutasteride) in men with benign prostatic hyperplasia. *Urology.* 2002;60:434.

114. McConnell JD et al. The long-term effect of doxazosin, finasteride, and combination therapy on the clinical progression of benign prostatic hyperplasia. *N Eng J Med.* 2003;349:2387.

115. Roehrborn CG et al. The effects of combination therapy with dutasteride and tamsulosin on clinical outcomes in men with symptomatic benign prostatic hyperplasia: 4-year results from the CombAT study [published correction appears in Eur Urol. 2010;58:801]. *Eur Urol.* 2010;57:123.

116. Keane PF et al. Response of the benign hypertrophied prostate to treatment with an LHRH analogue. *Br J Urol.* 1988;62:163.

117. Oesterling JE. Prostate specific antigen: a critical assessment of the most useful tumor marker for adenocarcinoma of the prostate. *J Urol.* 1991;145:907.

118. Guess HA et al. The effect of finasteride on prostate specific antigen in men with benign prostatic hyperplasia. *Prostate.* 1993;22:31.

119. Wilt TJ et al. Sawpalmetto extracts for treatment of benign prostatic hyperplasia: a systematic review [published correction appears in JAMA. 1999;281:515]. *JAMA.* 1998;280:1604.

120. Bent S et al. Saw palmetto for benign prostatic hyperplasia. *N Eng J Med.* 2006;354:557.

121. Bayne CW et al. Serenoa repens (Permixon): a 5alphareductase types I and II inhibitor—new evidence in a coculture model of BPH. *Prostate.* 1999;40:232.

122. Gordon AE, Shaughnessy AF. Saw palmetto for prostate disorders. *Am Fam Physician.* 2003;67:1281.

123. Carraro JC et al. Comparison of phytotherapy (Permixon) with finasteride in the treatment of benign prostate hyperplasia: a randomized international study of 1,098 patients. *Prostate.* 1996;29:231.

124. Tacklind J et al. Serenoa repens for benign prostatic hyperplasia. *Cochrane Database Syst Rev.* 2012;12:CD001423.

125. Wilt T et al. Pygeum africanum for benign prostatic hyperplasia. *Cochrane Database Syst Rev.* 2002(1):CD001044.

126. American Urological Association. Clinical guideline on the management of BPH (2010 update). http://www.auanet.org/guidelines/benign-prostatic-hyperplasia-(2010-reviewed-and-validity-confirmed-2014). Accessed June 18, 2015.

127. Bruskewitz RC, Christensen MM. Critical evaluation of transurethral resection and incision of the prostate. *Prostate.* 1990;3:27.

128. Fowler FJ, Jr et al. Symptom status and quality of life following prostatectomy. *JAMA.* 1988;259:3018.

129. Lindau ST, Gavrilova N. Sex, health, and years of sexually active life gained due to good health: evidence from two US population based cross sectional surveys of ageing. *BMJ.* 2010;340:c810.

130. Lindau ST et al. A study of sexuality and health among older adults in the United States. *N Engl J Med.* 2007;357:762.

131. Kinsey A et al. Age and sexual outlet. In: Kinsey A et al, eds. *Sexual Behavior in the Human Male.* Philadelphia, PA: WB Saunders; 1984:218.

132. Starr BD, Weiner MB. *The Star-Weiner Report on Sex and Sexuality in the Mature Years.* New York, NY: Stein and Day; 1981.

133. Persson G. Sexuality in a 70-year-old urban population. *J Psychosom Res.* 1980;24:335.

134. Sternbach H. Age-associated testosterone decline in men: clinical issues for psychiatry. *Am J Psychiatry.* 1998;155:1310.

135. Vermeulen A, Kaufman JM. Ageing of the hypothalamopituitary-testicular axis in men. *Horm Res.* 1995;43:25.

136. Feldman HA et al. Impotence and its medical and psychosocial correlates: results of the Massachusetts Male Aging Study. *J Urol.* 1994;151:54.

137. Melman A. Evaluation of the first 70 patients in the center for male sexual dysfunction of Beth Israel Medical Center. *J Urol.* 1984;131:53.

138. Mulligan T, Katz PG. Why aged men become impotent. *Arch Intern Med.* 1989;149:1365.

139. Hsueh WA. Sexual dysfunction with aging and systemic hypertension. *Am J Cardiol.* 1988;61:18H.

140. Padam-Nathan H et al. Treatment of men with erectile dysfunction with transurethral alprostadil. Medicated Urethral System for Erection (MUSE) Study Group. *N Engl J Med.* 1997;336:1.

141. Foster SA et al. Erectile dysfunction with or without coexisting benign prostatic hyperplasia in the general US population: analysis of US National Health and Wellness Survey. *Curr Med Res Opin.* 2013;29(12):1709–1717.

142. Ayta IA et al. The likely worldwide increase in erectile dysfunction between 1995 and 2025 and some possible policy consequences. *BJU Int.* 1999;84:50.

143. Krane RJ et al. Impotence. *N Engl J Med.* 1989;321:1648.

144. Lue TF. Male sexual dysfunction. In: Tanagho E, McAninch J, eds. *Smith's General Urology.* 13th ed. East Norwalk, CT: Appleton & Lange; 1992:696.

145. Deslypere JP, Vermeulen A. Leydig cell function in normal men: effect of age, life-style, residence, diet, and activity. *J Clin Endocrinol Metab.* 1984;59:955.

146. Wein AJ, Van Arsdalen KN. Drug-induced male sexual dysfunction. *Urol Clin North Am.* 1988;15:23.

147. Bohlen JG et al. Heart rate, rate-pressure product, and oxygen uptake during four sexual activities. *Arch Intern Med.* 1984;144:1745.

148. Drory Y et al. Myocardial ischemia during sexual activity in patients with coronary artery disease. *Am J Cardiol.* 1995;75:835.

149. Johnston BL, Fletcher GF. Dynamic electrocardiographic recording during sexual activity in recent post-myocardial infarction and revascularization patients. *Am Heart J.* 1979;98:736.

150. Jackson G. Sexual intercourse and angina pectoris. *Int Rehabil Med.* 1981;3:35.

151. Muller JE et al. Triggering myocardial infarction by sexual activity: low absolute risk and prevention by regular physical exertion. Determinants of Myocardial Infarction Onset Study Investigators. *JAMA.* 1996;275:1405.

152. Ueno M. The so-called coition death [in Japanese]. *Nihon Hoigaku Zasshi.* 1963;17:330.

153. Meuleman E. Prevalence of erectile dysfunction: need for treatment? *Int J Impot Res.* 2002;14(Suppl 1):S22.

154. Goldstein I. Male sexual circuitry. Working Group for the Study of Central Mechanisms in Erectile Dysfunction. *Sci Am.* 2000;283:70.

155. Gerstenberg TC, Bradley WE. Nerve conduction velocity measurement of dorsal nerve of penis in normal and impotent males. *Urology.* 1983;21:90.

156. Whitehead ED et al. Diagnostic evaluation of impotence. *Postgrad Med.* 1990;88:123.

157. Spark RF et al. Impotence is not always psychogenic: newer insights into hypothalamic-pituitary-gonadal dysfunction. *JAMA.* 1980;243:750.

158. Selvin E et al. Prevalence and risk factors for erectile dysfunction in the US. *Am J Med.* 2007;120:151.

159. Bancroft J, Wu FC. Changes in erectile responsiveness during androgen therapy. *Arch Sex Behav.* 1983;12:59.

160. Michal V et al. Arterial lesions in impotence: phalloarteriography. *Int Angiol.* 1984;3:247.

161. Bulpitt CJ, Dollery CT. Side effects of hypotensive agents evaluated by self-administered questionnaire. *Br Med J.* 1973;3:485.

162. Bulpitt CJ, Fletcher AE. Drug treatment and quality of life in the elderly. *Clin Geriatr Med.* 1990;6:309.

163. Hogan MJ. Antihypertensive therapy and male sexual dysfunction. *Psychosomatics.* 1981;21:234.

164. Mallett EC, Badlani GH. Sexuality in the elderly. *Semin Urol.* 1987;5:141.

165. McWaine DE, Procci WR. Drug-induced sexual dysfunction. *Med Toxicol Adverse Drug Exp.* 1988;3:289.

166. Ebringer A et al. Clonidine in the treatment of hypertension. *Br Med J.* 1971;1:402.

167. Laver MC. Sexual behaviour patterns in male hypertensives. *Aust N Z J Med.* 1974;4:29.

168. Onesti G. Clonidine: a new antihypertensive agent. *Am J Cardiol.* 1971;28:74.

169. Mooradian AD et al. Hyperprolactinaemia in male diabetics. *Postgrad Med J.* 1985;61:11.

170. Burnett W. Sexual dysfunction as a complication of propranolol therapy in men. *Cardiovasc Med.* 1979;4:811.

171. Buffum J. Pharmacosexology: the effect of drugs on sexual function: a review. *J Psychoactive Drugs.* 1982;14:5.

172. Van Arsdalen KN, Wein AJ. Drug-induced sexual dysfunction in older men. *Geriatrics.* 1984;39:63.

173. Caine M. Phenoxybenzamine for benign prostatic obstruction. Review of 200 cases. *Urology.* 1981;17:542.

174. Morley JE, Kaiser FE. Sexual function with advancing age. *Med Clin North Am.* 1989;73:1483.

175. McCellan KJ, Goa KL. Transdermal testosterone. *Drugs.* 1998;55:253.

176. Mirin SM et al. Opiate use and sexual function. *Am J Psychiatry.* 1980; 137:909.

177. Buffum JC. Pharmacosexology update: heroin and sexual function. *J Psychoactive Drugs.* 1983;15:317.

178. Beeley L. Drug-induced sexual dysfunction and infertility. *Adverse Drug React Acute Poisoning Rev.* 1984;3:23.

179. Rosen RC et al. The international index of erectile function (IIEF): a multidimensional scale for assessment of erectile dysfunction. *Urology.* 1997;49:822.

180. Rhoden EL et al. The use of the simplified International Index of Erectile Function (IIEF-5) as a diagnostic tool to study the prevalence of erectile dysfunction *Int J Impot Res* 2002;14:245

181. Jardin A et al, eds. Recommendations of the First International Consultation

on Erectile Dysfunction, cosponsored by the World Health Organization (WHO). Plymouth, England: Health Publications; 2000.

182. Wabrek AJ, Burchell RC. Male sexual dysfunction associated with coronary heart disease. *Arch Sex Behav.* 1980;9:69.

183. Gundle MJ et al. Psychosocial outcome after coronary artery surgery. *Am J Psychiatry.* 1980;137:1591.

184. Agarwal A, Jain DC. Male sexual dysfunction after stroke. *J Assoc Physicians India.* 1989;37:505.

185. Ruzbarsky V, Michal V. Morphologic changes in the arterial bed of the penis with aging. Relationship to the pathogenesis of impotence. *Invest Urol.* 1977;15:194.

186. Bulpitt CJ et al. Changes in symptoms of hypertensive patients after referral to hospital clinic. *Br Heart J.* 1976;38:121.

187. [No authors listed]. Adverse reaction to bendroflumethiazide and propranolol for the treatment of mild hypertension. Report of Medical Research Council Working Party on Mild to Moderate Hypertension. *Lancet.* 1981;2:539.

188. [No authors listed]. Comparison of prazosin with hydralazine in patients receiving hydrochlorothiazide: a randomized double blind clinical trial. *Circulation.* 1981;64:722.

189. Virag R et al. Is impotence an arterial disorder? A study of arterial risk factors in 440 impotent men. *Lancet.* 1985;1:181.

190. Wabrek AJ et al. Noninvasive penile arterial evaluation in 120 males with erectile dysfunction. *Urology.* 1983;22:230.

191. Condra M et al. Prevalence and significance of tobacco smoking in impotence. *Urology.* 1986;27:495.

192. Hirshkowitz M et al. Nocturnal penile tumescence in cigarette smokers with erectile dysfunction. *Urology.* 1992;39:101.

193. DePalma RG et al. A screening sequence for vasculogenic impotence. *J Vasc Surg.* 1987;5:228.

194. Zemel P. Sexual dysfunction in the diabetic patient with hypertension. *Am J Cardiol.* 1988;61:27H.

195. Rubin A, Babbott D. Impotence and diabetes mellitus. *JAMA.* 1958;168:498.

196. Whitehead ED, Klyde BJ. Diabetes-related impotence in the elderly. *Clin Geriatr Med.* 1990;6:771.

197. McCulloch DK et al. The prevalence of diabetic impotence. *Diabetologia.* 1980;18:279.

198. Kannel WB et al. The role of diabetes in congestive heart failure: the Framingham study. *Am J Cardiol.* 1974;34:29.

199. Lehman TP, Jacobs JA. Etiology of diabetic impotence. *Urology.* 1983;129:291.

200. Morley JE, Kaiser FE. Testicular function in the aging male. In: Armbrecht HJ et al, eds. *Endocrine Function and Aging.* New York, NY: Springer-Verlag; 1990:99.

201. Snyder PJ et al. Serum LH and FSH responses to synthetic gonadotropin-releasing hormone in normal men. *J Clin Endocrinol Metab.* 1975;41:938.

202. Tenover JS et al. Decreased serum inhibin levels in normal elderly men: evidence for a decline in Sertoli cell function with aging. *J Clin Endocrinol Metab.* 1988;67:455.

203. Kaiser FE et al. Impotence and aging: clinical and hormonal factors. *J Am Geriatr Soc.* 1988;36:511.

204. Skakkebaek NE et al. Androgen replacement with oral testosterone undecanoate in hypogonadal men: a double blind controlled study. *Clin Endocrinol (Oxf).* 1981;14:49.

205. Bancroft J. Endocrinology of sexual function. *Clin Obstet Gynaecol.* 1980;7:253.

206. Davidson JM et al. Hormonal changes and sexual function 5 in aging men. *J Clin Endocrinol Metab.* 1983;57:71.

207. Morley JE. Impotence. *Am J Med.* 1986;80:897.

208. Bissada NK, Finkbeiner AE. Urologic manifestations of drug therapy. *Urol Clin North Am.* 1988;15:725.

209. Deamer RL, Thompson JF. The role of medications in geriatric sexual function. *Clin Geriatr Med.* 1991;7:95.

210. Rendell MS et al. Sildenafil for treatment of erectile dysfunction in men with diabetes: a randomized controlled trial. Sildenafil Diabetes Study Group. *JAMA.* 1999;281:421.

211. Cheitlin MD et al. ACC/AHA Expert Consensus Document: use of sildenafil (Viagra) in patients with cardiovascular disease. American College of Cardiology/American Heart Association [published correction appears in J Am Coll Cardiol. 1999;34:1850]. *J Am Coll Cardiol.* 1999;33:273.

212. Giuliano F et al. Vardenafil is effective and well-tolerated for treating erectile dysfunction in a broad population of men, irrespective of age. *BJU Int.* 2005;95:110.

213. Tsertsvadze A et al. Oral phosphodiesterase-5 inhibitors and hormonal treatments for erectile dysfunction: a systematic review and meta-analysis. *Ann Intern Med.* 2009;151:650.

214. Goldstein I et al. Oral sildenafil in the treatment of erectile dysfunction.

Sildenafil Study Group [published correction appears in N Engl J Med. 1998;339:59]. *N Engl J Med.* 1998;538:1397.

215. Morales A et al. Clinical safety of oral sildenafil citrate (Viagra) in the treatment of erectile dysfunction. *Int J Impot Res.* 1998;10:69.

216. Mitka M. Viagra leads as rivals are moving up. *JAMA.* 1998;280:119.

217. Giuliano F et al. Safety of sildenafil citrate: review of 67 double-blind placebo-controlled trials and the postmarketing safety database. *Int J Clin Pract.* 2010;64:240.

218. Cohen JS. Comparison of FDA reports of patient deaths associated with sildenafil and with injectable alprostadil. *Ann Pharmacother.* 2001;35:285.

219. Arruda-Olson AM et al. Cardiovascular effects of sildenafil during exercise in men with known or probable coronary artery disease. A randomized crossover trial. *JAMA.* 2002;287:719.

220. Laties AM. Vision disorders and phosphodiesterase type 5 inhibitors: a review of the evidence to date. *Drug Saf.* 2009;32:1.

221. Sadovsky R et al. Three-year update of sildenafil citrate (Viagra) efficacy and safety. *Int J Clin Pract.* 2001;55:115.

222. Angulo J et al. Tadalafil enhances NO-mediated relaxation of human arterial and trabecular penile smooth muscle [abstract]. Annual Meeting of the European Association for the Study of Diabetes. Glasgow, Scotland; 2001.

223. Vickers MA, Satyanarayana R. Phosphodiesterase type 5 inhibitors for the treatment of erectile dysfunction in patients with diabetes mellitus. *Int J Impot Res.* 2002;14:466.

224. Frajese GV et al. Tadalafil in the treatment of erectile dysfunction; an overview of the clinical evidence. *Clin Interv Aging.* 2006;1:439.

225. Porst H et al. The efficacy and tolerability of vardenafil, a new, oral, selective phosphodiesterase type 5 inhibitor, in patients with erectile dysfunction: the first at home clinical trial. *Int J Impot Res.* 2001;13:192.

226. Steidle CP et al. Pharmacokientics of vardenafil in the elderly and subgroup data on efficacy and safety in elderly patients with erectile dysfunction [abstract]. *J Am Geriatr Soc.* 2001;49:S103.

227. Thandani U et al. The effect of vardenafil, a potent and highly selective phosphodiesterase-5 inhibitor for the treatment or erectile dysfunction, on the cardiovascular response to exercise in patients with coronary disease. *J Am Coll Cardiol.* 2002;40:2006.

228. Hellstrom WJ et al. A phase II, single-blind, randomized, crossover evaluation of the safety and efficacy of avanafil using visual sexual stimulation in patients with mild to moderate erectile dysfunction. *BJU Int.* 2013;111(1):137–147.

229. Whitehead ED et al. Treatment alternatives for impotence. *Postgrad Med.* 1990;88:139.

230. Carani C et al. The effects of testosterone administration and visual erotic stimuli on nocturnal penile tumescence in normal men. *Horm Behav.* 1990;24:435.

231. Guay AT et al. Efficacy and safety of sildenafil for treatment of erectile dysfunction in a population with associated organic risk factors [published correction appears in J Androl. 2002;23:113]. *J Androl.* 2001;22:793.

232. Yu Z et al. Transdermal testosterone administration in hypogonadal men: comparison of pharmacokinetics at different sites of application and at the first and fifth days of application. *J Clin Pharmacol.* 1997;37:1129.

233. Winters SJ. Current status of testosterone replacement therapy in men. *Arch Fam Med.* 1999;8:257.

234. Parker S, Armitage M. Experience with transdermal testosterone replacement therapy for hypogonadal men. *Clin Endocrinol (Oxf).* 1999;50:57.

235. Gann PH et al. Prospective study of sex hormone levels and risk of prostate cancer. *J Natl Cancer Inst.* 1996;88:1118.

236. Nomura AM et al. Serum androgens and prostate cancer. *Cancer Epidemiol Biomarkers Prev.* 1996;5:621.

237. Bain J. Testosterone and the aging male: to treat or not to treat? *Maturitas.* 2010;66:16.

238. Sih R et al. Testosterone replacement in older hypogonadal men: a 12 month randomized controlled trial. *J Clin Endocrinol Metab.* 1997;82:1661.

239. Hajjar R et al. Outcomes of long-term testosterone replacement in older hypogonadal males: a retrospective analysis. *J Clin Endocrinol Metab.* 1997;82:3793.

240. Zgliczynski S et al. Effect of testosterone replacement therapy on lipids and lipoproteins in hypogonadal and elderly men. *Atherosclerosis.* 1996;121:35.

241. Melmed S et al. Endocrine Society. Diagnosis and treatment of hyperprolactinemia: an Endocrine Society clinical practice guideline. *J Clin Endocrinol Metab.* 2011;96(2):273.

242. Muse urethral suppository [product information]. Somerset, NJ: Meda Pharmaceuticals; 2014.

243. Linet OI, Ogrinc FG. Efficacy and safety of intracavernosal alprostadil in men with erectile dysfunction. The Alprostadil Study Group. *N Engl J Med.* 1996;334:873.

244. Rooney M et al. Long-term, multicenter study of the safety and efficacy of topical alprostadil cream in male patients with erectile dysfunction. *J Sex Med.* 2009;6(2):520–534.

第 110 章　骨质疏松症

R. Rebecca Couris，Suzanne Dinsmore，and Mary-Kathleen Grams

核心原则

		章节案例
①	骨质疏松症是一种低骨量、骨组织退化导致骨脆性和潜在骨折风险增加的疾病，有多种可预防和固有的危险因素。	案例 110-1（问题 1）
②	预防和治疗骨质疏松症的重点是规避可防范的风险，如膳食中提供足够的钙和维生素 D、增加骨密度及降低骨折发生率等。	案例 110-1（问题 1~3） 案例 110-2（问题 3）
③	对于那些髋部或椎体骨折，排除继发因素后股骨颈或腰椎的 T 值≤−2.5 的患者，以及 10 年内髋部骨折风险≥3%或主要骨质疏松骨折风险≥20% 的低骨量患者需要进行药物治疗。	案例 110-2（问题 1~3）
④	推荐口服双膦酸盐作为初始治疗，除非患者不能口服或存在相对禁忌证。	案例 110-2（问题 6 和 7）
⑤	雌激素/孕激素治疗、选择性雌激素受体调节剂、甲状旁腺激素、地诺单抗和降钙素是预防和/或治疗绝经后骨质疏松症的替代疗法。	案例 110-2（问题 4、6 和 8） 案例 110-3（问题 3 和 4）
⑥	抗骨吸收和/或合成代谢治疗的持续时间尚存争议，另外，值得关注的还有过度抑制骨代谢标志物及潜在骨肉瘤的风险。	案例 110-2（问题 6）
⑦	长期糖皮质激素治疗后骨质疏松症的预防和治疗应纳入患者的治疗计划，并考虑糖皮质激素治疗的剂量和持续时间、患者的个人危险因素、性别、年龄等。	案例 110-4（问题 1~4）
⑧	男性骨质疏松症的治疗药物包括口服和静脉用双膦酸盐与甲状旁腺激素。	案例 110-5（问题 1~6）

定义、疾病分类和流行病学

骨质疏松症是一种公认的骨强度降低导致骨折风险增加的疾病。它是最常见的一种骨病，以低骨量和骨组织退化为特征[1]。

骨质疏松症是一种隐匿发生的疾病，可以在没有症状的情况下进展直到发生骨折[1]。骨折及其并发症使骨质疏松成为一个重要的公共健康问题[2]。脊椎、髋部和手腕骨折最常见，可能完全恢复，伴有相当大的疼痛和残疾，或死亡[1]。骨质疏松性骨折会给患者带来身体、经济和心理上的不良后果。骨质疏松性骨折的发生率和死亡率较高，造成了严重的经济负担。

骨质疏松症可分为原发性骨质疏松症或继发性骨质疏松症。原发性骨质疏松症是与其他慢性病无关，与自然老化和性腺功能减退有关的骨量退化[3]。男性和女性均

可患原发性骨质疏松。年龄相关的骨流失始于 60 岁。女性在围绝经期后期和绝经后前几年骨丢失加速[4]。原发性骨质疏松的原因包括长期的钙摄入不足、久坐、吸烟与酗酒。继发性骨质疏松症是由慢性疾病或使用多种药物引起的骨量退化[3,5]。骨质疏松症的继发原因见表 110-1，包括营养缺乏、内分泌紊乱，如甲状旁腺功能亢进和糖尿病、恶性肿瘤、胃肠道疾病、肾衰竭、结缔组织病，以及药物因素，如抗惊厥治疗、长期糖皮质激素治疗或长期质子泵抑制剂的使用。

鉴别骨质疏松症的标准方法是测量股骨近端（髋部）或腰椎的股骨颈区域的骨密度（bone mineral density，BMD）[2,6]。世界卫生组织（World Health Organization，WHO）采用一个已被广泛接受的标准来诊断骨质疏松症[7]。当用双能 X 射线吸收法（dual-energy X-ray absorptiometry，DXA）测量时，骨密度值低于年轻健康妇女 2.5 个标准差或远低于平均值，T 评分<−2.5SD 时，被认为是患骨质

疏松症,这也是识别患者骨折风险的有效方法。随着 T 值降低,骨折风险增加。T 值在 -2.5~-1 之间被定义为骨量减少,也叫做低骨量或低骨密度。T 值 ≥-1 为正常。美国国家骨质疏松基金会(National Osteoporosis Foundation, NOF)临床指南将 BMD 的测量纳入骨质疏松的诊断中,但也指出,在没有严重创伤的情况下,成年人发生髋部或椎体骨折,不进行 BMD 也可认定为骨质疏松症[1]。

表 110-1

骨质疏松症相关的风险因素

年龄增加 女性 家族史 身材矮小 低体重	易感疾病(如慢性肝病、慢性肾衰竭、甲状腺功能亢进、甲状旁腺功能亢进、库欣综合征、糖尿病、神经性厌食、胃肠道切除、吸收不良、维生素 D 缺乏、肠易激综合征、慢性阻塞性肺疾病、脊髓损伤、帕金森病和人类免疫缺陷病毒)
早期绝经或卵巢切除术后 久坐的生活习惯 缺乏运动 低钙摄入 酗酒,吸烟 高咖啡因摄入	药物[如皮质类固醇、长期抗惊厥治疗(苯妥英或鲁米那)、芳香化酶抑制剂、促性腺素释放激素、甲羟孕酮、罗格列酮、环孢素、他克莫司、抗逆转录病毒疗法、长期肝素、华法林、袢利尿剂、过度左甲状腺素治疗、质子泵抑制剂、H_2 受体阻断剂、过度使用含铝的抗酸剂]

尽管低骨量患者的骨折发生率低于骨质疏松症患者,但其实大多数骨折发生在骨量较低的人群,因为低骨量的发病率高于骨质疏松症,因此,监测临床危险因素对预测骨折的风险具有重要意义。

骨质疏松症是一个全球性的问题,估计全世界有 2 亿多人受到影响[8]。骨质疏松症的患病率和骨折风险随着年龄的增长而增加,并且因种族和民族的不同而有所不同。髋部骨折风险在北欧、澳大利亚和北美较高[9]。根据美国国家健康与营养调查(National Health and Nutrition Examination Survey, NHANES)2005—2008 年的数据,50 岁及以上的成年人中有 9% 患有股骨颈或腰椎骨质疏松症[10]。49% 的患者股骨颈或腰椎骨量较低,48% 的患者两处骨量均正常。根据 NHANES 2005—2010 年和 2010 年美国统计局的数据,估计在 2010 年时,成年人中有 10.3% 或 1 020 万人患有骨质疏松症,43.9% 或 4 340 万成年人低骨量[11]。受影响人群几乎 80% 是女性。女性患股骨颈或腰椎骨质疏松症的比例 7%~35%,男性为 3%~10%。妇女 50 岁以后的患病率每 10 年增加 1 次,但男性在 80 岁以后才增加[10]。50 岁及以上成人股骨颈或腰椎低骨量的患病率在女性中为 54%~67%,男性占 32%~60%。女性低骨量的患病率随着年龄增长而增加,直到 70 岁后保持稳定。男性低骨量的患病率直到 70 岁才随年龄增加,此后逐渐增加。

NHANES 2005—2008 年根据种族和民族对 3 组人群的骨质疏松和低骨量情况分别进行了评估[10]。结果表明,在非西班牙裔白人妇女和男性中,骨质疏松或骨量低的人数最多。然而,与非西班牙裔白人和非西班牙裔黑人相比,墨西哥裔美国人的患病率最高。非西班牙裔黑人股骨颈或腰椎骨质疏松或低骨量的发生率最低[10,11]。

大约 50% 的白人女性和 20% 的男性会在一生中经历一次骨质疏松相关的骨折[1]。白人女性的骨折风险最高,其次是亚洲女性、非裔美国女性和西班牙裔女性[9]。骨质疏松症的临床影响体现在骨折的影响上。在美国,每年有超过 150 万例骨折是由骨质疏松引起[12]。每年的医疗费用约为 140 亿~200 亿美元,其中包括超过 43.2 万次住院,18 万次疗养院住院和近 250 万次医务室随访[1,12]。尽管髋部骨折仅占意外骨折的 14%,但其相关治疗费用几乎占骨质疏松治疗费用的 3/4。髋部骨折对生活质量有很大影响且有较高的死亡率。髋部骨折后第 1 年内的死亡率高达 36%,男性高于女性[1]。与没有骨折的同性别和相似年龄的人相比,已发生骨折的人在未来发生再次骨折的风险增加了 2.5 倍。此外,髋部骨折还会给老年人带来多种并发症,包括住院时间延长、独立生活能力降低、抑郁、对未来产生恐惧和终身残疾。据估计,20% 的患者需要长期住在护理院,约 60% 的患者无法恢复到骨折前的独立水平[6]。椎体骨折可能是无痛的,或导致疼痛,通常持续不超过 3 个月。椎体骨折引起的相关损害较多,椎体塌陷或畸形可导致身高下降、驼背、腹部膨隆、肺功能下降、慢性背痛、活动能力下降或死亡。

最近,骨质疏松症和低骨量发生率有所下降,但骨质疏松症和低骨量的患病总人数仍然很高[11]。根据 2005—2010 年的趋势,到 2030 年,50 岁以上患有骨质疏松症或低骨量的成年人总数可能增加 30%。骨质疏松症对医疗系统的影响,医疗成本的上升,以及人口老龄化的影响是巨大的。

病因

成人骨骼 80% 由皮质骨组成,这是一种致密的骨骼[13]。20% 是小梁骨,其密度小于皮质骨,通常称为海绵状骨或松质骨。皮质骨作为髓隙的保护层形成外层,松质骨构成骨髓腔的内部结构,呈蜂窝状。不同的骨骼部位,皮质骨和松质骨的比例各不相同,导致硬度和孔隙率存在差异。

骨骼有助于支撑和保护身体,并处于建模(重塑)和改造(更新)的循环周期中,去除旧骨取而代之以较强的新形成骨[13]。在年轻健康骨骼中,成骨细胞和破骨细胞之间的动态平衡,是一个连续的重构过程。破骨细胞通过增加溶解蛋白和矿物质的酶来吸收旧骨,而成骨细胞通过合成由胶原和其他蛋白组成的骨基质帮助改造骨面和填充骨腔[13,14]。骨矿物质沉积在骨基质中并且钙化强化新生骨。骨吸收或去除率超过替换率时,将会导致骨流失,骨强度降低和骨折风险增加[14]。

骨量在 18~25 岁之间达到峰值,并在 30 岁左右开始逐渐减少[15]。这种缓慢的、与年龄相关的骨流失会导致男性和女性一生中皮质骨流失 20%~30%,松质骨流失 20%~30%[16]。

在更年期时,妇女会经历一个额外的 BMD 流失阶段。与年龄相关的缓慢流失不同,这个阶段是快速的,随着 17β-雌二醇浓度的下降,使得 20%~30% 的松质骨和 5%~10%

皮质骨发生流失。早期松质骨的流失与绝经后皮质和松质骨的减少,可能会导致脊椎和前臂远端骨折增加,这可能会在绝经后早期出现[14,17,18]。

此外,女性患骨质疏松症的风险可能会增加,因为在她们的一生中,骨量比同龄男性少30%[14]。

激素相关的骨流失加速也可能发生在卵巢切除术后。

雄激素和雌激素在男性的骨生长和发育中发挥着重要作用[19,20]。许多研究对血清睾酮浓度进行了评估,其对骨代谢的影响一直存在争议。有数据表明,睾酮对骨骼有直接的益处,但相比于雌激素影响程度较小。由于年龄变化导致的生物可利用雌激素的减少,这可能是老年男性骨流失的原因[20]。

有关其他由下丘脑-垂体-性腺轴调节的激素(如孕激素、卵泡刺激素、抑制素、催产素和泌乳素)对骨骼系统的影响也有相关报道[21]。

病理生理学

人体的骨重建过程是不断进行的,大约每隔10年整个骨骼就会更换一遍[22]。这是一个复杂的过程,需要局部和整体调节的平衡,以形成离散的骨骼或骨骼重建单位[15]。

核因子-κB受体活化因子配体(receptor activator of nuclear factor-κB ligand,RANKL)和骨保护蛋白(osteoprogenerin,OPG)是决定破骨细胞在重塑过程中成型、活化和再吸收的局部调节因子[13,23]。

成骨细胞来源的RANKL与破骨细胞RANK受体结合,促进破骨细胞的分化和再吸收活性。B细胞产生一种诱骗受体OPG,可以竞争性拮抗RANKL结合,阻止破骨细胞刺激。这一过程始于破骨细胞挖掘松质骨表面的空洞所引起的骨吸收,或者发生于皮质骨腔形成阶段(图110-1)[13,18,23]。

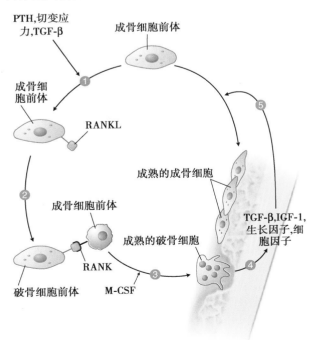

图110-1 细胞水平的骨重建循环

在这一过程中产生的酶,特别是转化生长因子-β(transforming growth factor-β,TGF-β),能够溶解骨矿物和蛋白(作为骨吸收区成骨细胞前体增殖的趋化因子)[23]。骨细胞,即骨骼中的细胞,其生长因子对骨代谢有直接或间接的影响。胶原蛋白填充骨腔,然后钙化[13]。

钙和维生素D是骨生长所需的重要营养成分。甲状旁腺激素(parathyroid hormone,PTH)、糖皮质激素、降钙素、雌激素和睾酮均参与骨重建[18]。PTH和糖皮质激素与骨再吸收相关,而降钙素、雌激素和睾酮与骨形成有关。

胃肠道是膳食钙吸收的场所,肾小管重吸收钙,骨骼储存钙。钙主要受PTH、维生素D及降钙素的调节。当血清钙水平较低时,甲状旁腺释放PTH,进而促进骨中钙和磷的动员,并刺激肾小管对钙的重吸收[15]。维生素D有助于钙、磷和镁在肠道吸收。维生素D的增加会降低PTH浓度。维生素D还能增加骨重吸收,预防有症状的低钙血症。当血钙水平较高时,降钙素就会释放。降钙素减少肠道吸收钙和磷,促进肾脏钙的排泄,预防骨重吸收(图110-2)。

药物治疗概况

骨质疏松症是一种低骨量、骨组织退化导致骨折风险增加的疾病。预防、识别和治疗骨质疏松症都应纳入初级保健。减少骨折风险的预防措施包括每日摄入足够的钙和维生素D。通常推荐的生活方式改变包括负重锻炼、减少酒精摄入和戒烟。预防跌倒也是普遍的建议。这些建议既适用于男性也适用于女性。对于低创伤性髋部或椎体骨折、T评分≤-2.5,骨量低且骨折风险高的患者应考虑药物治疗。女性常用的治疗药物包括选择性雌激素受体调节剂(selective estrogen receptor modulator,SERM;如雷洛昔芬)和降钙素,而双膦酸盐(如阿仑膦酸钠)、RANKL抑制剂(如地诺单抗)和PTH,对男性和女性都适用。对于睾酮水平低(<200ng/dl或6.9nmol/L),不能耐受目前已批准的骨质疏松症治疗药物的骨折高危男性,建议使用睾酮治疗[24]。

风险因素

案例 110-1

问题1:T. J. 是一位28岁的白人女性,体型偏瘦,担心患上骨质疏松症。因为她75岁的外祖母患有骨质疏松症,她绝经后的母亲(53岁)最近被告知患骨质疏松症的风险很高。T. J. 身高157cm,体重48.9kg,平素体健。她平时跑步,偶尔做有氧运动。她的饮食一般包括早餐麦片,午饭三明治,晚餐肉和蔬菜。她唯一的奶制品摄入是早餐麦片配的1杯脱脂牛奶。午饭或晚餐偶尔饮用奶制品。她平时未服用药物、维生素或钙补充剂。她偶尔会服用治疗头痛或痛经的药物。她不吸烟,偶尔喝酒。T. J. 是否有发生骨质疏松症的高危因素?

表110-1中列出与骨质疏松发生有关的风险因素。T. J. 有几个风险因素可能增加骨质疏松的风险。她是一个身材矮小、体重低的白人妇女[体重指数(body mass index,BMI)= 19.8kg/m²],有家族史,钙摄入量低。

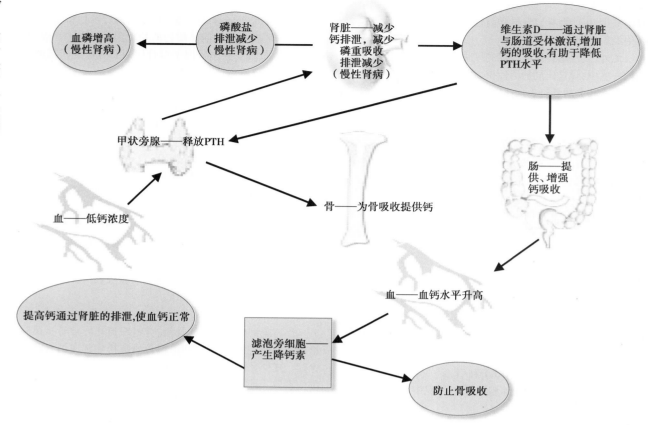

图 110-2　PTH、维生素 D 和降钙素共同参与钙平衡的路径

在世界范围内,骨质疏松症的患病率随性别、种族和族群而异。在美国,墨西哥裔美国妇女低骨量和骨质疏松症的患病率最高,但非西班牙裔白人女性骨质疏松症的风险最大[9,11,25]。在考虑年龄、体重指数、骨折史、吸烟史、酒精摄入量和糖皮质激素使用等风险因素后,与非西班牙裔黑人或墨西哥裔美国妇女相比,更多的非西班牙裔白人妇女符合 NOF 骨质疏松治疗标准。

低体重

T. J. 身材矮小,BMI<20kg/m²,在正常范围下限(范围 18.5~24.99kg/m²)。低体重指数(BMI<20 kg/m²)是骨质疏松和骨折的独立危险因素[26]。在一项包括 12 个队列纳入 60 000 名男性和女性的 meta 分析中,BMI 为 20kg/m² 的人群髋部骨折风险几乎是 BMI 为 25kg/m² 人群的 2 倍[27]。BMI 为 30kg/m² 人群髋部骨折风险较 BMI 为 25kg/m² 人群减少 17%。然而肥胖不能被认为是一种保护因素。当用 BMD 校正后,BMI 为 20kg/m² 的患者髋部骨折的发生率仍然增加 42%,与 BMI 为 30kg/m² 患者没有差异。

家族史与遗传因素

骨质疏松症是由遗传和环境因素影响所致的多因素失调性疾病。骨质疏松性骨折的家族史被认为有潜在的遗传易感性[7]。矮小的身材或身高是会遗传的。较小的骨头尺寸会影响骨折风险,因为较大的骨头可能更抗骨折。有研究报道了遗传因素作为骨质疏松症危险因素的意义。某些疾病状态是遗传的,并且与骨质疏松症有关(例如,乳糜泻——一种与吸收障碍相关的疾病)。骨质疏松症相关的遗传因素可能与峰值骨量、维生素 D 受体基因多态性、基因相关的雌激素缺乏或雌激素抵抗、骨形态形成蛋白、信号传导通路和各种其他骨相关的蛋白和受体有关[7,28,29]。有骨质疏松症或骨质疏松性骨折家族史阳性的妇女,其骨密度通常较无家族史的妇女低[30]。

运动和身体活动

骨量的多少取决于身体活动的情况[7]。肢体长时间不活动或长期卧床不动可导致骨骼组织与骨量减少。许多研究已经发现了运动对骨量的影响。Cochrane 数据库发表了一篇 meta 分析,比较了不同类型的运动干预在绝经后妇女骨质疏松症防治中的作用[31]。结果表明,脊柱和股骨粗隆的 BMD 有显著改善,但股骨颈或全髋部的 BMD 没有显著改善且骨折风险没有差异。低力量的负重锻炼,如步行或太极对脊柱和腕关节有显著影响。高强度的负重运动如慢跑、跳跃、跑步、跳舞和振动平台对髋关节 BMD 有显著影响。非负重锻炼,如渐进性阻力强化,对脊柱和股骨颈有显著影响。不同运动类型的组合对股骨颈、脊柱和股骨粗隆的骨密度有显著影响,且降低骨折风险。然而,对髋部 BMD 无影响。作者指出研究的局限性包括样本量小、随访缺失、缺乏运动特征的描述和异质性。虽然锻炼的证据有限,且停止锻炼后的持久价值还不清楚,但有充分的证据表明体育锻炼与改善健康、降低死亡率有关,应当予以鼓励[7]。NOF 推荐定期进行负重运动与肌肉强化运动的组合训练以增加力量并减少跌倒和骨折的风险[1]。这些运动包括步行、慢跑、太极、爬楼梯、网球、举重训练和其他抗阻运动。临床系统改善研究所(Institute for Clinical Systems Improvement,ICSI)的指南也建议进行组合运动来维持和改善骨骼健康。冲击训练如慢跑、快走、爬楼梯、负重加强运动,平衡训练如打太极或跳舞[26]。运动可使跌倒风险降低约 25%。

吸烟与饮酒

尽管 T. J. 不吸烟,只是偶尔饮酒,但在询问一个有骨质疏松症风险患者的病史时,纳入有关烟酒的病史很重要。相比于不吸烟者,女性和男性吸烟者骨折的风险增加,包括髋部骨折[7]。吸烟者会影响膳食和钙补充剂的吸收,降低体重,影响雌激素代谢,并可能对骨细胞有直接毒性[22,26]。

无论男女,过度饮酒均与骨密度降低有关。适量饮酒与绝经后妇女骨密度增高有关[32]。然而,存在相互矛盾的证据。酒精对骨骼的影响是剂量依赖性的。每日饮用超过 2 份含酒精的饮料可显著增加骨折风险[7]。其机制可能是酒精对成骨细胞的直接影响,或是继发于钙和维生素 D 的摄入不足,营养缺乏导致骨形成减少。即使女性每日不超过 1 杯,男性每日不超过 2 杯酒精饮料,对骨形成也有影响[26]。建议每天限量饮酒以保护骨骼健康和降低跌倒风险。

膳食摄入

膳食中的钙与维生素 D 对骨骼健康至关重要,它们能够增强骨骼、增加骨量。骨量在成年早期达到峰值,随后骨骼开始不断重塑[33]。维持正常的骨量可降低骨质疏松和骨折的风险。女性和男性均需要摄入充足的钙和维生素 D 以达到和保持最佳的骨量。国家医学院医学研究所已发布了关于钙和维生素 D 摄入量的推荐,这将促进骨骼维持基于年龄的中性钙平衡[33]。对于男性和 19~50 岁的非孕女性,推荐每天摄入 1 000mg 元素钙和 600IU 维生素 D(表 110-2)。美国国家卫生研究院(National Institutes of Health,NIH)的建议也基于同一份已发表的报告[34]。NOF 对于钙有相似的推荐,但对维生素 D 的摄入量的建议有所不同[1]。推荐 50 岁及以上人群每天摄入 800~1 000IU 维生素 D。

钙最好从饮食中摄取。钙的主要来源包括乳制品、豆腐和鱼肉罐头(表 110-3)。食物中钙的吸收率约为 30%,但随食物种类不同而异[33]。钙的吸收也随年龄增长而减少。乳制品或强化果汁中钙的吸收率约 30%,但对于某些绿色蔬菜如花椰菜和羽衣甘蓝来说,吸收率可高出 1 倍。草酸或含草酸的食物会影响钙的吸收。羽衣甘蓝和花椰菜是草酸含量较低的食物,芥菜或芜菁叶也是如此[22]。草酸含量高的食物包括菠菜、甘薯、豆类等。即使钙含量很高,草酸也会影响钙的吸收。一些纤维含量高的食物也会干扰钙的吸收,因此建议摄入多种含钙的食物。酒精、咖啡或茶中的咖啡因、低蛋白饮食、高磷和高盐饮食均不利于钙平衡[22,23]。

表 110-2

钙和维生素 D 的膳食推荐摄入量[33]

年龄段	RDA 钙	RDA 维生素 D
男性		
19~50 岁	1 000mg	600IU(15μg)
51~70 岁	1 000mg	600IU(15μg)
>70 岁	1 200mg	600IU(15μg)
女性(非妊娠期)		
19~50 岁	1 000mg	600IU(15μg)
51~70 岁	1 200mg	600IU(15μg) a
>70 岁	1 200mg	800IU(20μg) a

a NOF 推荐年龄 ≥ 50 岁的患者维生素 D 摄入量为 800~1 000IU。

IU, 国际单位;RDA,推荐膳食供给量

表 110-3

一些食物的含钙量

食物	食用份量	含钙量/mg
乳制品		
脱脂奶粉	1 杯	350~450
低脂酸奶	1 杯	345
脱脂牛奶	1 杯	300
全脂牛奶	1 杯	250~350
车达奶酪	1 盎司	211
白干奶酪	1 杯	211
美国奶酪	1 盎司	195
瑞士奶酪	1 盎司	270
冰激凌或冰牛奶	半杯	50~150
鱼肉		
油浸沙丁鱼	8med	354
鲑鱼罐头(粉色)	3 盎司	167
水果蔬菜		
钙强化果汁	1 杯	100~350
新鲜烹制的菠菜	半杯	245
熟花椰菜	1 杯	100
羽衣甘蓝叶,芜菁叶	半杯	175
熟黄豆	1 杯	131
豆腐	1 杯	75
羽衣甘蓝	半杯	50~150

1 盎司 = 29. 57ml

维生素 D 被认为是一种营养素和调节激素。它是一种脂溶性维生素，很少存在于天然食物中，通常以作为补充剂被添加到某些食物中。维生素 D 是一种可以通过阳光在皮肤中合成的营养物质，但由于存在患皮肤癌的风险，应限制暴露于阳光下[33]。由于皮肤色素沉着、纬度差或使用防晒霜的不同，通过晒太阳也可能不能产生足够的维生素 D。维生素 D 可调节钙和磷，这使得它在骨骼健康的发育和维持中起着重要的作用。

维生素 D 直接刺激肠道对钙和磷酸盐的吸收，在 PTH 的帮助下，可以从骨骼中动员钙或刺激肾远端小管的钙重吸收（参见第 28 章）。在日常饮食中的维生素 D 或由阳光合成的维生素 D，必须转化为活性形式骨化三醇。维生素 D 有两种主要形式：①维生素 D_3，胆钙化醇，是在皮肤中由 7-脱氢胆固醇合成的，也可存在于脂肪丰富的鱼、牛肝、蛋黄和奶酪中；②维生素 D_2，麦角钙化醇，是植物性的。这两种形式均存在于膳食补充剂或强化食品中。胆钙化醇和麦角钙化醇在转化为活性维生素 D 之前都是没有活性的，首先由肝脏转化为 25-羟基维生素 D(25-OHD)，再由肾脏转化为 1,25-二羟基维生素 D，即骨化三醇。血清中 25-OHD 水平可作为是否摄入充足的标记物。NOF 推荐摄入维生素 D 以使血清 25-OHD 水平>30ng/ml（75nmol/L）[1]。衰老、慢性肾功能不全、肠道疾病、吸收障碍、皮肤黝黑、肥胖、服用某些药物以及较少暴露于阳光下都与血清维生素 D 水平降低有关。

绝经后女性同时服用维生素 D 与钙时，骨折与骨流失的风险略有降低；然而单独应用维生素 D 不能产生同样的效果[26,35,36]。维生素 D 与钙的联合应用可使脊柱、全身、股骨颈和全髋关节的骨密度小幅度增加。

维生素 D 补充剂的副作用很少。维生素 D_3 与钙同服可增加形成肾结石的风险，补充活性维生素 D 可增加高钙血症的风险。

T. J. 是典型的普通美国人，饮食中的钙含量很低。如果饮食中的钙或维生素 D 没有达到推荐标准，应该额外补充（见表 110-4；案例 110-1，问题 2 和 3）。

表 110-4

不同钙补充剂中的钙含量

钙盐	含钙量/%
碳酸钙	40
磷酸钙（磷酸三钙）	39
无水磷酸氢钙	23
柠檬酸钙	21
乳酸钙	13
葡萄糖酸钙	9

其他潜在风险

与继发性骨质疏松症相关的各种药物和疾病情况见表 110-1。

预防

绝经前妇女

> 案例 110-1，问题 2：虽然 T. J. 还未绝经，有什么建议能够减少她将来患骨质疏松症的风险？

预防骨质疏松症的普遍建议是每日摄入充足的钙和维生素 D、进行负重和力量训练、减少酒精摄入和戒烟。T. J. 应该采取上述建议以最大限度地增加她的骨量峰值，并预防或减少骨丢失。她的饮食应包括 1 000mg 钙和 600IU 维生素 D。T. J. 应继续锻炼，制订终身锻炼计划并继续戒酒。她还应保持 BMI 在 20~25kg/m² 之间。

锻炼

应鼓励 T. J. 经常参加负重和力量锻炼，如慢跑、散步、跑步、骑自行车、网球或举重，并且应终生坚持与年龄相适应的运动。除了促进骨骼健康外，体育锻炼还有很多益处。运动可提高整体健康与幸福感，有助于控制血压、降低心血管疾病、结肠癌和 2 型糖尿病的风险[22]。像 T. J. 这样的年轻女性应意识到保持规律的月经周期很重要。剧烈运动或极低体重可导致闭经，增加骨质疏松和骨折的长期风险。

膳食摄入

T. J. 应均衡饮食，多食用水果、蔬菜、低脂乳品、全谷物、鱼和坚果。这将为骨骼健康提供钙和其他营养素。她应确保膳食中包含 1 000mg 钙和 600IU 维生素 D，最好是来自于食物。在美国，乳制品是膳食中钙的主要来源，低脂或脱脂乳制品含有足量的钙，强化果汁或强化谷物也是钙的良好来源。虽然非乳制品可能含钙较少，但对于有饮食偏好、不耐受乳制品或食物过敏的人来说，它们可能是重要的钙来源（见表 110-3）。摄入富含植酸盐和草酸盐的食物（如谷物、豆类、坚果）可能会降低钙的吸收。

如果 T. J. 不能从食物中获取每日所需的钙，可以额外补充钙。表 110-4 列出了一些钙盐中元素钙的百分比。（有关钙补充剂的更多信息，请参见案例 110-1，问题 3）

维生素 D 存在于少数天然食物中（如牛肝、蛋黄、鲑鱼、金枪鱼），也存在于强化果汁或牛奶中。很难量化从阳光中获取的维生素 D 的量。遗传因素、皮肤色素、纬度和防晒霜的使用都是影响阳光暴露的因素[33]。T. J. 应该能够从饮食中摄入足够的维生素 D。她也可以通过补充剂达到每日 600IU 的维生素 D。

其他与骨骼有关的营养成分包括镁、磷、维生素 K 和蛋白质。镁影响 PTH 的浓度，参与骨骼的形成，广泛存在于食物和强化谷物中[37]。低镁饮食与较低的骨密度有关，但并不增加髋部骨折或全身骨折的发生率[38]。一项 73 684 名绝经后妇女参加的妇女健康倡议观察研究评估了每日镁总摄入量。与镁摄入量最低的五分位数相比，摄入镁五分位数最高的妇女髋部骨密度高出 3%，全身骨密度高出 2%。镁摄入量不同五分位数间的髋部骨折和全部骨折的发生率没有统计学差异。钙和磷都储存于骨骼中。两者的复杂平衡是骨强度所必需的[22]。低磷摄入与过量摄入均对骨骼有不利影响。维生素 K 对于维持骨健康也是非常重要的。长期服用维生素 K 阻滞剂或低维生素 K 饮食的患者,骨折和骨质疏松的风险增加,但这种风险是有争议的[39]。目前,没有充分的证据,也没有任何补充建议[39-41]。异黄酮是一类从大豆和红三叶草中发现的植物雌激素,具有雌激素样作用,并已证明可增加骨密度。是否使用异黄酮等植物雌激素预防骨质疏松的研究相互矛盾且不充分[22]。大豆是很好的蛋白质来源,对骨骼健康也很重要。蛋白质含量低的饮食中钙的吸收也会减少。

烟草和酒精

应鼓励吸烟的男性和女性戒烟。相比于不吸烟者,吸烟者骨流失率较高,钙吸收也可能降低[26]。T. J. 偶尔饮酒,她应该了解饮酒有骨密度降低的风险。建议限制酒精摄入量,女性每日不超过 1 杯,男性不超过 2 杯。

> 案例 110-1,问题 3:如果 T. J. 需要补钙,应推荐哪种钙剂?

不同补充剂中的元素钙含量不同。最常见的两种钙剂是碳酸钙和柠檬酸钙[33,37]。碳酸钙的成本较低,并且含钙量最高(40%),每天只需很少几片就可以满足每日钙需求。钙补充剂的吸收率取决于一次摄入的元素钙总量。钙的吸收率随剂量增加而降低。1 次剂量 ≤500mg 时吸收率最高[37]。如果 T. J. 需要补钙,碳酸钙是一个理想的选择。应建议她分次服用,每次不超过 500mg,以保证最大的吸收率。碳酸钙的吸收依赖于胃酸,应与食物同服。柠檬酸钙中元素钙含量较低,为 21%,较少依赖胃酸吸收,因此可与或不与食物同服。柠檬酸钙适合患有胃酸缺乏、炎性肠病、服用质子泵抑制剂或 H₂ 受体阻滞剂的患者。钙剂应以大量液体送服。钙可竞争或干扰铁、锌或镁的吸收。钙剂也可与其他药物发生明显的相互作用,如四环素类、甲状腺药物和喹诺酮类可减少钙的吸收(表 110-5)。应告知 T. J. 钙剂最常见不良反应,如便秘、胃肠道刺激、胃肠胀气。对于患有肾功能不全、甲状旁腺功能减退、高钙血症和肾结石史的患者,应慎用。如果 T. J. 本人或其家人有尿路结石病史,她应该在医生指导下使用。T. J. 应保证全天饮用足够的水量,并将碳酸钙与食物同时服用,确保其被吸收或转化为柠檬酸钙。

绝经后妇女

案例 110-2

问题 1:T. J. 的母亲 M. J. 53 岁,也是一个身材矮小、体重较低的白人妇女。她偶尔会在晚上散步。目前正在服用一种钙补充剂以维持总钙量的摄入(膳食加补充剂),每日补钙量约 1g。她因胃食管反流病(gastroesophageal reflux disease,GERD)服用奥美拉唑(非处方药),偶尔因头痛服用对乙酰氨基酚。M. J. 有吸烟史,但是在

快 30 岁时戒烟,很少喝酒。平素体健,没有妇科手术史或重大疾病史。M. J. 有明确的乳腺癌家族史。她最后一次月经是 6 个月前,但是 2 年前开始出现月经不规律。M. J. 已经出现了一些更年期症状(潮热),但是症状较轻且仅在夜间出现。M. J. 担心患骨质疏松症,决定约见她的妇科医生讨论预防措施。脊柱的 DXA 测量结果提示,T 值为-2,Z 值为-1。

除了 DXA,还需获取哪些信息来判定她是否有患骨质疏松的风险或已经患有骨质疏松症?

表 110-5

药物相互作用

药物与钙剂相互作用举例[a]	
别嘌醇	蛋白酶抑制剂
双膦酸盐衍生物	四环素衍生物
钙通道阻滞剂	蛋白酶抑制剂
某些头孢菌素类抗生素	奎尼丁
皮质甾类(口服)	喹诺酮类抗菌药物
HMG-CoA 还原酶抑制剂	硫糖铝
铁盐	噻嗪类利尿剂
伊曲康唑、酮康唑	甲状腺制剂
镁盐	四环素衍生物
多种维生素/氟化物(有维生素 A、D、E)	维生素 D 类似物
多种维生素/矿物质(含有维生素 A、D、E、K 和叶酸及铁)	锌

a 不包括所有钙-药物相互作用。

来源:Facts & Comparisons eAnswers. Accessed February 15, 2015 from http://online. factsandcomparisons. com/index. aspx. Accessed June 18, 2015.

除了进行 DXA 检测,还需要对 M. J. 进行详细的病史采集,包括药物治疗(处方药和非处方药)、饮食、社会史(吸烟、酗酒)、体格检查(包含身高等)及风险因素分析等。当存在多种危险因素时,还需进行诊断测试[1]。综合评价的目的是确定可改变的风险因素,排除骨质疏松的潜在原因,并在需要时进行治疗。

根据 M. J. 的病史和风险因素分析,可以明确她和她的女儿有类似的骨质疏松风险因素。此外,她处在绝经后早期阶段,患有 GERD,有吸烟史。M. J. 没有身高下降,没有背痛,也没有驼背的迹象,这些都可能是骨质疏松症的表现。在正常老化进程中,由于退行性关节炎和椎间盘萎缩,女性身高可能会降低 2.5~3.8cm[1]。测量身高很重要,因为身高降低可能表明患者有椎体骨折。

目前 M. J. 还不需要测定骨代谢的生化标志物（如碱性磷酸酶、钙磷水平、骨特异性碱性磷酸酶、骨钙素、交联 C-末端肽和 N-末端肽）。它们不用于骨质疏松症的诊断，但可用于评价药物治疗[1]。

北美更年期学会（North American Menopause Society, NAMS）建议，像 M. J 这样年龄超过 50 岁、有一个或多个骨折危险因素的女性应该进行 BMD 测量。这些危险因素包括体重<57. 6kg 或 BMI<21kg/m²，绝经后曾发生除颅骨、面骨、踝关节、手指或脚趾外的骨折，直系亲属有髋部骨折史、吸烟、类风湿性关节炎以及每日饮 2 杯酒（1 杯 = 12 盎司啤酒，或 4 盎司葡萄酒，或 1 盎司烈性酒）[1]。

NAMS 还建议以下人群进行 BMD 测量：因患甲状旁腺功能亢进等疾病、服用类固醇等药物造成骨流失的绝经后妇女、绝经后发生脆性骨折的妇女及所有年龄超过 65 岁的妇女[32]。NOF 推荐 65 岁及以上女性、70 岁及以上男性、65 岁以下的绝经期或处于绝经期过渡期的妇女（骨质疏松风险高或曾发生骨折者）、50 岁以上的非绝经期妇女和 50~70 岁的男性（曾发生骨折或骨折发生风险高者）、存在低骨量状态或服用与低骨量有关药物的成年人进行骨密度检测[1]。除了基于证据的建议外，保险报销在骨密度检测中也有重要作用。

骨密度是指单位面积的骨数量或骨质量，以 g/cm² 为测量单位。BMD 报告为 T 评分（表 110-6）和 Z 评分[26]。T 评分是将 BMD 与同性别健康年轻成年人群的预期 BMD 进行比较，Z 评分是将 BMD 与相同年龄、性别和种族的健康成年人群的预期值进行比较。

T 评分

$$[（BMD 实测值-年轻成年人群平均 BMD 值）/年轻成年人群 SD 值]　　（公式 110-1）$$

Z 评分

$$[（BMD 实测值-同龄人群平均 BMD 值）/同龄人群 SD 值]　（公式 110-2）$$

DXA 是一种二维 X 射线检查法，它是测量 BMD 以诊断或评估治疗的标准[4]。髋部、腰椎和股骨颈的 DXA 依然是确诊的首选测量方法（见表 110-6）[2]。

表 110-6

骨密度定义[42]

分类	T 值
正常	≥-1.0SD
骨质减少（低骨量）	-2.5~-1.0SD
骨质疏松	<-2.5SD

其他方法也可以用于筛查，但不能用于诊断或跟踪患者对治疗的反应[7,26]。

对于没有接受骨质疏松症预防药物的绝经后妇女来说，DXA 的使用频率可能不会超过每 2~5 年 1 次，因为骨质流失的速度大约是每年 1%~1. 5%[32]。NAMS 和 NOF 均支持 T 值用于诊断。国际临床密度测定法协会（International Society for Clinical Densitometry, ISCD）建议在筛查儿童、绝经前妇女和 50 岁以下男性的低 BMD 时，使用 Z 评分。Z 值≤-2 表明低于期望值，Z 值>-2 为正常[43]。

据估计，平均 T 值的 SD 每减少一个点，BMD 可能发生 10%~15% 的变化。这种变化的幅度可能等同于骨折风险 1.5~3 倍的变化（表 110-7）[32]。

表 110-7

骨密度测定技术

技术	英文全称及缩写	测量部位
双能 X 射线吸收测定法	Dual-energy X-ray absorptiometry, DXA	髋关节、椎体、全身
外周双能 X 射线吸收测定法	Peripheral dual-energy X-ray absorptiometry, PDXA	前臂、手指、足跟
外周定量计算机断层扫描	Peripheral quantitative computed tomography, PQTC	前臂、胫骨
定量超声	Quantitative ultrasound, QUS	足跟、胫骨、髌骨
定量计算机断层扫描	Quantitative computed Tomography, QCT	脊柱、髋关节
单能 X 射线吸收测定法	Single-energy X-ray Absorptiometry, SXA	足跟

WHO 和几个主要的骨质疏松组织联合开发了骨折风险评估工具（Fracture Risk Assessment Tool, FRAX），该工具可单独或与 BMD 联合使用来识别骨折风险[44]。FRAX 是一种基于计算机的算法，适合于不同的人群，可以在线获取 http://www. shef. ac. uk/FRAX。FRAX 算法结合了种族以及临床危险因素（如年龄、吸烟、不运动、身高、体重、既往骨折、父母髋关节骨折史、长期使用糖皮质激素以及与 BMD 降低相关的共病情况）来计算 10 年骨折风险。FRAX 已经在 11 个不同的人群队列中得到验证。这是一个有价值的工具，可通过考虑风险因素对骨折和死亡的影响，提供绝对风险信息而不是相对风险信息。如同许多工具一样，FRAX 存在一些局限性，它剔除了某些变量（维生素 D 缺乏症、骨代谢标志物、跌倒等）。它没有考虑多重骨折，可能低估了风险。

FRAX 用于绝经后妇女和 50 岁以上男性时，不可取代临床判断。在已经接受或正在接受骨质疏松症药物治疗的患者中尚未得到证实[1,45]。

案例 110-2，问题 2：基于已获取的信息，M. J. 是否患有骨质疏松症，或者她是否有患骨质疏松症的风险？

M.J. 身高 158cm，体重 50kg。她的 T 值为 −2.0（脊柱的 DXA 测量），Z 值为 −1.0。使用 FRAX 风险评估工具对股骨颈 T 值未知的美国人群进行评估，M.J. 10 年的髋部骨折概率为 0.5%，10 年的骨质疏松相关骨折概率为 5.1%。M.J. 的 T 值与骨质减少或低骨量相符。

M.J. 骨质疏松的风险包括低骨量、低体重、骨质疏松症家族史、吸烟史和增加骨质疏松风险的药物。

> 案例 110-2，问题 3：什么预防措施可帮助 M.J. 减少患骨质疏松症的可能性？

锻炼

虽然 M.J. 偶尔去散步，她应该开始一项适合她年龄和身体状况的连续的锻炼计划。与没有运动锻炼的妇女相比，结合有氧运动和负重锻炼的绝经后妇女，她们的 BMD 有所改善，骨折风险也有所降低[31]。负重练习与阻力训练可以改善力量、肌肉质量、灵活性、平衡性，且能降低 M.J. 的跌倒风险（参见案例 110-1，问题 2）。

膳食摄入

与 T.J. 相似，对于 M.J. 来说，包含水果、蔬菜、低脂乳品、全谷物、鱼和坚果的均衡饮食很重要，这些能提供骨骼健康所需的足够的钙和营养。

51~70 岁的妇女每日建议钙摄入量为 1 200mg[33]。M.J. 从饮食和补充剂中摄入的总钙量约为每日 1 000mg，应增加以便使膳食中的钙达到每日 1 200mg。她应该选择含钙的食物（见表 110-3），如果无法从饮食中获得足量的钙，她可以服用补充剂（见表 110-4）。

对 M.J. 来说，饮食中摄入足够的维生素 D 很重要。51~70 岁的女性每日维生素 D 的推荐摄取量为 600IU，70 岁以上妇女每日推荐剂量 800IU。NOF 推荐 50 岁以上的男性和女性每日摄入 800~1 000IU[1]。

血清 25(OH) 维生素 D 水平对骨健康的影响已是共识[33]。低于 20ng/ml（50nmol/L）代表缺乏，而 29~32ng/ml（70~80nmol/L）代表有足够的储备。目前还没有证据表明血清 25(OH) 维生素 D 的水平需超过 60ng/ml（150nmol/L）[33]（更多信息，参见案例 110-1，问题 2）。如果发现 M.J. 维生素 D 水平不足，应监测血清 25(OH) 维生素 D 水平，告知 M.J. 补充维生素 D，使之达到 30ng/ml（75nmol/L）。

尽管钙和维生素 D 对骨骼健康很重要，但不应该代替药物治疗骨质疏松症，而应作为帮助改善骨骼健康的整体方案的一部分。

药物预防

雌激素/孕激素治疗

> 案例 110-2，问题 4：随着绝经期雌激素减少，骨流失的速度很快，M.J. 应该考虑接受雌激素治疗（estrogen therapy，ET）或雌激素 + 孕激素治疗（strogen + progesterone therapy，EPT）吗？

据估计，女性的骨量有 10%~15% 是雌激素依赖的[46]。

雌激素在骨形成、骨吸收和保持骨量中起着重要的作用，而绝经期与雌激素减少和骨流失增加有关[15,21]。

两项大型的观察性研究（全国骨质疏松症风险评估研究和百万妇女研究）发现 EPT 或 ET 使骨折的相对风险显著降低[47,48]。这些结果被妇女健康倡议（Women's Health Initiative，WHI）证实，EPT 和 ET 与安慰剂相比，显著降低髋部、脊椎和总体骨折的风险[49,50]。

此前，ET 或 EPT 被认为是预防绝经后妇女骨质疏松症的一线药物，如 M.J.，她有完整的子宫，基于骨质疏松风险测评和 T 值测量存在骨质疏松的风险。在 WHI 中，单独使用马结合雌激素（conjugated equine estrogen，CEE）或 CEE 联合甲羟孕酮（CEE+MPA）可降低绝经后妇女发生髋部、椎骨和全部骨折的风险；然而，干预研究很快终止，因为在 CEE+MPA 组，冠心病（coronary heart disease，CHD）、中风、深静脉血栓（deep vein thrombosis，DVT）、肺栓塞（pulmonary embolism，PE）和乳腺癌的发生率显著增加，在单独使用 CEE 治疗组，中风的比例也显著增加（参见第 51 章）[49,50]。WHI 研究的结果不支持使用 ET 或 EPT 预防骨质疏松症。自心脏和雌激素/孕激素替代研究（Heart and Estrogen/Progestin Replacement Study，HERS）I 和 HERS II 以及 NIHWHI 发布之后，医务人员不太可能仅仅为了预防骨质疏松症而开具含 EPT 或 ET 的处方，也不太可能在女性绝经后症状（如潮热）不再需要 EPT 或 ET 治疗后继续使用[51-53]。

EPT 被批准用于预防有子宫的绝经后妇女的骨质疏松症，ET 被批准用于无子宫的绝经后妇女[32]。当 ET 和 EPT 用于预防骨质疏松时，应使用最低有效剂量和最短疗程。只有在其他骨质疏松治疗失败或其他骨质疏松治疗存在禁忌，并确定获益大于风险的情况下才可以长时间使用。M.J. 没有更年期的烦躁症状，因此 ET 或 EPT 不适用。

应用雌激素的禁忌证

> 案例 110-2，问题 5：如果 M.J. 出现绝经期的不适症状，ET 或 EPT 是否适合治疗这些症状并预防骨质疏松症？

EPT 或 ET 的禁忌证包括妊娠、患有或既往患有 DVT 或 PE、患有或近期患有（如在过去 1 年内）动脉血栓栓塞性疾病（如中风、心肌梗死）、未确诊的异常生殖系统出血、已知或怀疑乳腺癌、已知或怀疑雌激素依赖性肿瘤、肝脏功能障碍或肝脏疾病、已知对该药物或其任何成分过敏[54]。此外，对于有哮喘、糖尿病、偏头痛、癫痫、系统性红斑狼疮、卟啉病和肝血管瘤史的患者，应慎用 EPT 或 ET。接受 EPT 或 ET 治疗的患者，肿瘤风险增加，包括子宫内膜癌（对于未使用 EPT 者）、乳腺癌（使用 EPT 者）、卵巢癌，此外，心血管事件、血栓栓塞性疾病、中风、胆囊疾病和老年痴呆症的风险也有所增加（参见第 51 章）。

M.J. 有明确的乳腺癌家族史，开始 EPT 或 ET 治疗对她来说并不是预防骨质疏松的首选。

双膦酸盐类药物

案例 110-2,问题 6: 绝经后妇女,如 M. J. 是否应考虑用双膦酸盐预防骨质疏松症?

NAMS 建议对有椎体或髋部骨折史、腰椎、股骨颈或全髋部 BMD≤-2.5 以及 T 值为-1.0~-2.5,10 年骨折风险为 20%(脊柱、髋部、肩、腕)或使用 FRAX 计算风险为 3%(髋部)的绝经后妇女使用骨质疏松治疗药物[32]。双膦酸盐,一种焦磷酸盐的类似物,是预防和治疗绝经后妇女骨质疏松症的一线治疗药物。阿仑膦酸盐(不包括泡腾片)、伊班膦酸盐、利塞膦酸盐速释剂型和唑来膦酸等均可用于预防绝经后妇女的骨质疏松,其他用于治疗和预防骨质疏松的药物见表 110-8[55]。

阿仑膦酸盐、伊班膦酸盐、利塞膦酸盐、帕米膦酸盐和唑来膦酸是氨基双磷酸酯,由于化合物含氮侧链的不同,使得它们对骨骼的抗吸收表面有更大的选择性。

双膦酸盐类药物与骨羟基磷灰石有高度亲和力,可进入骨骼。它们集中于矿物组织中,干扰破骨细胞介导的骨吸收,致使破骨细胞凋亡,骨代谢减少,从而降低有骨质疏松风险的绝经后妇女的骨折率[56]。

由于可进入骨中,双膦酸盐类药物有很长的半衰期,估计可达 1~10 年。与依替膦酸二钠(非氨基双膦酸盐)不同,氨基双膦酸盐不抑制骨矿化,这可能导致骨软化症。

双膦酸盐对绝经后妇女骨密度的影响

阿仑膦酸盐

一项 Cochrane 综述纳入了服用阿仑膦酸盐至少 1 年用于绝经后骨质疏松骨折一级和二级预防的随机对照试验,将阿仑膦酸盐与含或不含钙与维生素 D 的安慰剂进行比较[57]。如果平均 T 值在均值的 2SD 以内,或者椎体骨折的患病率低于基线的 20%,则被认为是一级预防试验。二级预防试验的定义为妇女的骨密度至少低于峰值骨量 2SD 或既往发生椎体压缩骨折或年龄>62 岁。结果表明,在一级预防研究中,椎体骨折得到了很大的改善,尽管没有统计学意义。在二级预防研究中,每日 10mg 阿仑膦酸盐可使髋部、腕部、椎体和非椎体骨折减少,且有显著的临床和统计学意义。

表 110-8

用于预防和治疗绝经后骨质疏松的药物

类别	药物	预防	治疗
双膦酸盐	阿仑膦酸盐	每日 5mg,口服 每周 35mg,口服	每日 10mg,口服 每周 70mg,口服
	阿仑膦酸盐/维生素 D_3		每周 70mg/2800IU,口服 每周 70mg/5600IU,口服
	伊班膦酸盐	每日 2.5mg,口服 每月 150mg,口服	每日 2.5mg,口服 每月 150mg,口服
	利塞膦酸盐	每日 5mg,口服 每周 35mg,口服 每月连续 2 日 75mg,口服 每月 150mg,口服	每日 5mg,口服 每周 35mg,口服 每周 35mg,缓释剂型-口服 每月连续 2 日 75mg,口服 每月 150mg,口服
	唑来膦酸	每隔 1 年 5mg,静脉注射	每年 5mg,静脉注射
选择性雌激素受体调节剂	雷洛昔芬	每日 60mg,口服	每日 60mg,口服
多肽激素	降钙素	未注明	隔日 1 次 100IU,肌内注射或皮下注射,或每周 3 次 单侧鼻孔 100IU 喷鼻
单克隆抗体	地诺单抗	未注明	每 6 个月 60mg,皮下注射
甲状旁腺素	特立帕肽	未注明	每日 1 次 20mg,皮下注射
雌激素	结合雌激素	当其他治疗不适宜时(无子宫)	未注明
	雌激素+孕激素	当其他治疗不适宜时(有子宫)	未注明
	结合激素+苯草昔芬	每日 0.45mg/20mg,口服	未注明

来源:Facts & Comparisons eAnswers. http://online.factsandcomparisons.com/index.aspx. Accessed June 18,2015.

一项为期 2 年的多中心研究比较了 45~59 岁绝经妇女使用阿仑膦酸盐或 EPT 的有效性与耐受性[58]。受试者随机接受安慰剂、阿仑膦酸钠（每日 2.5mg 或 5mg）或开放标签 EPT 的治疗，1 年后，阿仑膦酸钠 2.5mg 和 5mg 组，腰椎 BMD 分别增加 2% 和 2.7%。在安慰剂组中，40% 的妇女髋部 BMD 下降 2%，而阿仑膦酸钠 2.5mg 和 5mg 组分别仅有 10% 和 6% 的女性髋部 BMD 下降。在美国人群队列中，髋部 BMD 在 2 年内增加了 1.9%（EPT 组）和 1.3%（阿仑膦酸盐 5mg 组）。在欧洲人群队列中，EPT 组女性与阿仑膦酸盐 5mg 组相比，整体 BMD 显著增加。阿仑膦酸钠每日 2.5mg 与每日 5mg 均耐受良好，不良反应与安慰剂相似。因 EPT 组是开放标签的，所以其不良反应不能直接与阿仑膦酸钠比较。阿仑膦酸钠与 EPT 均可增加 BMD，从而减少绝经后无骨质疏松症妇女骨流失的速度。阿仑膦酸钠没有明显副作用，是 EPT 的有效替代。

伊班膦酸盐

在一项双盲、安慰剂对照的 Ⅱ/Ⅲ 期研究中，绝经早期无骨质疏松症的妇女被随机分配至伊班膦酸盐每日口服 2.5mg 组或安慰剂组。2 年后，接受伊班膦酸盐治疗组腰椎 BMD（1.9%）和全髋部 BMD（1.2%）与安慰剂（-1.9%，-0.6%）相比显著增加[59]。每日口服 2.5mg 伊班膦酸盐可显著降低骨代谢的生化指标。

MOBILE 是一项随机对照的非劣效性研究，纳入了 1 609 例 55~80 岁患有骨质疏松症的绝经后妇女，比较了每日口服 2.5mg 伊班膦酸盐与 3 种按月给药的不同方案（50mg 每月连续使用 2 日、100mg 每月 1 次和 150mg 每月 1 次）[60]。1 年后，所有按月使用的方案至少与每日使用伊班膦酸盐同样有效。2 年后，与每日 2.5mg 伊班膦酸盐组（4.8%）相比，腰椎 BMD 平均增加值分别为：每月连续 2 天 50mg 伊班膦酸盐组（5.3%），每月 100mg 伊班膦酸盐组（5.3%），每月 150mg 伊班膦酸盐组（6.4%）。全髋关节、股骨粗隆和股骨颈的骨密度增加在伊班膦酸盐每月 150mg 组最为显著。

后续的 MOBILE5 年长期扩展研究（MOBILE LTE）发现，MOBILE 研究期间增加的 BMD 一直保持，且腰椎 BMD 进一步增加[61]。股骨颈和股骨粗隆可见轻微变化。按月应用伊班膦酸盐与按日应用的总体不良反应相似。BMD 变化与骨代谢标志物减少在每月 150mg 伊班膦酸盐组最显著。

另对伊班膦酸钠的静脉制剂进行了研究，每 3 个月静脉注射 3mg[62]。1 年的静脉给药（Dosing Intravenous Administration，DIVA）研究结果显示，与每日口服片剂相比，DIVA 给药也能改善腰椎 BMD（4.5% v.s. 3.5%）、全髋关节 BMD（2.1% v.s. 1.5%），两组情况相似。

利塞膦酸盐

在一项双盲、安慰剂对照研究中，骨密度正常的 40~61 岁绝经早期妇女接受了为期 2 年的利塞膦酸盐或安慰剂治疗[63]。接受利塞膦酸盐每日 5mg 治疗 2 年后，腰椎 BMD 较基线增加 1.4%，而安慰剂组下降 4.3%。利塞膦酸盐每日 5mg 治疗 2 年后，股骨粗隆处骨密度增加 2.6%，治疗 9 个月后股骨颈骨密度增加 1.3%；与之相比，安慰剂组股骨颈减少 2.4%，股骨粗隆处减少 2.8%。

一项对 50 岁以上、绝经超过 5 年、患有骨质疏松症的妇女进行的研究表明，每月连续 2 日（2CDM）应用 75mg 利塞膦酸盐与持续 12 个月每日服用 5mg 利塞膦酸盐一样安全有效[64]。2 年后，观察到 2CDM 组腰椎 BMD 增加 4.2%，每日 5mg 组增加 4.3%[65]。腰椎和股骨近端的骨密度以及骨代谢标志物的变化无统计学差异。两组的不良反应相似。

一项研究对患有骨质疏松症的绝经妇女应用利塞膦酸盐每日 5mg 和每月 150mg 进行了比较，1 年后腰椎 BMD 与基线值相比增加相似（分别为 3.4% 和 3.5%），且椎体骨折的新发病率没有差异[66]。骨代谢生物标志物也有相似的变化。不良反应相似，每日 5mg 组便秘的发生率较高，每月 150mg 组腹泻的发生率较高。

唑来膦酸

唑来膦酸是一种静脉用双膦酸盐，最初被批准用于骨质疏松症的治疗，后来被 FDA 批准用于绝经期妇女骨质疏松症的预防[1,32]。

在一项为期 2 年的关于唑来膦酸预防低骨量绝经后妇女骨流失的研究中，581 名妇女被随机分配成 3 组：在基线和 12 个月时静脉输注 5mg 唑来膦酸（2×5mg）；仅在基线时静脉输注 5mg 唑来膦酸，12 个月时接受安慰剂；或在基线和 12 个月时均时给予安慰剂[67]。2 年后，与安慰剂（-1.32%）相比，试验组腰椎 BMD 显著增加（2×5mg 组 5.18%；5mg 组 4.42%）。股骨近端 BMD 也有所增加（2×5mg 组全髋部 2.91%，股骨颈 2.2%，股骨粗隆 4.83%；5mg 组全髋部 2.28%，股骨颈 1.64%，股骨粗隆 4.16%）。

唑来膦酸用于预防骨质疏松症时推荐每隔一年 1 次，治疗骨质疏松时推荐每年 1 次。

口服双膦酸盐是预防和治疗骨质疏松症的一线药物和最常用的处方药。何时开始使用药物预防绝经后妇女骨质疏松症应由病人和医生共同决定。股骨颈的 BMD 有助于更准确的评估 FRAX10 年风险。M.J. 有多个骨质疏松症的危险因素，但目前尚无需进行药物治疗。

治疗疗程

双磷酸盐与骨骼结合后形成了一个药物库，随着时间的推移，药物慢慢释放出来[68,69]。减少骨代谢标志物的峰效应发生在用药后 3~6 个月，并持续至停药后数月至数年。美国批准的研究疗程为 3~4 年，然而，延伸研究表明其疗效更长[61,69-72]。

目前，双膦酸盐治疗需要持续多长时间尚未达成共识。在原有的骨折干预试验（Fracture Intervention Trial，FIT）基础上进行的骨折干预长期延伸研究（Fracture Intervention Trial Long-term Extension，FLEX）中，将持续使用阿仑膦酸盐的效果与治疗 5 年后停药的效果进行了比较[69]。接受阿仑膦酸钠治疗 5 年后改用安慰剂的患者，发生了具有统计学意义的骨丢失（比服用阿仑膦酸钠 10 年的患者多 2%~3%）；然而，BMD 仍远高于 FIT 基线。骨代谢生物标记物逐渐上升，临床及非椎体骨折的发生无显著差异。安慰剂组（阿仑膦酸盐治疗 5 年后停止用药）与继续阿仑膦酸盐治疗组相比，椎体骨折的风险更高，这表明椎体骨折高风险或 T 值＜-3.5 的女性可能受益于双膦酸盐持续治疗。

在北美利塞膦酸盐治疗脊椎有效性（Vertebral Efficacy With Risedronate Therapy-North American，VERT-NA）的试验中，进行了利塞膦酸盐每日 5mg 对骨质疏松症妇女长期影响的研究，这些患者服用利塞膦酸钠治疗长达 5 年之久[73]。在应用利塞膦酸盐 3~5 年后对髂嵴进行活检，与安慰剂组相比，利塞膦酸盐组骨矿物质和胶原蛋白的变化被保持。FLEX 和 VERT-NA 研究显示，对双膦酸盐治疗有较好响应、没有骨折高风险的妇女，在 3~5 年治疗后，可以采取"休药期"（例如，1 年不接受治疗）[74]。治疗后，T 值＞-2.5 的妇女可暂停治疗数年。

双膦酸盐治疗时间的长短取决于治疗的获益、副作用及安全性（见下文的禁忌和副作用）[68]。在 NAMS 实践指南中，作者根据骨折风险描述了双膦酸盐休药期指南[68]。低风险——终止治疗；轻度风险——治疗 3~5 年然后考虑休药期；中度风险——治疗 5~10 年然后考虑 3~5 年休药期；高风险——治疗 10 年然后考虑 1~2 年休药期。高风险患者在休药期时，可用非双膦酸盐药物如雷洛昔芬或特立帕肽治疗。

案例 110-2，问题 7：双膦酸盐潜在的副作用是什么？

不良反应

与口服双膦酸盐类药物相关的常见不良反应包括胃肠道症状，如反酸、吞咽困难、腹胀、胃炎、恶心、消化不良、肠胃胀气、腹泻和便秘[75]。食管不良反应较少见，如食管炎、食管溃疡、糜烂，罕见继发食管狭窄或穿孔[75,76]。据报道，对于没有用 6~8 盎司（1 盎＝29.57ml）水送服双膦酸盐，用药后没有保持直立，或出现食管刺激却继续用药的患者，发生严重食道副作用的风险增加（见剂量部分）。药物使用指南将专注于解决双膦酸盐特有的问题，并旨在帮助患者更好的理解治疗、不良反应和依从性[77]。此外，还会发生低钙血症、肌肉骨骼疼痛、头痛、皮疹。

静脉注射和口服双膦酸盐类药物都与颌骨坏死（osteonecrosis of the jaw，ONJ）有关，这是一种严重但罕见的不良事件[78,79]。最早报道于一些接受静脉注射双膦酸盐的癌症患者。ONJ 的危险因素包括确诊癌症或既往癌症史，侵入性牙科手术，同时应用化疗药、皮质类固醇或血管生成抑制剂，口腔卫生不良，既往牙科疾病或感染，贫血和凝血功能障碍。ONJ 的风险随剂量和暴露时间的增加而增加。

双膦酸盐类药物与股骨干的非典型骨折有关[26,78]。所有用于预防或治疗骨质疏松症的双膦酸盐类药物的制造商信息中均包含警告。FDA 正在开展口服双膦酸盐与非典型股骨粗隆下骨折的安全性评价[80]。目前尚未发现明确联系。作用机制尚不清楚。然而，由于每日的压力，骨骼通常会受到微损伤，这会导致骨重塑[81]。抗骨吸收剂可能会过度抑制骨代谢，从而使微损伤累积，导致骨脆性和骨折风险增加。Lee 等[81]进行了一项 meta 分析，包括 9 项观察研

究和 1 项随机对照试验，共 658 497 例患者。结果显示：使用双膦酸盐会使粗隆下骨折或骨干骨折的风险显著增加[校正比值比（adjusted odds ratio，AOR）＝1.99，95% 置信区间（confidence interval，CI）＝1.28~3.10），粗隆下骨折 AOR＝2.71（95%CI＝1.86~3.95），骨干骨折 AOR＝2.06（95%CI＝1.70~2.50）]。试验受不同研究设计、不同随访时间以及不同患者群体的限制，存在较高的异质性。股骨粗隆下骨折和股骨粗隆下骨折的合并结果有显著的异质性（分别为 84.3% 和 83.6%）。骨干骨折的结果有中度异质性（29.7%）。总体风险较骨质疏松性骨折低。在对 52 595 名 68 岁以上至少接受 5 年双膦酸盐治疗的妇女进行的巢式病例对照研究中发现，在随后 1 年内发生了 71 例（0.13%）股骨粗隆下或股骨干骨折，在 2 年内发生了 117 例（0.22%）[82]。结果与 meta 分析相似。与未使用或短暂使用双膦酸盐相比，使用 5 年或更长时间与非典型髋部或股骨骨折显著增加[（odds ratio，OR）＝2.74；95% CI，1.25~6.02]相关。用药时间少于 5 年与骨折风险增加无关。

据报道，唑来膦酸引起的其他不良反应有发热、头痛、四肢疼痛、流感样症状和眼部炎症[78]。

目前尚无足够的证据支持对患有骨质疏松症或需预防骨质疏松的患者应用双膦酸盐治疗。然而，如果患者在应用双膦酸盐治疗的同时出现腹股沟或大腿有前驱性疼痛或出现不典型骨折，则应停止治疗和评估[76]。

剂量

阿仑膦酸钠用于预防骨质疏松症，可每日 5mg 或每周 35mg 口服。阿仑膦酸钠也可与维生素 D_3 组成 70mg/2 800IU 和 70mg/5 600IU 的复方制剂，每周口服 1 片。伊班膦酸钠每日 2.5mg 或每月 150mg 口服。利塞膦酸钠每日 5mg、每周 35mg、每月连续 2 天 75mg 或每月 150mg 口服。利塞膦酸盐缓释剂不用来预防绝经后骨质疏松症。唑来膦酸每两年 1 次，5mg，静脉给药不少于 15 分钟[83]。选择合适的给药剂量方案可以提高治疗的依从性。

口服双膦酸盐吸收较差，前一天晚上禁食后用水送服，约 50% 被肠道吸收，50% 经尿液排出。应教育患者，在早晨起床时用 6~8 盎司（1 盎司＝29.57ml）的水送服双膦酸盐类药物，至少应在摄入食物、饮料或其他药物之前 30 分钟（对于伊班膦酸钠需 60 分钟）。利塞膦酸钠还有 35mg 的缓释制剂，每周 1 次，早餐后服用。为了防止食道刺激或溃疡，并确保适宜的生物利用度，患者在口服双膦酸盐后，不应该躺下，应保持完全直立至少 30 分钟（伊班膦酸钠 60 分钟）。对于所有使用双膦酸盐的患者，都应摄入足够的钙和维生素 D，但不应与口服双膦酸盐同时服用，因为这样可能会减少双膦酸盐的吸收。

M. J. 患有 GERD，由于口服的双膦酸盐对胃有刺激，这可能会妨碍她使用口服双膦酸盐来预防骨质疏松症。唑来膦酸是预防骨质疏松症的一种替代药物。根据 M. J. 的检查结果（腰椎 T 值为-2.0，Z 值-1.0，估测 10 年髋部骨折概率为 0.5%，及主要骨质疏松症相关骨折概率为 5.1%），此时不建议治疗。

目前 NOF 和 NAMS 指南推荐药物治疗用于已发生髋关节或椎体骨折、已排除继发原因的股骨颈或脊柱 T 评分

≤-2.5、低骨量且10年髋部骨折风险概率至少3%或主要骨质疏松性骨折风险至少20%的患者。此时，M. J. 应该保持摄入足够的钙和维生素D，以及开始运动锻炼，尽量避免骨质疏松症的危险因素。

禁忌证及注意事项

开始治疗前，应先纠正低钙血症，所有使用双膦酸盐的患者都应通过饮食和/或补充剂获得足够的钙和维生素D。用祥利尿剂的患者应监测低钙血症。接受唑来膦酸治疗患者应适当补水，输注时间不少于15分钟，之后用10ml生理盐水冲洗[78]。为了减少急性期反应症状的发生，输注后可给予对乙酰氨基酚。

尽管轻度肾功能不全的患者不用调整剂量，但阿仑膦酸盐和唑来膦酸不推荐用于肌酐清除率<35ml/min的患者，伊班膦酸盐和利塞膦酸盐不推荐用于肌酐清除率<30ml/min的患者。

> 案例110-2，问题8：是否考虑应用SERM类药物如雷洛昔芬，来预防 M. J. 的骨质疏松症？

SERM

雷洛昔芬

雷洛昔芬是第二代SERM，它是苯并噻吩类药物，对雌激素靶组织有激动和拮抗作用[84,85]。雷洛昔芬与雌激素受体(ER)结合，在骨和脂质代谢中起雌激素激动效应，在乳腺和子宫内膜组织中起雌激素拮抗效应[85]。他莫昔芬也是SERM，与雷洛昔芬不同之处在于它对子宫内膜组织有激动作用，而雷洛昔芬没有。他莫昔芬用于乳腺癌的预防和治疗，不用于绝经后骨质疏松的预防。雷洛昔芬对骨组织的激动活性可影响破骨细胞生成，导致骨吸收减少和骨代谢率降低，增加BMD[85,86]。在一项纳入601名45~60岁有正常骨密度到低骨密度的绝经后妇女的研究中，受试者被随机分配接受雷洛昔芬每日30mg、60mg、150mg或安慰剂的治疗，研究为期2年[86]。结果表明，腰椎(1.6%，安慰剂-0.8%)、髋部(1.6%，安慰剂-0.8%)、股骨颈(1.2%，安慰剂-1.3%)和全身(1.4%，安慰剂-0.6%)骨密度显著增加，骨代谢标记物、血清总胆固醇浓度和LDL显著降低。子宫内膜厚度无明显差异。

Jolly等对雷洛昔芬预防绝经后骨质疏松的两项为期3年的前瞻性、随机、双盲、安慰剂对照试验又进行了2年的延伸研究[87]。这项研究包括了328名来自最初1 145名核心研究的女性，年龄为45~60岁。雷洛昔芬每日60mg治疗5年后，与安慰剂相比，骨代谢标记物下降，腰椎BMD(2.8%)和全髋部BMD(2.6%)增加。在腰椎骨质减少的女性中，2.5%进展为腰椎骨质疏松症，而服用安慰剂的女性中，这一比例为18.5%。总胆固醇和低密度脂蛋白(low-density lipoprotein，LDL)显著下降，而高密度脂蛋白(high-density lipoprotein，HDL)或甘油三酯不明显。与安慰剂组相比，子宫内膜厚度无显著差异。服用5年雷洛昔芬每日60mg的骨质减少的妇女发生腰椎骨质疏松症的可能性比

安慰剂组低87%，服用5年雷洛昔芬每日60mg的正常BMD的妇女发生腰椎骨质疏松症的可能性减少77%。潮热的发生率有统计学意义的增加(雷洛昔芬组28.8%；安慰剂组16.8%)。

福善美与易维特有效性比较试验(Efficacy of Fosamax Versus Evista Comparison Trial，EFFECT)是一项随机、双盲临床试验，纳入487名脊柱或髋部低骨密度(T值≤-2.0)的绝经后妇女，比较了阿仑膦酸盐与雷洛昔芬的有效性和耐受性[88]。患者被随机分配至每周70mg阿仑膦酸盐组、每日与雷洛昔芬剂量相同的安慰剂组、每日60mg雷洛昔芬组和每周与阿仑膦酸盐剂量相同的安慰剂组，研究周期12个月。1年后，阿仑膦酸盐组腰椎(分别为4.8%和2.2%；P<0.001)和全髋部(分别为2.3%和0.8%；P<0.001)BMD的增加大于雷洛昔芬组。耐受性和胃肠道效应相似；然而，雷洛昔芬组的血管舒缩症状的报告率明显高于对照组。

据其他临床试验报道，服用雷洛昔芬的妇女发生DVT和PE的风险增加[89]。

矛盾之处在于雷洛昔芬可降低椎体骨折率高达41%，但BMD增加只有2%~3%，低于ET、EPT或阿仑膦酸盐[90]。此外，与其他药物相比，尚未观察到雷洛昔芬对髋部骨折有明显影响。雷洛昔芬对椎体骨折的抗骨折作用可能是松质骨的高代谢率正常化后继发的，从而防止骨微结构的进一步破坏[91]。这可能是通过雷洛昔芬与在松质骨中占主导地位的雌激素β受体位点的结合发生作用，而在皮质骨中α受体占主导地位。与脊椎不同，髋部的骨骼结构和雌激素受体是不同的。此外，低效的抗骨吸收剂，如雷洛昔芬，可能有助于预防椎体骨折，而不是髋部骨折。因为松质骨(主要存在于椎骨)阻止破骨细胞活性的阈值可能低于皮质骨(主要存在于髋部)。由于这些原因，需要更有效的抗骨吸收剂来增加髋部的BMD。

雷洛昔芬可被用于预防女性骨质疏松症，如 M. J. ，即使她有明确的乳腺癌家族史。该建议基于MORE试验的结果[90]。绝经后骨质疏松妇女(平均年龄66.5岁)服用雷洛昔芬3年，发生浸润性乳腺癌的风险降低76%。共7 705例妇女被分配到雷洛昔芬组(每次60mg，每日2次或每日1次)或安慰剂组。入选在任一雷洛昔芬组(n=5 129)的受试者中仅有13例乳腺癌，而入选安慰剂组(n=2 576)的受试者中出现27例乳腺癌。根据WHO的FRAX评分，50岁以上低骨量的绝经后妇女，如 M. J. ，如果10年内髋关节骨折风险>3%或10年内严重骨质疏松性骨折风险的概率>20%，则可以作为骨质疏松预防治疗的候选对象[45]。

雷洛昔芬用于预防绝经后妇女骨质疏松症，每日60mg口服[89]。

剂量和药代动力学

雷洛昔芬每次60mg，每日1次，无需考虑食物影响[89]。雷洛昔芬吸收率约60%，在体内被广泛葡萄糖醛酸化，绝对生物利用度为2%。一些循环的葡萄糖醛酸雷洛昔芬结合物转化回母体化合物。雷洛昔芬及其葡萄糖醛酸结合物蛋白结合率较高。雷洛昔芬主要经粪便排泄，另有不到0.2%以原形及不到6%以葡萄糖醛酸复合物的形式从尿

中清除。体内药代动力学过程不受年龄和性别的影响。雷洛昔芬的单剂量平均半衰期为 27.7 小时,多剂量半衰期为 32.5 小时。

不良反应

雷洛昔芬的不良反应包括静脉血栓栓塞疾病、流感综合征、头痛、潮热、恶心、腹泻、肠胃炎、腿痉挛、周围水肿、关节痛、神经痛、鼻窦炎、支气管炎、皮疹、出汗和结膜炎等[89]。

禁忌证和潜在的药物相互作用

雷洛昔芬带有黑框警告,对于患有或既往患有静脉血栓栓塞史的患者,因风险增加而禁用[87]。妊娠、计划妊娠的妇女及哺乳期妇女禁用雷洛昔芬。制动延长的患者、有中风史或有中风危险的患者、中度或重度肾损害及肝损害的患者慎用。考来烯胺与雷洛昔芬合用时,可降低雷洛昔芬的吸收,应避免同时服用。接受华法林治疗的患者,在开始或中断雷洛昔芬时应监测凝血酶原时间。雷洛昔芬与血浆蛋白结合率超过 95%,这可能会影响高蛋白结合率的药物。

巴多昔芬是第三代 SERM,只能与雌激素联合使用[92]。该药用于治疗绝经期相关的中度至重度血管舒缩症状,例如潮热,并预防有子宫的妇女绝经后骨质疏松症。由于黑框警告(子宫内膜癌、心血管疾病及可能导致痴呆)和与雌激素相关的不良事件,它的使用被限制在尽可能短的时间内。制造商建议,当以预防骨质疏松症为唯一目的时,应考虑选用非雌激素类制剂(参见"雌激素治疗"一节)。

治疗

案例 110-3

问题 1:T. J. 的祖母 M. B. 是一位 75 岁的老年女性,5 年前被诊断出患有骨质疏松症,当时她的前臂远端摔断了,那时她有轻度驼背。她的身高下降了 2.5cm(现在身高 152.4cm,体重 45.36kg),仍有轻度驼背。M. B. 否认严重的背部疼痛,但偶尔使用对乙酰氨基酚或布洛芬治疗轻微的背部疼痛。最近的骨扫描检查提示,椎体和前臂骨量显著降低。M. J. 子宫切除前的最后一次月经大约是在 25 年前。她服用 CEE 每日 0.625mg,直到大约 8 年前她的初级保健医将其停止服用。M. B. 患有高血压,服用氢氯噻嗪每日 25mg 和卡托普利每日 10mg。她每周服用 1 次阿仑膦酸盐 70mg,但她承认因为价格昂贵并未规律用药,最终停止服用。5 年前 M. B. 发生骨折后开始每日服用 1 200mg 碳酸钙,餐后分次服用,和 1 000IU 维生素 D。M. B. 不吸烟、不饮酒,也不服用任何非处方药。

M. B. 是否有骨质疏松症的临床表现?

骨质疏松的临床症状很少,它通常是无症状的直到骨折发生。M. B. 存在身高下降 3.8cm,有轻度驼背。她还有轻微的背部疼痛。虽然驼背还有其他原因,但 M. B. 的驼背可能与骨质疏松症相关的压缩性骨折相关(见案例 110-2,问题 1,获取更多关于骨质疏松症临床症状和体征的信息)。

M. B. 的治疗方案旨在防止骨量流失、减少跌倒,这些可导致骨折。对 M. B. 来说,从饮食中继续获取钙和维生素 D 并且在治疗计划中加入锻炼,最大限度的发挥身体功能是很重要的。M. B. 有骨折史,并可能由于骨质疏松出现椎体压迫。她将来还有很高的骨折风险。应与 M. B. 一起讨论使用不同药物或重新启动阿仑膦酸盐治疗的获益,并进行依从性教育。

复发性骨折风险

椎体骨折是骨质疏松症的常见后果,与健康相关生活质量(health-related quality of life,HRQOL)下降有关[93,94]。它们可以在没有症状的情况下发生,并且可能在发生骨折时仍未被识别。与先前未发生椎体骨折的绝经后妇女相比,发生椎体骨折后 1 年内再次椎体骨折的发生风险高出 5 倍[93,95]。椎体骨折引起的身体症状在每次复发时更加明显[93],与身高下降、疼痛、活动能力下降及死亡有关。复发性骨折的风险在其他部位也很高,如髋部和腕部。一项大规模、随机队列研究,对 1999—2006 年近 40 000 名未纳入处方药福利计划的美国医疗保险受益人进行了第 2 次骨折或死亡发生率的评估[96]。那些经历第 2 次骨折并死亡的患者仅计入第 2 次骨折类别中,虽然时间-事件分析包括第 2 次骨折与死亡的风险。第 2 次的骨折 5 年风险和死亡的 5 年风险随年龄增长而增加。

对于年龄在 65~74 岁之间的人群:髋部或临床椎体骨折后的 5 年死亡率在痴呆(分别为 64.7% 和 61.8%)和慢性肾病(分别为 76.7% 和 65.2%)的患者中最高;腕部骨折后的死亡率在痴呆(56%)和心力衰竭(33.3%)患者中最高,其次是慢性肾病(31.6%);所有患者中,髋部骨折后 5 年死亡率(38.1%)最高,高于临床椎体骨折(29.3%)或腕部骨折(13.1%);所有骨折后的 5 年死亡率,男性高于女性,例如髋部骨折(48.7% vs 33.1%),临床椎体骨折(38.5% vs 25.3%)和腕部骨折(17.3% vs 12.3%);5 年内第 2 次骨折的发生率女性高于男性,例如髋部骨折(27.2% vs 17.7%),临床椎体骨折(37.4% vs 24.5%)和腕部骨折(21.1% vs 17.6%)。65 岁以后,每 10 年死亡的风险比前 10 年增加 20%(如 65~74 岁髋部骨折 5 年死亡风险为 38.1%,75~84 岁为 49%,85 岁及以上为 63.7%)。对于第 2 次骨折,增加的幅度不大。在大多数亚类中,5 年死亡或继发性骨折的风险 >20%。年龄在 65~74 岁之间没有合并症的患者,经历腕部骨折后,死亡或继发性骨折的风险低于 20%。

饮食摄入

联合补充钙和维生素 D 可改善骨密度,也能预防患骨质疏松症的绝经后妇女骨折的发生[35,36]。然而,对于诊断为骨质疏松症的老年患者来说,很难找到证据支持补充剂对骨折二级预防的益处。在一项对有低能量骨折史的患者进行的小规模随机对照研究中,钙每日 1 200mg 加上维生素 D 每日 1 400IU 治疗 1 年后，与基线相比，显著增加腰椎 BMD，而安慰剂组与基线相比，腰椎 BMD 下降[97]。当对年龄进行分层时，年龄<70 岁者腰椎治疗效果优于年龄>70 岁者(P<0.05)。腰椎 BMD 在年龄<70 岁组增加，在年龄>70 岁组降低。髋部 BMD 无明显变化。在这项试验中年龄较大的患者，既往髋部骨折的发生率较高，且表现出较差的运动能力，这是亚组分析适用性的限制。在一项大规模随机对照试验中，纳入 5 292 例年龄≥70 岁、经历低创伤性骨质疏松性骨折的女性，她们被随机分配至每日口服 800IU 维生素 D₃ 组，每日 1 000mg 钙组，每日 800IU 维生素 D₃ 联合 1 000mg 钙组，或安慰机组，随访 24~62 个月[98]。干预组在总体骨折、影像学证实的骨折、髋部骨折、其他类型骨折的发生率，死亡，骨折或死亡时间，或跌倒等方面无统计学差异。尽管设计良好，但 25-OHD 基线浓度的测定很少，没有报道 BMD，且试验中受试者仅有中度依从性。

充足的膳食钙和维生素 D 是对老年骨质疏松症患者的普遍建议。维持血清 25-OHD 水平高于 30ng/ml(75nmol/L)是一个重要目标，因为低水平的维生素 D 与跌倒风险增加有关[1,99,100]。所有骨质疏松症患者的饮食目标是食用富含水果和蔬菜、低脂乳品、全谷物、鱼和坚果的均衡饮食。应该尽量保持 BMI 在 20~25kg/m² 之间。对于像 M. B. 这样的患者，确保维生素 D 水平足够，并且饮食中摄入的钙不低于每日 1 200mg 是很重要的。如果 M. B. 从饮食中不能达到这一目标，应推荐她服用补充剂。碳酸钙的肠道吸收率取决于胃酸。关于胃酸分泌是否随年龄增长而减少，以及老年患者是否应服用柠檬酸钙而不是碳酸钙，还存在一些争议[101,102]。碳酸钙是与便秘关系最为密切的一种钙剂，随着年龄增长，胃动力下降，便秘可能会带来问题[101,102]。对于患有胃酸缺乏的患者(这是老年人群很常见的一个问题)和那些有便秘问题的患者，柠檬酸钙优于碳酸钙。M. B. 应该继续在用餐时分次服用碳酸钙。如果由于胃酸降低带来吸收问题或出现便秘，M. B. 应将钙剂换为柠檬酸钙(参见案例 115-1，问题 2 和问题 3，进一步讨论钙的需求、补充以及产品的选择和维生素 D 的使用)。

锻炼和预防跌倒

跌倒在老年人中很常见，是造成致命性和非致命性骨折和伤残的主要原因[103]。65 岁以上人群中，每年有 1/3 发生跌倒。跌倒相关的骨折多发于老年女性，尽管男性比女性更易死于跌倒相关骨折。疼痛和残疾是跌倒的常见后果，同时还会造成对再次跌倒的恐惧心理。75 岁及以上老年人比 65~75 岁之间的老人进入长期护理机构的可能性高 5 倍。包括运动训练在内的跌倒预防措施是老年骨质疏松症患者的一种重要非药物治疗手段。在一项 meta 分析中，研究人员对 17 项 60 岁以上社区居住患者的跌倒预防方案的随机对照试验进行了分析，结果显示，运动可显著降低跌倒率，包括跌倒导致的受伤或骨折[104]。所有伤害性跌倒减少约 37%，严重伤害性跌倒减少 43%，导致骨折的跌倒减少 61%。

M. B. 应该进行适合她年龄和身体状况的有规律的负重和强化锻炼。锻炼有助于保持骨量、功能和灵活性。老

年患者应每年至少进行 1 次跌倒风险筛查，以确定是否存在任何与跌倒风险相关的潜在因素或医疗状况[105]。跌倒风险较高的患者包括步态和平衡障碍、足部问题、视力障碍、心血管疾病、体位性低血压和维生素 D 缺乏者。去除致病因素并用尽可能少的药物处理潜在的医疗问题可以减少跌倒的风险。药师在优化药物治疗以降低中枢神经系统影响或认知和血压的不良影响方面具有重要作用。跌倒的预防还包括保持环境安全、减少绊倒危险、在浴缸或淋浴内外和马桶旁边增加扶手以及改善家中的照明[103,105]。

药物疗法

经历髋部或椎体骨折，股骨颈、全髋部或腰椎 T 值<-2.5，以及绝经后妇女和低骨量且骨折风险高的 50 岁以上男性患者应该进行药物治疗[1]。已批准用于治疗骨质疏松症的药物包括双磷酸盐(阿仑膦酸盐、利塞膦酸盐、伊班磷酸盐和唑来膦酸)、降钙素、地诺单抗、雌激素、雷洛昔芬和特立帕肽。对于有骨质疏松症或骨折风险的患者，他们的药物治疗决策应基于患者的病史、患者的偏好以及对药物风险与受益的权衡。药物治疗的目的是减少骨折的发生率，同时副作用最少。头对头试验通常是药物比较的最佳证据，但这种证据并不总是可用的。骨质疏松症的诊断和骨健康的评估常基于骨密度评估，骨密度用于评估骨折风险。寻找最佳治疗方法时，要注意到治疗的基础是为了减少骨折。单独报告 BMD 的试验可能不足以预测对骨折的影响。

案例 110-3，问题 3：M. B. 的骨质疏松症可考虑用哪些药物治疗？

雌激素

如在案例 110-2 中所述，结合雌激素疗法对 BMD 和骨折率有积极影响，但不推荐用于骨质疏松症的治疗。M. B. 可能从多年使用雌激素中获益，维持 BMD，但雌激素疗法对 BMD 的益处仅在服用时才有。一旦停止激素治疗，骨流失就会加速。因此，M. B. 应该和她的医生讨论她是否能受益于另一种治疗骨质疏松症的药物。

SERM

雷洛昔芬是一种可减少椎体骨折风险的雌激素[89]。推荐剂量为口服 60mg/d(片剂)。它是唯一一种被美国批准用于治疗和预防绝经后妇女骨质疏松症的 SERM。

在一项包括 7 000 名绝经后妇女的随机对照试验中，与安慰剂相比，接受雷洛昔芬(每日 60mg 或 120mg)治疗 3 年后，股骨颈的 BMD 分别增加 2.1% 和 2.4%(P<0.001)，脊椎 BMD 分别增加 2.6% 和 2.7%(P<0.001)[106]。纳入的受试者年龄在 31~80 岁，有或无椎体骨折史。安慰剂组的新椎体骨折发生率为 10.1%，雷洛昔芬 60mg/d 组为 6.6%，120mg/d 组为 5.4%。与安慰剂组相比，雷洛昔芬 60mg/d 组和 120mg/d 组新发椎体骨折风险分别为 0.7(95% CI，0.5~0.8)与 0.5(95%CI，0.4~0.7)，不论先前是否骨折，风

险的降低都是相似的。整体非椎体骨折没有显著差异。严重不良事件包括静脉血栓栓塞，其中安慰剂组为 0.3%，60mg/d 组和 120mg/d 组均为 1.0%。（RR 3.1，95% CI，1.5～6.2）。其他常见和严重的副作用包括流感样症状、潮热、腿痉挛和外周水肿。上述由 Ettinger[106] 等开展的为期 3 年的雷洛昔芬试验的受试者又参加了延伸试验，1 年先不用雷洛昔芬，然后连续应用 4 年每日 60mg 的雷洛昔芬[107]。4 年延伸试验的主要结局指标是浸润性乳腺癌，包括大约 4 000 名来自最初试验的女性。雷洛昔芬降低了 84% 雌激素受体阳性浸润性乳腺癌的发病风险（RR0.16；95% CI 0.09，0.30）。在不用雷洛昔芬的 1 年延伸试验期间，BMD 显著降低。随着雷洛昔芬重新启动，BMD 又开始增加并维持。椎体骨折风险在随机分组后又保持了 4 年，但在 4 年的延伸试验中未报道。美国试验中心仅测定了 4 年延伸试验的骨密度，最终的分析纳入 386 名女性[108]。雷洛昔芬治疗 7 年后，股骨颈 BMD 较基线值增加 1.9%，较安慰剂组增加 3%（P=0.30）。腰椎 BMD 较基线值增加 4.3%，较安慰剂组增加 2.2%（P=0.045）。服用 7 年雷洛昔芬的安全性与 3 年相似（参见案例 110-2，问题 8，获取更多关于雷洛昔芬的信息）。

双膦酸盐是治疗骨质疏松症的主要药物。一项 meta 分析包括 7 个随机对照试验，大约 3 700 名受试者，比较雷洛昔芬和阿仑膦酸盐对绝经后妇女的有效性和安全性[109]。试验周期至少为 12 个月，大部分试验质量较好。每项试验中雷洛昔芬剂量均为 60mg/d。阿仑膦酸盐的给药剂量有多种，包括 2 个试验每周 70mg，4 个试验每日 10mg，1 个试验每日 5mg。在 12～24 个月的随访期内，雷洛昔芬和阿仑膦酸盐在椎体骨折、非椎体骨折或全部骨折的风险上均无统计学差异。上消化道紊乱、静脉血栓栓塞或血管扩张也无明显差异。阿仑膦酸盐组腹泻率显著升高，而雷洛昔芬组血管舒缩事件显著增加。在亚组分析中，与雷洛昔芬相比，阿仑膦酸盐在 65 岁以上的患者中发生上消化道疾病的风险更高；与雷洛昔芬相比，每日服用 1 次阿仑膦酸盐的上消化道疾病风险也更高。

与其他骨质疏松症治疗药物相比，雷洛昔芬具有独特的疗效和风险。与安慰剂相比，雷洛昔芬降低了 34%～44% 的椎体骨折风险，但总的非椎体骨折风险无显著差异[110]。在一项对比雷洛昔芬和阿仑膦酸盐的头对头试验中，未发现在椎体或非椎体骨折风险率方面存在差异[109,110]。在一项长达 7 年的随机对照试验中研究了雷洛昔芬的安全性和有效性。主要的副作用包括静脉血栓栓塞增加、肌痛、痉挛、肢体疼痛和潮热。FDA 发布了关于服用雷洛昔芬增加 DVT 形成和 PE 风险的黑框警告，并警告有冠心病史的绝经后妇女或冠状动脉风险增加的妇女因中风导致死亡的风险增加[89]。与其他雌激素治疗一样，继续雷洛昔芬治疗可以维持 BMD 的增加。

双膦酸盐

双膦酸盐类药物，如阿仑膦酸盐、利塞膦酸盐、伊班膦酸盐或唑来膦酸，可以替代雷洛昔芬用于预防骨质疏松引起的骨折。这些药物有多种可供选择的给药方法，可能有

助于提高某些患者的依从性（参见案例 110-2，问题 7，专注于双膦酸盐在绝经后骨质疏松症治疗中的应用：药物和剂量见表 110-8）。

阿仑膦酸盐是 1995 年获批用于治疗绝经后骨质疏松症的第一种双膦酸盐，有每日片剂和每周片剂可供使用[75]。关于使用双膦酸盐治疗骨质疏松症的研究已有多项。在 11 项随机对照试验的 Cochrane 综述中，纳入 12 000 名既往发生骨折或 BMD 低于平均值至少 2 个 SD 的绝经后妇女，结果表明，阿仑膦酸盐减少了椎体骨折（NNT 16）、非椎体骨折（NNT 50）、腕部骨折（NNT 50）和髋部骨折（NNT 100）的风险[57]。与安慰剂相比，阿仑膦酸盐在 3 年内，使椎体骨折风险减少 40%～64%、非椎体骨折风险降低 11%～49%、髋部骨折风险降低 21%～55%[57,110]。阿仑膦酸盐耐受性良好，临床试验报告的不良事件与安慰剂相似。上市后监测和临床试验之外的不良反应报告显示，阿仑膦酸盐与上消化道事件密切相关。每月 1 次阿仑膦酸盐较每日 1 次耐受性略好，但存在胃肠道不耐受风险，并可能导致食道炎、食管溃疡、食管狭窄或穿孔、胃或十二指肠溃疡，以及食管癌。对于那些服用双膦酸盐后躺下，没有用满杯水 [6～8 盎司（1 盎司=29.57ml）] 送服药物，或在出现食道刺激症状后继续服药的患者，副作用更大。

其他口服双膦酸盐引起的类似胃肠道事件也有报道[76,111]，FDA 要求在调配这些药物时提供用药指导[77]。用药指导用于解决双膦酸盐的特定问题，旨在帮助患者更好的理解治疗、不良反应和依从性（见案例 110-2，问题 7 获取更多不良反应的信息）。

利塞膦酸盐有 4 种不同给药方式的口服片剂：每日、每周、每月或每月连续 2 日给药[76]。与阿仑膦酸盐相似，利塞膦酸盐显著降低椎体、非椎体和髋部骨折的发生率[110,112]。大多数试验每日使用 5mg 的剂量。尽管研究质量不高，但在比较不同剂量方案的头对头试验中，不同的剂量方案之间没有统计学差异[110]。与安慰剂相比，利塞膦酸盐可降低 39%～69% 的椎体骨折风险，即使在轻度至重度肾损害亚组中也是如此。非椎体骨折风险降低 19%～60%、髋部骨折风险降低 26%～40%。临床试验报告的副作用与安慰剂相似。

伊班膦酸盐有每日 1 次或每月 1 次口服给药的片剂，也有每季度静脉注射 3mg 的注射剂[111]。与安慰剂相比，每日口服伊班膦酸盐 3 年后，能显著降低 52%～62% 的椎体骨折风险[110,113]。应用伊班膦酸盐后，未发现非椎体或髋部骨折有统计学意义的减少[114]。然而，在两项非劣效性试验的亚组分析中，与较低剂量的伊班膦酸盐相比，较高剂量的伊班膦酸盐（每月 1 次 150mg、每季度 1 次 3mg 静脉注射和每两个月 1 次 2mg 静脉注射）可降低非椎体骨折的风险 HR0.620（0.395～0.973）。

由于可减少椎体骨折、非椎体骨折和髋部骨折，阿仑膦酸盐或利塞膦酸盐是可供选择的口服双膦酸盐。

唑来膦酸是静脉注射剂，用于治疗骨质疏松症，每年 1 次，每次 5mg，静脉输注时间不少于 15 分钟[78]。与阿仑膦酸盐或利塞膦酸盐类似，它可显著降低椎体骨折（NNT 14）、非椎体骨折（NNT 38）和髋部骨折（NNT 98）的风险[115,116]。

一项针对已确诊骨质疏松症的绝经后妇女开展的大规模试验发现，唑来膦酸与心房颤动有关，但在随后的一项对近期髋部骨折的绝经后妇女的研究中没有发现这一点[78,115]。与口服双膦酸盐相比，唑来膦酸不太可能引起胃肠道症状；然而，它有一些注射反应，如发热（18%）、肌痛（9%）以及流感样症状（8%），这些症状通常在 3 日内缓解，最长可持续 2 周。与安慰剂相比，注射后低钙血症风险增加。急性肾功能损害、肌酐清除率<35ml/min 以及低钙血症的患者禁用唑来膦酸。

在唑来膦酸试验中发现有争议的心房颤动，这促使 FDA 进行了一项调查[79]。在对阿仑膦酸盐、伊班膦酸盐、利塞膦酸盐和唑来膦酸与安慰剂比较的临床试验进行分析后，FDA 指出，在男性和女性患者中应用双膦酸盐类药物治疗与心房颤动的风险没有明确关联。

静脉注射和口服双膦酸盐类药物都与 ONJ 和非典型骨折有关（参见案例 110-2，问题 7，获取更多关于不良反应的信息）。

M.B. 已经被诊断患有骨质疏松症，骨折复发的风险很高。双膦酸盐对初次骨折后的二级预防有效。M.B. 可选择按原处方继续口服阿仑膦酸盐或口服利塞膦酸盐。

> 案例 110-3，问题 4：还有哪些其他可能替代的药物或附加的疗法可用于治疗 M.B. 的绝经后骨质疏松症？

降钙素

降钙素可减少骨吸收和骨代谢[32]。从鲑鱼中合成的降钙素比人体降钙素的功效高 40~50 倍[117]。注射和鼻腔喷雾给药均被批准用于绝经至少 5 年的绝经后骨质疏松症[118,119]。

注射用降钙素也用于治疗高钙血症和 Paget 病。降钙素仅在替代方案不适用时用于骨质疏松症的治疗，可作为三线治疗[26,32,118]。骨折率降低未在高质量的临床试验中得到证实。

鼻腔给药后常见的鼻部症状包括鼻炎、鼻疮、刺激、瘙痒、鼻窦炎和鼻出血[119]。注射给药后常见局部皮肤反应（10%）[118]。伴或不伴呕吐的恶心（10%）和脸部潮红（2%~5%）可发生于治疗开始时，但可随时间消退。其他不良反应包括关节痛、头痛和背部疼痛。与鲑鱼降钙素相关的严重副作用包括严重的超敏反应、低钙血症和恶性肿瘤。降钙素注射剂未使用时应冷藏保存。鼻喷剂在打开使用前应冷藏保存，打开应用之后，在室温下 30 日内可保持稳定。降钙素鼻喷雾剂应该每日交替鼻孔使用。由于鲑鱼降钙素的效力较弱，应采用替代疗法治疗骨质疏松症。

地诺单抗

地诺单抗（denosumab）是一种可与骨吸收破骨细胞的调节因子 RANKL 结合的人单克隆抗体[23]。地诺单抗每 6 个月皮下注射 1 次，迅速起效抑制骨代谢。与安慰剂相比，地诺单抗显著增加腰椎、全髋部和股骨颈的 BMD[120]。停药后这种作用迅速消失，在停止治疗 12 个月后，BMD 恢复

到接近基线水平。

在一项大规模随机、安慰剂对照、多中心试验中，纳入 7 868 例绝经后骨质疏松症妇女，每 6 个月使用地诺单抗 60mg，皮下注射，或给予安慰剂，试验为期 36 个月[121]。结果表明，地诺单抗降低了主要结局指标新发临床椎体骨折的发生率，2.3% v.s. 7.2%（RR=0.32；95%CI，0.26~0.41；$P<0.001$）。地诺单抗组轻微减少新发髋部骨折累积风险，0.7% v.s. 1.2%（HR=0.6；95%CI，0.37~0.97；$P=0.04$），同时也降低了非椎体骨折的累积风险，6.5% v.s. 8.0%（HR=0.80；95%CI，0.67~0.95；$P=0.01$）。地诺单抗组湿疹发生率为 3%，安慰剂组为 1.7%（$P<0.001$）。接受地诺单抗的患者中有 12 例（0.3%）出现严重皮肤感染，接受安慰剂的患者仅 1 例（$P=0.002$）。两组其他副作用相似。

两项比较地诺单抗和每周 1 次阿仑膦酸盐的头对头的临床试验发现，地诺单抗与 12 个月时髋部、腰椎、股骨颈和桡骨的 BMD 显著增加有关[122,123]。地诺单抗和每月 1 次伊班膦酸盐的对比研究，也有相似的发现[124]。在 12 个月时，接受地诺单抗的绝经后妇女的全髋部、股骨颈和腰椎 BMD 显著高于接受伊班膦酸盐组。Palacios 等人汇总了两项试验的数据，比较了每 6 个月皮下注射 60mg 地诺单抗与伊班膦酸盐或利塞膦酸盐，每月 1 次 150mg，持续 12 个月[125]。试验纳入了低骨密度且之前口服双膦酸盐依从性较差的绝经后妇女。将治疗 6 个月和 12 个月时的满意度调查问卷与基线时进行比较。所有患者满意度均有所提高，但地诺单抗组提高更显著（$P<0.001$）。对于转用地诺单抗治疗的患者，在有效性、副作用、方便性和总体满意度方面更高。骨折的临床结果没有报道，因此无法比较地诺单抗和口服双膦酸盐对骨折风险的影响。

地诺单抗被批准用于治疗骨折高风险的绝经后妇女骨质疏松症[120]。常见的不良反应包括背痛、肢体疼痛、高胆固醇血症、肌肉骨骼疼痛和膀胱炎。应用地诺单抗可引起包括蜂窝组织炎在内的严重感染，以及皮疹和湿疹。有低钙血症的风险。建议患者补充足够的钙和维生素 D，每日至少 1 000mg 钙和 400IU 维生素 D。患者在开始地诺单抗治疗之前必须纠正低钙血症。严重的过敏反应、胰腺炎、ONJ 以及非典型股骨骨折均有报告。地诺单抗预充式注射剂，应储存在冰箱中，2~8℃（36~46℉）冷藏保存。临用前应放至室温再给药。建议在上臂、大腿或腹部通过皮下注射给予。

PTH

内源性 PTH 调节血液中钙的水平[22]。即使钙的少量减少也会引起 PTH 的分泌。它作用于肾脏，保留钙并且刺激骨化三醇的产生，从而增加钙的吸收。PTH 刺激骨形成和骨吸收，但也增加钙从骨骼到血液的转运。甲状旁腺功能亢进是指甲状旁腺不受控制的过度活跃和 PTH 的持续分泌。过多的 PTH 导致破骨细胞的骨破坏，并且已被证明可导致骨流失和骨脆性。然而，有控制的间歇注射可促进骨形成，增加 BMD 和骨尺寸。特立帕肽是 PTH 前 34 个氨基酸（PTH1-34）的人重组片段，可产生大部分的主要生物效应[126]。特立帕肽多剂量笔，每日皮下注射 20μg，批准用

于治疗骨折风险较高的绝经后妇女的骨质疏松症。

早期的人体临床试验提前终止，因为动物研究数据显示高剂量和长时间应用特立帕肽可使骨肉瘤发病率增加[22,126]。制造商在特立帕肽的包装信息中添加了发生骨肉瘤潜在风险的黑框警告，这个信息也应作为用药指导告知所有接受特立帕肽治疗的患者。

Neer 等[127]开展的一项关于特立帕肽的早期随机安慰剂对照试验提前终止。该试验招募了 1 637 名至少绝经 5 年，并且至少有 1 次中度或 2 次轻度椎体骨折的绝经后妇女。患者被随机分配至每日皮下注射 20μg、40μg 特立帕肽或安慰剂，并完成 18 个月的治疗。特立帕肽 20μg 和 40μg 剂量组分别减少了 65% 和 69% 的新椎体骨折，减少了 53% 和 54% 的新发非椎体骨折。20μg 和 40μg 剂量组，腰椎（9% 和 13%）与股骨颈（3% 和 6%）的 BMD 显著增加，但 40μg 组患者桡骨 BMD 减少 2%。与安慰剂组相比，服用 40μg 的患者恶心与头痛的不良反应较为显著，而服用 20μg 的患者出现眩晕与腿部痉挛较为明显。在注射后第 4～6 小时至少出现 1 次高钙血症的发生率分别为安慰剂组 2%，20μg 剂量组 11%，40μg 剂量组 28%。这些患者在首次发生高钙血症后，特立帕肽的剂量减半。特立帕肽使血清骨化三醇和血清尿酸水平升高，血清镁略有降低，但在治疗结束约 5 周后，血清钙、镁和尿酸可恢复或接近基线值。

一项随机安慰剂对照试验的 meta 分析也有相似的结果；特立帕肽使椎体骨折风险降低 63%（RR = 0.37；95% CI：0.28～0.48），非椎体骨折风险降低 38%（RR = 0.62；95% CI：0.46～0.82）[128]。PTH 也可减少新的和恶化的背部疼痛发生率（OR = 0.68；95% CI：0.53～0.87）。注射给药后有恶心和高钙血症不良反应的报告。

欧洲 Forteo 研究的亚组分析（EURO-FORS）包括 503 名患者，她们在一项为期 2 年的包括 868 名绝经后骨质疏松症妇女的随机对照、开放标签的临床试验中接受特立帕肽的治疗[129]。根据既往抗再吸收药物治疗的情况，患者被分为 3 个亚组，初治患者（n = 84）、接受抗再吸收药物（antiresorptive medication，AR）预处理且有足够相应的患者（n = 134）及对 AR 预处理没有足够响应的患者（n = 285）。在 6、12、18 和 24 个月时，对 BMD 的变化情况进行了分析。既往接受 AR 治疗的患者在接受特立帕肽治疗的前 6 个月，全髋部和股骨颈的平均 BMD 下降，但初治患者未出现下降。股骨颈 BMD 在第 12 个月，髋部 BMD 在第 18 个月时，较基线 BMD 增加。在 24 个月时，3 个亚组腰椎、全髋和股骨颈的 BMD 变化均显著。对于初治患者来说，BMD 的提高最大。腰椎、全髋和股骨颈的 BMD 在 18～24 个月时显著增加。

特立帕肽具有独特的作用机制，使其与其他药物联合治疗骨质疏松症时更有优势。一项针对绝经后妇女的小型试验表明，特立帕肽与地诺单抗联用 12 个月是安全的，额外 12 个月的延伸试验也是安全的[130,131]。在 12 个月时，所有组的 BMD 都有显著变化，但联合用药比单独用药 BMD 增加更多。在 24 个月时，BMD 继续增加，但特立帕肽引起的髋部和股骨颈 BMD 增加显著高于第 1 年以及应用地诺单抗的第 2 年。联合应用特立帕肽和地诺单抗，股骨颈

（6.8%）、全髋（6.3%）和脊柱（12.9%）的 BMD 总体增加比单独使用任何一种药物都要多。桡骨远端 BMD 在 24 个月时增加，但特立帕肽组 BMD 较基线值降低。药物耐受性良好。在前 12 个月有轻度高钙血症的报告，但在第 2 年没有发生。报告的严重不良反应均与药物无关。

特立帕肽与阿仑膦酸盐联用时，结果不同[132]。与单独应用特立帕肽相比，联合应用特立帕肽与阿仑膦酸盐可增加桡骨的 BMD，但降低腰椎、股骨颈和全髋的 BMD。然而，长期应用阿仑膦酸盐治疗的妇女加用特立帕肽而不是改用特立帕肽，与单独应用特立帕肽相比，BMD 在 18 个月时增加[133]。

与唑来膦酸联用时，腰椎 BMD 较单独应用唑来膦酸有显著改善，但与单独应用特立帕肽无明显差异[134]。联合用药组全髋 BMD 增加，与单独应用特立帕肽有显著差异，但与单独应用唑来膦酸无显著差异。

特立帕肽与双膦酸盐联合应用时可能有较少的益处，与地诺单抗联用时效果更显著，但是需要更多的信息来确定其对骨折风险的影响。

特立帕肽已经被用于治疗和促进双膦酸盐或地诺单抗导致的 ONJ 的康复[135,136]。目前正在研究每周给予不同剂量药物用于预防椎体骨折[137,138]。

由于初始给药可能出现体位性低血压，因此，特立帕肽的初始给药应在患者坐位或卧位时给予[126]。特立帕肽笔在第 1 次注射后的 28 天内稳定。剩余药物应在 28 天后丢弃。特立帕肽应在 2～8℃（36～46°F）冷藏条件下储存，从冷藏室取出后立即注射。使用后，笔应重新盖好笔帽并避光保存。特立帕肽的安全性和有效性不超过 2 年，目前不建议治疗时间超过 2 年。

报告的不良反应包括高钙血症、腿痉挛、恶心、头晕。体位性低血压可能发生在最初几次给药后 4 小时内，并且在几分钟至数小时后自行消失。如果出现症状，患者应该立即坐下或躺下。

糖皮质激素诱导的骨质疏松症

案例 110-4

问题 1：D. J. 是一位 56 岁的男性，10 年前被诊断出患有克罗恩病。D. J. 在过去的 5 年，一直服用甲氨蝶呤和柳氮磺胺吡啶。在过去的 1 周，D. J. 的症状所有加重，并逐渐恶化。D. J. 被收住院并给予静脉激素，出院时口服泼尼松每日 60mg，3 个月后逐渐减量。这是他 2 年内第 3 次发病，他的医生担心他有骨质疏松的风险。作为医疗团队中的一员，您将在几天后的随访中与 D. J. 见面。在会面中，他向您咨询为什么男性要担心骨质疏松。为 D. J. 提供一份材料，包括他的风险并告诉他具体的治疗目标。

糖皮质激素治疗，如泼尼松，是发生骨质疏松的常见原因。骨折风险在开始治疗的 3～6 个月内增加，治疗中断后下降[139]。骨折的风险随着治疗剂量和持续时间的增加而增加。

糖皮质激素通过减少成骨细胞的寿命及增加骨细胞凋亡，导致骨流失及骨质疏松症的发生[140]。糖皮质激素减少骨形成，减少骨体积，并导致快速骨质流失。

由于长时间服用高剂量药物，D.J. 面临着骨量大量流失的风险。当他正在接受糖皮质激素治疗时，应尽量减少骨流失。D.J. 在服用泼尼松时，可选用药物治疗来预防骨质疏松症。根据 NOF 的规定，骨质疏松症最低风险阈值是每日 5mg 泼尼松，服用 3 个月[1]。

案例 110-4，问题 2：有什么药物可以预防 D.J. 的骨质疏松症吗？

双膦酸盐

阿仑膦酸钠、利塞膦酸钠、唑来膦酸是 FDA 批准用于治疗糖皮质激素诱导的骨质疏松症（glucocorticoid induced osteoporosis，GIOP）的药物。利塞膦酸盐和唑来膦酸被批准用于预防 GIOP。美国风湿病学会（American College of Rheumatology，ACR）发表了预防和治疗糖皮质激素诱导的骨质疏松症的指南[141]。对于绝经后妇女和 50 岁以上男性，阿仑膦酸盐、利塞膦酸盐和唑来膦酸均被推荐用于接受持续时间至少 3 个月，剂量为每日 7.5mg 糖皮质激素的患者。

双膦酸盐可增加接受糖皮质激素治疗患者的骨密度，并预防骨流失。

对于长期应用激素的患者，与安慰剂组相比，阿仑膦酸钠 5mg 和 10mg 的剂量应用 48 周，可增加腰椎、股骨颈和股骨粗隆的 BMD，安慰剂组上述部位 BMD 降低，骨折率无显著差异[142]。560 名患者中的 389 名仍然接受每日 7.5mg 泼尼松，并继续进行为期 12 个月的延伸试验[143]。在 12 个月的延长试验结束后，阿仑膦酸盐组腰椎、股骨颈和股骨粗隆 BMD 显著增加，安慰剂组则降低。尽管只有少数椎体骨折发生，但阿仑膦酸盐组（0.7%）与安慰剂组（6.8%）相比有显著性差异（P=0.026）。在使用糖皮质激素的患者中，阿仑膦酸盐每周 70mg 在提高 BMD 方面也比安慰剂更有效[144]。在开始长期服用糖皮质激素的患者中，利塞膦酸盐每日 5mg 持续 48 周可保持腰椎 BMD，而安慰剂组则下降[145]。未发现骨折率有显著差异。在一项为期 1 年的非劣效性研究中，单次静脉输注 5mg 唑来膦酸与每日口服 5mg 利塞膦酸钠相比，腰椎 BMD 分别增加 4.06% 和 2.71%（P<0.001）[146]。唑来膦酸不劣于利塞膦酸盐。在一项使用糖皮质激素至少 1 年的男性患者研究中，唑来膦酸与利塞膦酸盐相比有相似的结果，可显著增加腰椎和全髋的 BMD。

尽管每日给药的阿仑膦酸盐和利塞膦酸盐被批准用于糖皮质激素诱导的骨质疏松症，但每周给药的方式在临床上应用更常见，且显著降低骨折的发生率[147]。每周给药也可改善依从性（参见案例 110-4，问题 4）。

PTH

特立帕肽也被批准用于 GIOP 的治疗。Saag 等人进行了一项为期 36 个月的试验，比较了特立帕肽每日 20μg 皮下注射和阿仑膦酸钠每日口服 10mg 之间的差异[148]。这项研究包括 400 名患风湿病的男性和女性。治疗 18 个月后，特立帕肽和阿仑膦酸钠组脊柱 BMD 分别增加了 7.2% 和 3.4%。髋部 BMD 分别增加了 3.8% 和 2.4%。两组之间的差异早在 6 个月时就已出现。在第 36 个月时，特立帕肽继续增加脊柱、髋关节和股骨颈的 BMD，程度远高于阿仑膦酸钠。与阿仑膦酸盐组（7.7%）相比，特立帕肽组椎体骨折的发生率较少（1.7%；P=0.007）。组间非椎体骨折无显著性差异。一项小规模（n=95）为期 18 个月的试验，纳入了应用糖皮质激素至少 3 个月（中位数 6.4 年）的男性患者，比较每日皮下注射 20μg 特立帕肽与每周 35mg 利塞膦酸盐的效果[149]。与基线相比，两组患者的 BMD 均较基线显著增加，但特立帕肽组增加更显著（16.3% v.s. 3.8%；P=0.004）。试验期间未发生椎体骨折。利塞膦酸盐组中共 5 例（10.6%）发生新的临床骨折，而特立帕肽组无骨折发生（P=0.056）。

地诺单抗未被批准用于治疗 GIOP，但可增加长期应用糖皮质激素患者骨密度，并减少骨代谢[150,151]。

案例 110-4，问题 3：D.J. 的医生应告诉他哪些预防骨质疏松的建议？

充足的钙和维生素 D 是必不可少的。如果需要，建议服用补充剂以保持钙量达到每日 1 200~1 500mg，维生素 D800~1 000IU[141]。鼓励病人改变生活方式，包括戒烟、减少酒精摄入和规律运动。

D.J. 适合双膦酸盐治疗。他应该接受一种口服双膦酸盐，如服用泼尼松期间每周 70mg 阿仑膦酸盐或每周 35mg 利塞膦酸盐。应告知他正确的用药方法以及双膦酸盐的不良反应，并且给予用药指导（参见案例 110-2，问题 8）。

D.J. 应选择每周固定 1 天服药。应在早晨空腹时用一满杯水送服。应保持直立并在用药后至少 30 分钟内不吃或喝任何东西。

案例 110-4，问题 4：依从性如何影响骨质疏松的预防或治疗？

骨质疏松症是一个重大的公共卫生问题，但它是一种无症状的疾病，直到骨折发生。尽管许多用于治疗骨质疏松症的药物具有服药频次少的便利性，但依从性并不佳[110]。影响骨质疏松症药物治疗依从性的因素包括给药频率、不良反应、合并疾病、骨质疏松症有关知识的了解以及治疗费用。

临床试验中的依从性通常不能反映真实世界的患者情况。在 18 个报告依从性的随机对照试验中，大多数报告超过 90%。在 59 项观察研究中，依从性显著降低：13 项依从性研究中有 10 项报告依从率低于 50%；在使用健康计划数据的研究中，35%~52% 的患者依从率为 80% 以上；在一些市场调研中，23%~49% 的患者依从率为 80%，而应用特立帕肽的人群仅有 33.5% 的依从率。

在一项包括 15 个观察性研究（n=704 134）的双膦酸盐

依从性 meta 分析中,低依从性与高依从性相比,骨折的总体风险估计高出 46%[152]。这项 meta 分析受到观察性研究设计的异质性和差异性的局限。

一项针对男性骨质疏松症患者的系统综述,纳入了 18 项与依从性相关的研究以及 37 项与成本相关的研究[153]。在 1 年的时间内,仅有 32%~64% 的男性用药依从性高于 80%。依从性较差的患者整体临床结果更差。与骨质疏松性骨折相关的总成本,男性没有女性高,但 4 项调查直接和间接成本的研究发现,男性骨折的总成本高于女性。

口服双膦酸盐是预防和治疗骨质疏松症的一线药物。与每日给药相比,每周给药可改善依从性;每月给药与每周给药相比不能改善依从性,而且每月给药的依从性还可能略低[154-156]。

尽管依从性差的后果只是一种估计,但提高依从性对改善双膦酸盐的疗效是有意义的。

男性骨质疏松症

案例 110-5

问题 1:M. B. 的丈夫 J. B. 是一位 77 岁的老年男性,找医生进行常规体检。J. B. 的妻子患有骨质疏松症而且女儿骨量较低。J. B. 想知道男性是否会患骨质疏松症。他应该做骨质疏松症的相关检查吗?

NOF 估计有 990 万美国人患有骨质疏松症,其中 200 万人是男性[92,157]。

男性的患病率在晚年时增加,在 80 岁时增加幅度最大[10]。股骨颈或腰椎的年龄调整的骨质疏松患病率因种族(4% 非西班牙裔白人男性,9% 其他种族)而异,低骨量的患病率也因种族不同而存在差异(24% 非西班牙裔黑人男性,39% 非西班牙裔白人男性)。每年大约有 8 万名男性会发生髋部骨折,且男性髋部骨折后死亡率高于女性[157]。

在内分泌学会男性骨质疏松症临床实践指南中,Watts 等[24]建议对所有 70 岁及以上的男性、50 岁以后有骨折史的男性以及 50~69 岁存在青春期延迟、酗酒、吸烟、性腺功能减退、甲状旁腺功能亢进、甲亢、COPD 等情况或疾病状态,使用糖皮质激素或 GNRH 激动剂的男性进行 BMD 测试。

J. B. 年龄超过 70 岁,应该用 DXA 测量脊柱和髋部的 BMD[24,92]。当不能测定脊柱或髋部 BMD,以及接受雄激素阻断疗法(androgen deprivation therapy,ADT)或有甲状旁腺功能亢进时,可以对股骨颈进行 DXA 测量。

为女性设定的 WHO 诊断标准同样适用于诊断男性骨质疏松症(T 值 ≤-2.5)[45]。

案例 110-5,问题 2:J. B. 了解到他的妻子和她的女儿 BMD 的降低是由于激素水平下降所致。那么,这也同样是男性骨质疏松症的原因吗?

许多风险因素会导致男性骨质疏松症(见表 110-1),然而,雄激素和雌激素的下降对他们骨质疏松症的发展起到主要作用[158]。

雄激素和雌激素

雄激素的生成量,特别是血清睾酮浓度,随年龄的增长而减少。这被认为可减少骨形成和增加骨吸收。睾酮与 BMD 的减少相关,而与二氢睾酮没有关联[159]。尽管睾酮对男性骨骼健康很重要,研究已经表明,雌激素可能在骨骼生物学中发挥更重要的作用。雌激素效应需要两个基因:雌激素受体 α 基因(estrogen receptor α,ER-α)和芳香化酶基因。ER-α 存在于成骨细胞、破骨细胞和骨的干细胞,芳香化酶基因存在于骨成骨细胞和干细胞。这些基因的缺失导致雄激素无法转化为雌激素。芳香化酶缺乏症的雌激素替代疗法显著增加骨量和骨代谢标记物,使其达到正常。

案例 110-5,问题 3:如果 J. B. 的睾酮水平低下,他是否需要因性腺功能减退补充雄激素?

性腺功能减退可能是成年男性骨流失的主要原因,并可能增加骨折的风险[160]。如果完整的病史和体力活动可以提示骨质疏松症的具体原因,J. B. 的医生可能会让他做更多的检查,包括血清睾酮水平,并在治疗骨质疏松的同时开始睾酮替代治疗[24]。

案例 110-5,问题 4:如果确定 J. B. 患有骨质疏松症,他应该服用钙和维生素 D 吗?

所有像 J. B. 一样有骨质疏松症风险或已经患骨质疏松症的男性,都应通过饮食和必要的补充,每天获取 1 000~1 200mg 的钙[24]。如果有需要,应测量 25(OH)D 的水平,J. B. 应摄入维生素 D,以达到至少 30ng/ml 的水平。

案例 110-5,问题 5:治疗男性骨质疏松症的方法有哪些?

FDA 批准的治疗男性骨质疏松症的药物包括双膦酸盐类(如阿仑膦酸盐、利塞膦酸盐、唑来膦酸)、PTH(特立帕肽)和单克隆抗体(地诺单抗)(参见表 110-8)。在一项为期 2 年的双盲试验中,241 例骨质疏松症男性患者被随机分为阿仑膦酸盐每日 10mg 组或安慰剂组[161]。1/3 的受试者血清游离睾酮水平较低。阿仑膦酸钠组和安慰剂组相比,腰椎 BMD 分别增加了 7.1% 和 1.8%,股骨颈 BMD 分别增加 2.5% 和-0.1%,全身 BMD 分别增加 2% 和 0.4%。阿仑膦酸钠组新的椎体骨折发生率(0.8%)低于安慰剂组(7.1%),并且观察到阿仑膦酸盐组与安慰剂组相比身高有所降低(0.6mm)。

在一项为期 2 年的双盲、安慰剂对照研究试验中,284 例男性按 2:1 的比例随机分配到每周 35mg 利塞膦酸盐组或安慰剂组[162]。所有患者均补充钙和维生素 D。利塞膦酸盐组腰椎 BMD 比安慰剂组增加 4.5%。椎体骨折和非椎体骨折各组间没有明显差异,但利塞膦酸盐组骨代谢标志物明显降低。

在一项骨质疏松症的多中心、双盲、主动对照、平行组研究中，302 例男性患者被随机给予唑来膦酸（每年 5mg，静脉注射）或阿仑膦酸盐（每周 70mg，口服），持续 2 年[163]。所有患者均补充钙和维生素 D。这项研究的结果证实唑来膦酸并不比阿仑膦酸盐疗效差，两组有相似的 BMD 响应和骨代谢标志物的抑制。唑来膦酸组腰椎 BMD 增加 6.1%，阿仑膦酸盐组增加 6.2%，两组间其他部位的 BMD 增加相似。

Orwoll 等还进行了一项多中心、随机、双盲、对照试验，纳入 437 例 BMD 低于年轻男性平均 BMD 值 2SD 的男性患者[164]。他们接受每日皮下注射特立帕肽 20μg、40μg 或安慰剂，同时补充钙和维生素 D，平均持续时间为 11 个月。特立帕肽组治疗 3 个月后腰椎 BMD 明显增加。研究结束时，20μg 和 40μg 组腰椎 BMD 分别增加 5.9% 和 9.0%。20μg 和 40μg 组骨代谢标志物也有相应的改善。这项研究最初计划进行 2 年，但因在常规测试中发现大鼠发生骨肉瘤，研究被迫提前终止。

在一项对男性骨质疏松症的抗再吸收和合成代谢治疗的系统评价与 meta 分析中，与安慰剂相比，这两类药均可增加男性骨质疏松症患者的 BMD[165]。需要开展更多针对男性受试者以椎体和非椎体骨折为主要终点的研究。

案例 110-5，问题 6：什么时候推荐药物治疗？

药物治疗适用于诊断为骨质疏松症的男性、低骨量且使用 WHO 的 FRAX 工具评估十年髋部骨折风险 ≥3%、已有非严重创伤的髋部或椎体骨折以及长期服用超过 7.5mg/d 糖皮质激素的患者[24]。

内分泌学会建议每 1~2 年测定脊柱和髋部 DXA 以评估治疗，以及在开始治疗后 3~6 个月监测骨代谢标志物。

J. B. 应保持足够的膳食钙和维生素 D 摄入量。如果有必要，建议服用补充剂以维持膳食钙每日 1 200mg 和维生素 D 每日 600IU。鼓励患者改变生活方式，包括戒烟、减少酒精摄入及规律运动。

（霍秀颖 译，雷静、刘一、施红 校，封宇飞、胡欣 审）

参考文献

1. National Osteoporosis Foundation. *Clinician's Guide to Prevention and Treatment of Osteoporosis*. Washington, DC: National Osteoporosis Foundation; 2013.
2. Siris ES et al. The clinical diagnosis of osteoporosis: a position statement from the National Bone Health Alliance Working Group. *Osteoporos Int.* 2014;25(5):1439–1443.
3. South-Paul JE. Osteoporosis: part I. Evaluation and assessment. *Am Fam Physician.* 2001;63(5):897–904, 908.
4. Finkelstein JS et al. Bone mineral density changes during the menopause transition in a multiethnic cohort of women. *J Clin Endocrinol Metab.* 2008;93(3):861–868.
5. Emkey GR, Epstein S. Secondary osteoporosis: pathophysiology & diagnosis. *Best Pract Res Clin Endocrinol Metab.* 2014;28(6):911–935. doi:10.1016/j.beem.2014.07.002.
6. Kanis JA et al. The diagnosis of osteoporosis. *J Bone Miner Res.* 1994;9(8):1137–1141. doi:10.1002/jbmr.5650090802.
7. Kanis J on behalf of the WHOSG (2007). Assessment of Osteoporosis at the Primary Health-Care Level. Technical Report. World Health Organization Collaborating Centre for Metabolic Bone Diseases, University of Sheffield, UK; 2007. Printed by the University of Sheffield.
8. Osteoporosis/Bone Health in Adults as a National Public Health Priority. Position Statement 1113. American Academy of Orthopaedic Surgeons (AAOS); 2014. https://www.aaos.org/About/Statements/Position/?ssopc=1.
9. Cauley JA. Defining ethnic and racial differences in osteoporosis and fragility fractures. *Clin Orthop.* 2011;469(7):1891–1899. doi:10.1007/s11999-011-1863-5.
10. Looker A et al. *Osteoporosis or Low Bone Mass at the Femur Neck or Lumbar Spine in Older Adults: United States, 2005–2008. NCHS Data Brief No 93.* Hyattsville, MD: National Center for Health Statistics; 2012.
11. Wright NC et al. The recent prevalence of osteoporosis and low bone mass in the United States based on bone mineral density at the femoral neck or lumbar spine. *J Bone Miner Res.* 2014;29(11):2520–2526. doi:10.1002/jbmr.2269.
12. Becker DJ et al. The societal burden of osteoporosis. *Curr Rheumatol Rep.* 2010;12(3):186–191. doi:10.1007/s11926-010-0097-y.
13. Clarke B. Normal bone anatomy and physiology. *Clin J Am Soc Nephrol.* 2008;3(Suppl 3):S131–S139. doi:10.2215/CJN.04151206.
14. Riggs BL, Melton LJ. Involutional osteoporosis. *N Engl J Med.* 1986;314(26):1676–1686. doi:10.1056/NEJM198606263142605.
15. Kini U, Nandeesh B. Physiology of bone formation, remodeling, and metabolism. In: Fogelman I et al, eds. *Radionuclide and Hybrid Bone Imaging.* Heidelberg: Springer; 2012.
16. Riggs BL, Khosla S, Melton LJ. A unitary model for involutional osteoporosis: estrogen deficiency causes both type I and type II osteoporosis in postmenopausal women and contributes to bone loss in aging men. *J Bone Miner Res.* 1998;13(5):763–773. doi:10.1359/jbmr.1998.13.5.763.
17. Khosla S et al. The unitary model for estrogen deficiency and the pathogenesis of osteoporosis: is a revision needed? *J Bone Miner Res.* 2011;26(3):441–451. doi:10.1002/jbmr.262.
18. Khosla S, Riggs BL. Pathophysiology of age-related bone loss and osteoporosis. *Endocrinol Metab Clin North Am.* 2005;34(4):1015–1030. doi:10.1016/j.ecl.2005.07.009.
19. Vandenput L et al. Serum estradiol levels are inversely associated with cortical porosity in older men. *J Clin Endocrinol Metab.* 2014;99(7):E1322–E1326. doi:10.1210/jc.2014-1319.
20. Khosla S, et al. Relationship of serum sex steroid levels to longitudinal changes in bone density in young versus elderly men. *J Clin Endocrinol Metab.* 2001;86(8):3555–3561. doi:10.1210/jcem.86.8.7736.
21. Nicks KM, Fowler TW, Gaddy D. Reproductive Hormones and Bone. *Curr Osteoporos Rep.* 2010;8(2):60-67. doi:10.1007/s11914-010-0014-3.
22. U.S. Department of Health and Human Services. *Bone Health and Osteoporosis: A Report of the Surgeon General.* Rockville, MD: U.S. Department of Health and Human Services, Office of the Surgeon General; 2004.
23. Miller PD. Denosumab: anti-RANKL antibody. *Curr Osteoporos Rep.* 2009;7(1):18–22.
24. Watts NB et al. Osteoporosis in men: an endocrine society clinical practice guideline. *J Clin Endocrinol Metab.* 2012;97(6):1802–1822. doi:10.1210/jc.2011-3045.
25. Dawson-Hughes B et al. The potential impact of the National Osteoporosis Foundation guidance on treatment eligibility in the USA: an update in NHANES 2005–2008. *Osteoporos Int.* 2012;23(3):811–820. doi:10.1007/s00198-011-1694-y.
26. Florence R et al. *Institute for Clinical Systems Improvement. Diagnosis and Treatment of Osteoporosis.* Updated July 2013.
27. De Laet C et al. Body mass index as a predictor of fracture risk: a meta-analysis. *Osteoporos Int J.* 2005;16(11):1330–1338. doi:10.1007/s00198-005-1863-y.
28. Syed FA, Ng AC. The pathophysiology of the aging skeleton. *Curr Osteoporos Rep.* 2010;8(4):235–240. doi:10.1007/s11914-010-0035-x.
29. Marini F, Brandi ML. Genetic determinants of osteoporosis: common bases to cardiovascular diseases. *Int J Hypertens.* 2010;2010. doi:10.4061/2010/394579.
30. Klein RF, Foroud T. Chapter 1 Human and Animal Studies of the Genetics of Osteoporosis. In: Orwoll ES, Bliziotes, eds. *Osteoporosis Pathophysiology and Clinical Management.* Totowa, NJ: Humana Press; 2003.
31. Howe TE et al. Exercise for preventing and treating osteoporosis in postmenopausal women. *Cochrane Database Syst Rev.* 2011;(7):CD000333. doi:10.1002/14651858.CD000333.pub2.
32. Management of osteoporosis in postmenopausal women: 2010 position statement of The North American Menopause Society. *Menopause.* 2010;17(1):25–54. doi:10.1097/gme.0b013e3181c617e6.
33. Ross AC et al, eds. *Institute of Medicine Committee to Review Dietary Reference Intakes for Calcium and Vitamin D.* Washington, DC: National Academies Press; 2011.
34. Nutrient Recommendations: Dietary Reference Intakes (DRI). National Institutes of Health Office of Dietary Supplements. http://ods.od.nih.gov/Health_Information/Dietary_Reference_Intakes.aspx. Accessed May 26, 2015.
35. Avenell A et al. Vitamin D and vitamin D analogues for preventing fractures

in post-menopausal women and older men. *Cochrane Database Syst Rev.* 2014;(4):CD000227. doi:10.1002/14651858.CD000227.pub4.

36. Newberry SJ et al. Vitamin D and calcium: a systematic review of health outcomes (update). *Evid Rep Technol Assess No 217.*

37. Dietary Supplement Fact Sheets. http://ods.od.nih.gov/factsheets/list-all/. Accessed May 26, 2015.

38. Orchard TS et al. Magnesium intake, bone mineral density, and fractures: results from the women's health initiative observational study. *Am J Clin Nutr.* 2014;99(4):926–933. doi:10.3945/ajcn.113.067488.

39. Falcone TD et al. Vitamin K: fracture prevention and beyond. *PM R.* 2011;3(6):S82–S87.

40. Iwamoto J. Vitamin K$_2$ therapy for postmenopausal osteoporosis. *Nutrients.* 2014;6(5):1971–1980. doi:10.3390/nu6051971.

41. Booth SL et al. Effect of vitamin K supplementation on bone loss in elderly men and women. *J Clin Endocrinol Metab.* 2008;93(4):1217–1223. doi:10.1210/jc.2007-2490.

42. Assessment of fracture risk and its application to screening for postmenopausal osteoporosis. Report of a WHO Study Group. *World Health Organ Tech Rep Ser.* 1994;843:1–129.

43. Schousboe JT et al. Executive summary of the 2013 ISCD position development conference on bone densitometry. *JCD.* 2013;4:455–467.

44. McCloskey E. FRAX® Identifying People at High Risk of Fracture WHO Fracture Risk Assessment Tool, a New Clinical Tool for Informed Treatment Decisions. International Osteoporosis Foundation (IOF); 2009. https://www.iofbonehealth.org/sites/default/files/PDFs/WOD%20Reports/FRAX_report_09.pdf

45. Cosman F et al. Clinician's guide to prevention and treatment of osteoporosis. *Osteoporos Int.* 2014;25(10):2359–2381. doi:10.1007/s00198-014-2794-2.

46. Ettinger B, Grady D. The waning effect of postmenopausal estrogen therapy on osteoporosis. *N Engl J Med.* 1993;329(16):1192–1193. doi:10.1056/NEJM199310143291610.

47. Siris ES et al. Identification and fracture outcomes of undiagnosed low bone mineral density in postmenopausal women: results from the National Osteoporosis Risk Assessment. *JAMA.* 2001;286(22):2815–2822.

48. Banks E et al; Million Women Study Collaborators. Fracture incidence in relation to the pattern of use of hormone therapy in postmenopausal women. *JAMA.* 2004;291(18):2212–2220. doi:10.1001/jama.291.18.2212.

49. Cauley JA. The women's health initiative: hormone therapy and calcium/vitamin d supplementation trials. *Curr Osteoporos Rep.* 2013;11(3):171–178. doi:10.1007/s11914-013-0150-7.

50. Manson JE et al. Menopausal hormone therapy and health outcomes during the intervention and extended poststopping phases of the women's health initiative randomized trials. *JAMA.* 2013;310(13):1353. doi:10.1001/jama.2013.278040.

51. Grady D et al. Heart and Estrogen/progestin Replacement Study (HERS): design, methods, and baseline characteristics. *Control Clin Trials.* 1998;19(4):314–335.

52. Grady D et al. Cardiovascular disease outcomes during 6.8 years of hormone therapy: Heart and Estrogen/progestin Replacement Study follow-up (HERS II) [published correction appears in *JAMA.* 2002;288:1064]. *JAMA.* 2002;288(1):49–57.

53. Cauley JA et al. Effects of estrogen plus progestin on risk of fracture and bone mineral density: the women's health initiative randomized trial. *JAMA.* 2003;290(13):1729–1738. doi:10.1001/jama.290.13.1729.

54. *PREMPRO (conjugated Estrogens/medroxyprogesterone Acetate Tablets) PREMPHASE (conjugated Estrogens plus Medroxyprogesterone Acetate Tablets).* Philadelphia, PA: Wyeth Pharmaceuticals Inc., a subsidiary of Pfizer Inc.; 2015.

55. *Bisphosphonate: Summary of Indications. Drug Facts and Comparisons. Facts & Comparisons* [database Online]. St. Louis, MO: Wolters Kluwer Health, Inc; 2011. http://online.factsandcomparisons.com. Accessed June 18, 2015.

56. Naylor KE et al. Response of bone turnover markers to three oral bisphosphonate therapies in postmenopausal osteoporosis: the TRIO study. *Osteoporos Int.* 2016;27:21–31. doi:10.1007/s00198-015-3145-7.

57. Wells GA et al. Alendronate for the primary and secondary prevention of osteoporotic fractures in postmenopausal women. *Cochrane Database Syst Rev.* 2008;(1):CD001155. doi:10.1002/14651858.CD001155.pub2.

58. Hosking D et al. Prevention of bone loss with alendronate in postmenopausal women under 60 years of age. *N Engl J Med.* 1998;338(8):485–492. doi:10.1056/NEJM199802193380801.

59. McClung MR et al. Oral Daily ibandronate prevents bone loss in early postmenopausal women without osteoporosis. *J Bone Miner Res.* 2004;19(1):11–18. doi:10.1359/JBMR.0301202.

60. Reginster J-Y. Efficacy and tolerability of once-monthly oral ibandronate in postmenopausal osteoporosis: 2 year results from the mobile study. *Ann Rheum Dis.* 2006;65(5):654–661. doi:10.1136/ard.2005.044958.

61. Miller PD, Recker RR, Reginster J-Y, et al. Efficacy of monthly oral iband-

ronate is sustained over 5 years: the MOBILE long-term extension study. *Osteoporos Int J Establ Result Coop Eur Found Osteoporos Natl Osteoporos Found USA.* 2012;23(6):1747–1756. doi:10.1007/s00198-011-1773-0.

62. Delmas PD et al. Intravenous ibandronate injections in postmenopausal women with osteoporosis: one-year results from the dosing intravenous administration study. *Arthritis Rheum.* 2006;54(6):1838–1846. doi:10.1002/art.21918.

63. Mortensen L et al. Risedronate increases bone mass in an early postmenopausal population: two years of treatment plus one year of follow-up. *J Clin Endocrinol Metab.* 1998;83(2):396–402. doi:10.1210/jcem.83.2.4586.

64. Delmas PD et al. Monthly dosing of 75 mg risedronate on 2 consecutive days a month: efficacy and safety results. *Osteoporos Int.* 2008;19(7):1039–1045. doi:10.1007/s00198-007-0531-9.

65. McClung MR et al. A novel monthly dosing regimen of risedronate for the treatment of postmenopausal osteoporosis: 2-year data. *Calcif Tissue Int.* 2013;92(1):59–67. doi:10.1007/s00223-012-9668-4.

66. Delmas PD et al. Efficacy and safety of risedronate 150 mg once a month in the treatment of postmenopausal osteoporosis. *Bone.* 2008;42(1):36–42. doi:10.1016/j.bone.2007.09.001.

67. McClung M et al. Zoledronic acid for the prevention of bone loss in postmenopausal women with low bone mass: a randomized controlled trial. *Obstet Gynecol.* 2009;114(5):999–1007. doi:10.1097/AOG.0b013e3181bdce0a.

68. Diab DL, Watts NB. Use of drug holidays in women taking bisphosphonates. *Menopause.* 2014;21(2):195–197. doi:10.1097/GME.0b013e31829ef343.

69. Rodan G et al. Bone safety of long-term bisphosphonate treatment. *Curr Med Res Opin.* 2004;20(8):1291–1300. doi:10.1185/030079904125004475.

70. Black DM et al. Effects of continuing or stopping alendronate after 5 years of treatment: the fracture intervention trial long-term extension (FLEX): a randomized trial. *JAMA.* 2006;296(24):2927. doi:10.1001/jama.296.24.2927.

71. McClung MR et al. Prevention of postmenopausal bone loss: six-year results from the early postmenopausal intervention cohort study. *J Clin Endocrinol Metab.* 2004;89(10):4879–4885. doi:10.1210/jc.2003-031672.

72. Black DM et al. The effect of 6 versus 9 years of zoledronic acid treatment in osteoporosis: a randomized second extension to the HORIZON-Pivotal Fracture Trial (PFT). *J Bone Miner Res.* 2015;30(5):934–944. doi:10.1002/jbmr.2442.

73. Durchschlag E et al. Bone material properties in trabecular bone from human iliac crest biopsies after 3- and 5-year treatment with risedronate. *J Bone Miner Res.* 2006;21(10):1581–1590. doi:10.1359/jbmr.060701.

74. Diab DL, Watts NB. Bisphosphonate drug holiday: who, when and how long. *Ther Adv Musculoskelet Dis.* 2013;5(3):107–111. doi:10.1177/1759720X13477714.

75. *Fosamax (Alendronate) [Package Insert].* Whitehouse Station, NJ: Merck & Co., Inc.; 2013.

76. *Actonel (Risedronate) [Package Insert].* Mason, OH: Warner Chilcott Pharmaceuticals Inc.; 2015.

77. Drug Safety and Availability > Medication Guides. http://www.fda.gov/Drugs/DrugSafety/ucm085729.htm. Accessed June 4, 2015.

78. *Reclastl (Zoledronic Acid) [Package Insert].* East Hanover, New Jersey: Novartis Pharmaceutical Corporation; 2015.

79. Drug Safety Information for Healthcare Professionals > Update of Safety Review Follow-up to the October 1, 2007 Early Communication about the Ongoing Safety Review of Bisphosphonates. http://www.fda.gov/Drugs/DrugSafety/PostmarketDrugSafetyInformationforPatientsandProviders/DrugSafetyInformationforHealthcareProfessionals/ucm136201.htm. Published November 12, 2008. Accessed June 15, 2015.

80. Drug Safety Podcasts > Podcast for Healthcare Professionals: Ongoing Safety Review of Oral Bisphosphonates and Atypical Subtrochanteric Femur Fractures. http://www.fda.gov/Drugs/DrugSafety/DrugSafetyPodcasts/ucm204950.htm. Accessed June 15, 2015.

81. Lee S et al. Increased risk for atypical fractures associated with bisphosphonate use. *Fam Pract.* 2015;32(3):276–281. doi:10.1093/fampra/cmu088.

82. Park-Wyllie LY et al. Bisphosphonate use and the risk of subtrochanteric or femoral shaft fractures in older women. *JAMA.* 2011;305(8):783–789. doi:10.1001/jama.2011.190.

83. *Drug Facts and Comparisons. Facts & Comparisons [Database Online].* St. Louis, MO: Wolters Kluwer Health, Inc; 2011. http://online.factsandcomparisons.com. Accessed June 18, 2015.

84. Martinkovich S et al. Selective estrogen receptor modulators: tissue specificity and clinical utility. *Clin Interv Aging.* 2014;9:1437–1452. doi:10.2147/CIA.S66690.

85. Messalli EM, Scaffa C. Long-term safety and efficacy of raloxifene in the prevention and treatment of postmenopausal osteoporosis: an update. *Int J Womens Health.* 2010;1:11–20.

86. Delmas PD et al. Effects of raloxifene on bone mineral density, serum choles-

terol concentrations, and uterine endometrium in postmenopausal women. *N Engl J Med*. 1997;337(23):1641–1647. doi:10.1056/NEJM199712043372301.

87. Jolly EE et al. Prevention of osteoporosis and uterine effects in postmenopausal women taking raloxifene for 5 years. *Menopause*. 2003;10(4):337–344. doi:10.1097/01.GME.0000058772.59606.2A.

88. Sambrook PN et al. Alendronate produces greater effects than raloxifene on bone density and bone turnover in postmenopausal women with low bone density: results of EFFECT (EFficacy of FOSAMAXR versus EVISTARComparison Trial) International1. *J Intern Med*. 2004;255(4):503–511. doi:10.1111/j.1365-2796.2004.01317.x.

89. *Evista (Raloxifene) [Package Insert]*. Indianapolis, IN: Eli Lilly and Company; 2015.

90. Ettinger B et al. Reduction of vertebral fracture risk in postmenopausal women with osteoporosis treated with raloxifene: results from a 3-year randomized clinical trial. Multiple Outcomes of Raloxifene Evaluation (MORE) Investigators. *JAMA*. 1999;282(7):637–645.

91. Riggs BL, Melton LJ. Bone turnover matters: the raloxifene treatment paradox of dramatic decreases in vertebral fractures without commensurate increases in bone density. *J Bone Miner Res*. 2002;17(1):11–14. doi:10.1359/jbmr.2002.17.1.11.

92. *DUAVEE—Estrogens, Conjugated and Bazedoxifene Acetate Tablet, Film Coated [Package Insert]*. Philadelphia, PA: Wyeth Pharmaceuticals Inc., a subsidiary of Pfizer Inc.; 2013.

93. Briggs AM et al. The vertebral fracture cascade in osteoporosis: a review of aetiopathogenesis. *Osteoporos Int*. 2007;18(5):575–584. doi:10.1007/s00198-006-0304-x.

94. Oleksik AM et al. Impact of incident vertebral fractures on health related quality of life (HRQOL) in postmenopausal women with prevalent vertebral fractures. *Osteoporos Int*. 2005;16(8):861–870. doi:10.1007/s00198-004-1774-3.

95. Lindsay R et al. Risk of new vertebral fracture in the year following a fracture. *JAMA*. 2001;285(3):320–323.

96. Curtis JR et al. Is withholding osteoporosis medication after fracture sometimes rational? a comparison of the risk for second fracture versus death. *J Am Med Dir Assoc*. 2010;11(8):584–591. doi:10.1016/j.jamda.2009.12.004.

97. Hitz MF et al. Bone mineral density and bone markers in patients with a recent low-energy fracture: effect of 1 year of treatment with calcium and vitamin D. *Am J Clin Nutr*. 2007;86(1):251–259.

98. Grant AM et al. Oral Vitamin D$_3$ and calcium for secondary prevention of low-trauma fractures in elderly people (randomised evaluation of calcium or vitamin D, record): a randomised placebo-controlled trial. *Lancet*. 2005;365(9471):1621–1628. doi:10.1016/S0140-6736(05)63013-9.

99. Faulkner KA et al. Higher 1,25-dihydroxyvitamin D$_3$ concentrations associated with lower fall rates in older community-dwelling women. *Osteoporos Int*. 2006;17(9):1318–1328. doi:10.1007/s00198-006-0071-8.

100. Snijder MB et al. Vitamin D status in relation to one-year risk of recurrent falling in older men and women. *J Clin Endocrinol Metab*. 2006;91(8):2980–2985. doi:10.1210/jc.2006-0510.

101. Salles N. Basic mechanisms of the aging gastrointestinal tract. *Dig Dis*. 2007;25(2):112–117. doi:10.1159/000099474.

102. Straub DA. Calcium supplementation in clinical practice: a review of forms, doses, and indications. *Nutr Clin Pract*. 2007;22(3):286-296.

103. Centers for Disease Control and Prevention. *Falls Among Older Adults: An Overview*. Atlanta, GA: Centers for Disease Control and Prevention National Center for Injury Prevention and Control (NCIPC); 2015. http://www.cdc.gov/HomeandRecreationalSafety/Falls/adultfalls.html. Last updated March 19, 2015.

104. El-Khoury F et al. The effect of fall prevention exercise programmes on fall induced injuries in community dwelling older adults: systematic review and meta-analysis of randomised controlled trials. *BMJ*. 2013;347():f6234. doi:10.1136/bmj.f6234.

105. Panel on prevention of falls in older persons, American Geriatrics Society and British Geriatrics Society. Summary of the Updated American Geriatrics Society/British Geriatrics Society Clinical Practice Guideline for prevention of falls in older persons. *J Am Geriatr Soc*. 2011;59(1):148–157. doi:10.1111/j.1532-5415.2010.03234.x.

106. Ettinger B. Reduction of vertebral fracture risk in postmenopausal women with osteoporosis treated with raloxifene; results from a 3-year randomized clinical trial. *JAMA*. 1999;282(7):637. doi:10.1001/jama.282.7.637.

107. Cauley JA et al. Continued breast cancer risk reduction in postmenopausal women treated with raloxifene: 4-year results from the more trial. Multiple outcomes of raloxifene evaluation. Erratum in *Breast Cancer Res Treat* 2001 May;67(2):191. *Breast Cancer Res Treat*. 2001;65(2):125–134.

108. Siris ES et al. Skeletal effects of raloxifene after 8 years: results from the continuing outcomes relevant to evista (core) study. *J Bone Miner Res*. 2005;20(9):1514–1524. doi:10.1359/JBMR.050509.

109. Lin T et al. Alendronate versus raloxifene for postmenopausal women: a meta-analysis of seven head-to-head randomized controlled trials. *Int J Endocrinol*. 2014;2014:1–16. doi:10.1155/2014/796510.

110. Crandall C et al. Treatment to prevent fractures in men and women with low bone density or osteoporosis: update of a 2007 report. Comparative Effectiveness Review No 53 (Prepared by Southern California Evidence-based Practice Center under Contract No HHSA-290-2007-10062-I) Rockville, MD: Agency for Healthcare Research and Quality; 2012. www.effectivehealthcare.ahrq.gov/reports/final.cfm.

111. *Boniva (Ibandronate) [Package Insert]*. South San Francisco, CA: Genentech USA, Inc.; 2015.

112. Wells GA et al. Risedronate for the primary and secondary prevention of osteoporotic fractures in postmenopausal women. *Cochrane Database Syst Rev*. 2008;(1):CD004523. doi:10.1002/14651858.CD004523.pub3.

113. Chesnut III CH et al. Effects of oral ibandronate administered daily or intermittently on fracture risk in postmenopausal osteoporosis. *J Bone Miner Res*. 2004;19(8):1241–1249. doi:10.1359/JBMR.040325.

114. Murad MH et al. Clinical review. Comparative effectiveness of drug treatments to prevent fragility fractures: a systematic review and network meta-analysis. *J Clin Endocrinol Metab*. 2012;97(6):1871–1880. doi:10.1210/jc.2011-3060.

115. Black DM et al. Once-yearly zoledronic acid for treatment of postmenopausal osteoporosis. *N Engl J Med*. 2007;356(18):1809–1822. doi:10.1056/NEJMoa067312.

116. Johnson BE. A once-yearly IV infusion of zoledronic acid prevented fractures in postmenopausal women with osteoporosis. *ACP J Club*. 2007;147(2):31.

117. Overman RA et al. Salmon calcitonin use and associated cancer risk. *Ann Pharmacother*. 2013;47(12):1675–1684. doi:10.1177/1060028013509233.

118. *Miacalcin (Calcitonin-Salmon) Injection [Package Insert]*. East Hanover, NJ: Novartis Pharmaceuticals Corporation; 2014.

119. *Miacalcin (Calcitonin-Salmon) Nasal Spray, [Package Insert]*. East Hanover, NJ: Novartis Pharmaceuticals Corporation; 2014.

120. *Prolia (Denosumab) Injection [Package Insert]*. Thousand Oaks, CA: Amgen Inc; 2015.

121. Cummings SR et al. Denosumab for prevention of fractures in postmenopausal women with osteoporosis. *N Engl J Med*. 2009;361(8):756–765. doi:10.1056/NEJMoa0809493.

122. Kendler DL et al. Effects of denosumab on bone mineral density and bone turnover in postmenopausal women transitioning from alendronate therapy. *J Bone Miner Res*. 2010;25(1):72–81. doi:10.1359/jbmr.090716.

123. Seeman E et al. Microarchitectural deterioration of cortical and trabecular bone: differing effects of denosumab and alendronate. *J Bone Miner Res*. 2010;25(8):1886–1894. doi:10.1002/jbmr.81.

124. Recknor C et al. Denosumab compared with ibandronate in postmenopausal women previously treated with bisphosphonate therapy: a randomized open-label trial. *Obstet Gynecol*. 2013;121(6):1291–1299. doi:10.1097/AOG.0b013e318291718c.

125. Palacios S et al. Treatment satisfaction in postmenopausal women suboptimally adherent to bisphosphonates who transitioned to denosumab compared with risedronate or ibandronate. *J Clin Endocrinol Metab*. 2015;100(3):E487–E492. doi:10.1210/jc.2014-3594.

126. *Forteo (Teriparatide [rDNA Origin] Injection) [Package Insert]*. Indianapolis, IN: Eli Lilly and Company; 2013.

127. Neer RM et al. Effect of parathyroid hormone (1-34) on fractures and bone mineral density in postmenopausal women with osteoporosis. *N Engl J Med*. 2001;344(19):1434–1441. doi:10.1056/NEJM200105103441904.

128. Vestergaard P et al. Effects of parathyroid hormone alone or in combination with antiresorptive therapy on bone mineral density and fracture risk--a meta-analysis. *Osteoporos Int*. 2007;18(1):45–57. doi:10.1007/s00198-006-0204-0.

129. Obermayer-Pietsch BM et al. Effects of two years of daily teriparatide treatment on BMD in postmenopausal women with severe osteoporosis with and without prior antiresorptive treatment. *J Bone Miner Res*. 2008;23(10):1591–1600. doi:10.1359/jbmr.080506.

130. Tsai JN et al. Teriparatide and denosumab, alone or combined, in women with postmenopausal osteoporosis: the DATA study randomised trial. *Lancet*. 2013;382(9886):50–56. doi:10.1016/S0140-6736(13)60856-9.

131. Leder BZ et al. Two years of Denosumab and teriparatide administration in postmenopausal women with osteoporosis (The DATA Extension Study): a randomized controlled trial. *J Clin Endocrinol Metab*. 2014;99(5):1694–1700. doi:10.1210/jc.2013-4440.

132. Zhang Q et al. Parathyroid hormone plus alendronate in osteoporosis: a meta-analysis of randomized controlled trials. *Int J Clin Exp Med*. 2015;8(3):3338–3348.

133. Cosman F et al. Effects of teriparatide in postmenopausal women with

osteoporosis on prior alendronate or raloxifene: differences between stopping and continuing the antiresorptive agent. *J Clin Endocrinol Metab.* 2009;94(10):3772–3780. doi:10.1210/jc.2008-2719.

134. Cosman F et al. Effects of intravenous zoledronic acid plus subcutaneous teriparatide [rhPTH(1-34)] in postmenopausal osteoporosis. *J Bone Miner Res.* 2011;26(3):503–511. doi:10.1002/jbmr.238.

135. Kwon Y-D et al. Short-term teriparatide therapy as an adjunctive modality for bisphosphonate-related osteonecrosis of the jaws. *Osteoporos Int.* 2012;23(11):2721–2725. doi:10.1007/s00198-011-1882-9.

136. Neuprez A et al. Teriparatide therapy for denosumab-induced osteonecrosis of the jaw in a male osteoporotic patient. *Calcif Tissue Int.* 2014;95(1):94–96. doi:10.1007/s00223-014-9858-3.

137. Nakamura T et al. Randomized TERIPARATIDE [human parathyroid hormone (PTH) 1-34] Once-Weekly Efficacy Research (TOWER) trial for examining the reduction in new vertebral fractures in subjects with primary osteoporosis and high fracture risk. *J Clin Endocrinol Metab.* 2012;97(9):3097–3106. doi:10.1210/jc.2011-3479.

138. Fujita T et al. Once-weekly injection of low-dose teriparatide (28.2 μg) reduced the risk of vertebral fracture in patients with primary osteoporosis. *Calcif Tissue Int.* 2014;94(2):170–175. doi:10.1007/s00223-013-9777-8.

139. van Staa TP et al. The epidemiology of corticosteroid-induced osteoporosis: a meta-analysis. *Osteoporos Int.* 2002;13(10):777–787. doi:10.1007/s001980200108.

140. Weinstein RS. Clinical practice. Glucocorticoid-induced bone disease. *N Engl J Med.* 2011;365(1):62–70. doi:10.1056/NEJMcp1012926.

141. Grossman JM et al. American College of Rheumatology 2010 recommendations for the prevention and treatment of glucocorticoid-induced osteoporosis. *Arthritis Care Res.* 2010;62(11):1515–1526. doi:10.1002/acr.20295.

142. Saag KG et al. Alendronate for the prevention and treatment of glucocorticoid-induced osteoporosis. Glucocorticoid-Induced Osteoporosis Intervention Study Group. *N Engl J Med.* 1998;339(5):292–299. doi:10.1056/NEJM199807303390502.

143. Adachi JD et al. Two-year effects of alendronate on bone mineral density and vertebral fracture in patients receiving glucocorticoids: a randomized, double-blind, placebo-controlled extension trial. *Arthritis Rheum.* 2001;44(1):202–211. doi:10.1002/1529-0131(200101)44:13.0.CO;2-W.

144. Stoch SA et al. Once-weekly oral alendronate 70 mg in patients with glucocorticoid-induced bone loss: a 12-month randomized, placebo-controlled clinical trial. *J Rheumatol.* 2009;36(8):1705–1714. doi:10.3899/jrheum.081207.

145. Cohen S et al. Risedronate therapy prevents corticosteroid-induced bone loss: a twelve-month, multicenter, randomized, double-blind, placebo-controlled, parallel-group study. *Arthritis Rheum.* 1999;42(11):2309–2318. doi:10.1002/1529-0131(199911)42:113.0.CO;2-K.

146. Reid DM et al. Zoledronic acid and risedronate in the prevention and treatment of glucocorticoid-induced osteoporosis (HORIZON): a multicentre, double-blind, double-dummy, randomised controlled trial. *Lancet.* 2009;373(9671):1253–1263. doi:10.1016/S0140-6736(09)60250-6.

147. Thomas T et al. Oral bisphosphonates reduce the risk of clinical fractures in glucocorticoid-induced osteoporosis in clinical practice. *Osteoporos Int.* 2013;24(1):263–269. doi:10.1007/s00198-012-2060-4.

148. Saag KG et al. Effects of teriparatide versus alendronate for treating glucocorticoid-induced osteoporosis: thirty-six-month results of a randomized, double-blind, controlled trial. *Arthritis Rheum.* 2009;60(11):3346–3355. doi:10.1002/art.24879.

149. Glüer C-C et al. Comparative effects of teriparatide and risedronate in glucocorticoid-induced osteoporosis in men: 18-month results of the EuroGIOPs trial. *J Bone Miner Res.* 2013;28(6):1355–1368. doi:10.1002/jbmr.1870.

150. Mok CC et al. Switching of oral bisphosphonates to denosumab in chronic glucocorticoid users: a 12-month randomized controlled trial. *Bone.* 2015;75:222–228. doi:10.1016/j.bone.2015.03.002.

151. Petranova T et al. Denosumab improves bone mineral density and microarchitecture and reduces bone pain in women with osteoporosis with and without glucocorticoid treatment. *Biotechnol Biotechnol Equip.* 2014;28(6):1127–1137. doi:10.1080/13102818.2014.967827.

152. Imaz I et al. Poor bisphosphonate adherence for treatment of osteoporosis increases fracture risk: systematic review and meta-analysis. *Osteoporos Int.* 2010;21(11):1943–1951. doi:10.1007/s00198-009-1134-4.

153. Mikyas Y et al. A systematic review of osteoporosis medication adherence and osteoporosis-related fracture costs in men. *Appl Health Econ Health Policy.* 2014;12(3):267–277. doi:10.1007/s40258-013-0078-1.

154. Weiss TW et al. Persistence across weekly and monthly bisphosphonates: analysis of US retail pharmacy prescription refills. *Curr Med Res Opin.* 2007;23(9):2193–2203. doi:10.1185/030079907X226069.

155. Briesacher BA et al. Adoption of once-monthly oral bisphosphonates and the impact on adherence. *Am J Med.* 2010;123(3):275–280. doi:10.1016/j.amjmed.2009.05.017.

156. Fan T et al. Persistence with weekly and monthly bisphosphonates among postmenopausal women: analysis of a US pharmacy claims administrative database. *Clin Outcomes Res CEOR.* 2013;5:589–595. doi:10.2147/CEOR.S39076.

157. Just for Men. National Osteoporosis Foundation. https://www.nof.org/preventing-fractures/general-facts/just-for-men/. Accessed June 18, 2015.

158. Khosla S. Update in male osteoporosis. *J Clin Endocrinol Metab.* 2010;95(1):3–10. doi:10.1210/jc.2009-1740.

159. Khosla S et al. Clinical review 144: estrogen and the male skeleton. *J Clin Endocrinol Metab.* 2002;87(4):1443–1450. doi:10.1210/jcem.87.4.8417.

160. Kanis JA et al. Towards a diagnostic and therapeutic consensus in male osteoporosis. *Osteoporos Int.* 2011;22(11):2789–2798. doi:10.1007/s00198-011-1632-z.

161. Orwoll E et al. Alendronate for the treatment of osteoporosis in men. *N Engl J Med.* 2000;343(9):604–610. doi:10.1056/NEJM200008313430902.

162. Boonen S et al. Once-weekly risedronate in men with osteoporosis: results of a 2-year, placebo-controlled, double-blind, multicenter study. *J Bone Miner Res.* 2009;24(4):719–725. doi:10.1359/jbmr.081214.

163. Orwoll ES et al. Efficacy and safety of a once-yearly i.v. Infusion of zoledronic acid 5 mg versus a once-weekly 70-mg oral alendronate in the treatment of male osteoporosis: a randomized, multicenter, double-blind, active-controlled study. *J Bone Miner Res.* 2010;25(10):2239–2250. doi:10.1002/jbmr.119.

164. Orwoll ES et al. The effect of teriparatide [human parathyroid hormone (1-34)] therapy on bone density in men with osteoporosis. *J Bone Miner Res.* 2003;18(1):9–17. doi:10.1359/jbmr.2003.18.1.9.

165. Schwarz P et al. The evidence for efficacy of osteoporosis treatment in men with primary osteoporosis: a systematic review and meta-analysis of antiresorptive and anabolic treatment in men. *J Osteoporos.* 2011;2011:1–9. doi:10.4061/2011/259818.

55检